Olaf B. Rader

Grab und Herrschaft

Olaf B. Rader

Grab und Herrschaft

Politischer Totenkult
von Alexander dem Großen
bis Lenin

C. H. Beck

Mit 10 Abbildungen

Satz: Fotosatz Janß, Pfungstadt
Druck und Bindung: Ebner & Spiegel, Ulm
Gedruckt auf säurefreiem, alterungsbeständigem Papier
(hergestellt aus chlorfrei gebleichtem Zellstoff)
Printed in Germany
ISBN 3 406 50917 7

www.beck.de

Inhalt

Anhang

Prolog: Bänder der Erinnerungen

> Lassen wir uns zu den Alten hinab, holen sie uns ein? Gleichviel. Es genügt ein Händereichen. Leichthin wechseln sie zu uns über, fremde Gäste, uns gleich. Wir besitzen den Schlüssel, der alle Epochen aufschließt, manchmal benutzen wir ihn schamlos, werfen einen eiligen Blick durch den Türspalt, erpicht auf schnellfertige Urteile, doch sollte es auch möglich sein, uns schrittweis zu nähern, mit Scheu vor dem Tabu, gewillt, den Toten ihr Geheimnis nicht ohne Not zu entreißen. Das Eingeständnis unserer Not, damit müßten wir anfangen.
>
> *Christa Wolf, Medea*[1]

Abyssus – tief, endlos tief und verschlungen scheinen die Erinnerungen der Völker zu sein, die sie gleichsam wie mit langen Leinen an ihre Ursprünge fesseln. Starke Trossen mitunter, aber auch feine Gewebe, die sie an die Gründe der eigenen Gemeinschaft knüpfen. Folgt man diesen Erinnerungsnetzwerken in die Tiefe, so schimmern die Anfänge von Gesellschaften auf. Längst vergangene Königreiche, sagenhafte Kriege, allmächtige Götter; mit einem Wort: Mythen. Sie bilden die Grundlagen, auf denen die feingliedrigen Konstruktionen der Geschichte errichtet wurden und werden. Mythen, das sind jene fundierenden Geschichten, die immer wieder neu erzählt werden müssen, um die Gegenwart vom Ursprung her zu erklären. Manchmal zerreißen diese Netzwerke der Erinnerungen aber, verlieren sich an den Brüchen im Dunkel und werden schlicht vergessen, oder, wenn sie bewußt gekappt worden sind, knüpft man sie an anderer Stelle wieder neu zusammen. Diese Erinnerungsbänder nun sind durchwirkt von unzähligen Gedächtnisspuren, die sich ihrerseits bündeln oder auffasern können. Und ebenso endlos wie die Erinnerungen selbst können die Möglichkeiten sein, diese Konstruktionen immer wieder zu verändern, neuen Begebenheiten anzupassen, Fragmente des erinnerten Geschehens immer wieder neu zu ordnen.

Von einem dieser ähnlich endlos scheinenden, verwobenen Erinnerungsbänder soll hier die Rede sein, von seinem für jeden von uns sichtbaren Ende in der Gegenwart sowie von vielen Schlingen und Knoten beim Abstieg in die Tiefen des Vergangenen. Es sind die Grabkulte, die einen Großteil jener Verschlingungen in den Erinnerungsbändern bilden, denn das Todesdenken gehört zu den unmittelbaren und ganz zentralen Bestandteilen der menschlichen Kultur. Und es sind die Geschichten von Ritualen und Kulten, die hier erzählt werden sollen, von Handlungen, die unmittelbar mit Herrschaft verknüpft sind sowie mit der daran angelagerten, ständig im Fluß befindlichen Genese von Gemeinschaftsbewußtsein.

Die zentralen Thesen des Buches lauten, daß politische Totenrituale zur Befestigung von Herrschaftsverhältnissen eine Art Dauerbrenner in vielen Kulturen darstellten und noch immer darstellen, und daß diese Rituale zur Neuordnung von in Unordnung geratenen gesellschaftlichen Verhältnissen dienen konnten, sich wegen ihrer Effizienz ja geradezu aufdrängten. Darüber hinaus stellen sich diese Riten an Gräbern als zentrale Bausteine in der symbolischen Konstruktion der Vergangenheit dar. Seit ich vor Jahren begann, über den Zusammenhang von Totenkulten und Herrschaftslegitimation nachzudenken, wurde mir mit der Zeit immer klarer, wie mit der Herausbildung von festen Herrschaftsstrukturen auch jene Phänomene beobachtbar werden, um die es hier gehen soll. Sie zusammen, Grab und Herrschaft, stehen daher in den folgenden Zeilen nicht nur im Mittelpunkt der Aufmerksamkeit, sondern werden sich als ein Komponentenpaar kristallisieren, das sich für jene Deutungsmuster, die ich entwickeln möchte, gegenseitig bedingt. Die sich daraus ableitenden Fragen aber, welche in diesem Zusammenhang gestellt werden müssen, lauten: Warum sind es gerade die Totenkulte, die so effizient sind? Warum sind gerade sie es – da sich ja auch viele andere Rituale und Zeremonien für Identifikationsstiftungen und Legitimierungen eignen, in vielfältigen Formen ja auch Anwendung fanden und finden –, auf die man zurückgreift? Warum sind die Totenkulte Trumpfkarten in dem Spiel um Macht und Herrschaft?

Am Anfang der Idee, ein Buch über dieses Thema zu schreiben, stand eine Sentenz von Marcus Tullius Cicero (106–43 v. Chr.) aus seinem

Text *Pro archia poeta oratio.* Eine der Wellen herrlicher Konjunktive, die an einem Irrealis der Vergangenheit anbrandeten, lautete: »Oh glücklicher Jüngling, der du ja für deine Heldentaten einen Homer als Herold hattest.»[2] In diesem Text schilderte Cicero den Besuch Alexanders des Großen vor seinem Asienfeldzug in Troia und die Ehrung eines in der Nähe befindlichen Tumulus, von dem die antike Welt glaubte, es sei der des Helden Achill. Am Grabe des Recken stehend rief der Makedonenkönig dann diesen Satz – so behauptet zumindest der große Orator – und fügte selbst den Rest kommentierend hinzu: «Und wahrlich, denn wenn nicht die Ilias existiert hätte, dann hätte jener Grabhügel, wie dessen Körper, auch seinen Namen bedeckt.»

Mir wurden damals zwei Dinge klar: Dieser Grabbesuch in seiner ergreifenden Theatralität war einerseits kein Zufall, sondern er erscheint als eine wohlüberlegte, gut vorbereitete Inszenierung. Alexander, der immer die *Ilias* als ein Lehrbuch militärischen Könnens unter seinem Kopfkissen verwahrt haben soll, schien ein Erinnerungsband zu seinem verehrten homerischen Helden und dessen Taten knüpfen, sich in seine Nachfolge stellen zu wollen. So wie einst Achill und seine Recken Troia schlugen, so wollte der neue Achill Asien fällen. Und die Welt sollte es wissen. Deshalb brauchte Alexander vor allem auch Publizität für seinen Erfolg, er bedurfte einer Öffentlichkeit. Zum anderen wurde mir bewußt, daß es die Überlieferungen sind, die die Geschichte erst zu diesem Bild formen, das wir heute immer wieder neu zu enträtseln versuchen. Denn es war ein ciceronischer Alexander, der diesen Satz so rief. Der Alexander in der Weltgeschichte des Pompeius Trogus (Ende 1. Jahrhundert v. Chr.) – zumindest so wie sie Iustinus im 3. Jahrhundert exzerpierte – blieb stumm. Es handelt sich also auch um eine Erinnerungsgeschichte, oder besser Erinnerungsgeschichten, die auf den nächsten Seiten entworfen werden sollen. Denn wer agierte eigentlich? Alexander selbst oder diejenigen, die die Nachklänge komponierten? Erinnerungsgeschichte bezieht eben ihre Bedeutung aus der späteren Wirkmächtigkeit, und es ist für diese letztlich egal, ob es die Posaunen von Jericho gab oder ob man die Gebeine Achills in seinem Grabhügel archäologisch nachweisen könnte. Ich werde später auch unter diesem Gesichtspunkt noch einmal genauer auf das Ritual Alexanders am Grab des Helden eingehen.

In einem ersten Teil möchte ich mich anhand von Fallbeispielen sowohl mit theoretischen Überlegungen und Ansätzen als auch mit den Grundbegriffen auseinandersetzen, die für die kulturwissenschaftliche Betrachtung und Wertung der Phänomene notwendig sind. Es geht dabei weniger um eine Theorie der Grabkulte als um die Frage nach der Anwendbarkeit von Theorien möglicher Betrachtungsweisen auf die Grabkulte. Ebenso verlangt die Untersuchung nach präziser Begrifflichkeit, um den Fallstricken eines verschwommenen Beschreibens ausweichen zu können.

In einem zweiten Teil sollen dann einzelne Beispiele detaillierter beschrieben werden, an denen sich sowohl die jeweiligen konkreten historischen Umstände der Legitimations- und Ordnungsfunktionen zeigen als auch spezielle Typen der Kulte selbst ablesen lassen. Die ‹Knochenmühle Geschichte› soll durch ihre jeweilige Schrotung belegen, wie in einem Wechselverhältnis von Wiederholen und Neuschöpfen immer wieder Lösungsstrategien in Herrschaftsfragen gefunden wurden und werden. Sie soll zudem verhindern, daß das Betrachten der Grabkulte allein zu dem feinen Mehl einer enthistorisierten Phänomenologie führt.

Konzipiert und immer weitergedacht wurde dieses Buch an verschiedenen Orten: Berlin, München, Rom, Jerusalem, Athen, Istanbul und anderswo, vor allem, wenn ich dort mit Freunden diskutierte oder Dinge, die ich schon länger im Kopf bewegte, plötzlich am historischen Ort klarer hervortraten. Geschrieben wurde der Text in einem Küstenrefugium, wo Spinnen in kunstvollen Netzen an den Fenstern auf fette Beute lauerten, so wie ich schlüssige Gedanken und Formulierungen ersehnte. Irgendwie waren wir Leidensgenossen und gemeinsam warteten wir auf die Gunst des Augenblicks.

Dank all denjenigen abzustatten, die ein Werk anregten, beförderten und in bestimmte Bahnen lenkten – so wird oft behauptet – sei eine angenehme Pflicht. Das finde ich nicht. Denn wer lange über Dinge nachgrübelte und seine Umgebung damit malträtierte, hat von so vielen Menschen Anstöße erhalten, daß alle aufführen zu wollen, von vornherein scheitern muß. Aber das größte Problem: Wie könnte man denn je der Frau des Herzens, der strengsten Kritikerin der eigenen Texte und des eigenen Charakters, adäquat danken für all ihre Vorschläge und Geduld sowie ihre treffenden Marginalien und die feine Ironie, mit der sie freischwebendes Spezialistenwissen und Formulierungsverliebtheit kommentierte?

Großen Dank schulde ich auch vielen Freunden und Kollegen, die Überlegungen anregten, geduldige Zuhörer waren oder sich durch verschiedene Fassungen des Typoskripts quälten. Zu ihnen gehören vor allem Wolf Gruner, Michael Lindner, Mathias Lawo, Ulrike Hohensee, Ulrich Raulff, Etienne François, Thomas Macho, Otto Gerhard Oexle, Anton Orlt, Arnold Angenendt, Rainer Maria Herkenrath, Walter Burkert, Wolfgang Eric Wagner, Jörg Seiffarth, Thomas Becker, Michael Thimann, meine Kollegen aus der Akademie der Wissenschaften, die Mittwochsgesellschaft, die *nux dura* und die vielen, vielen anderen Kollegen und Freunde, die mir halfen. Bedanken möchte ich mich auch bei Ulrike Wegner, Ernst-Peter Wieckenberg, Detlef Felken und Ulrich Nolte, die aus verlegerischer Sicht das Buch mit viel Geduld betreuten. Allen voran aber hat mein Töchterchen Judith Maria den Text befördert, weil sie mir bei all ihren lebensentdeckenden Fragen Muße genug gab, diese folgenden Überlegungen zu Papier zu bringen und mich mitunter darüber aufklärte, die römischen Kaiser seien doch «ausgestorben». Ginge es nicht um Tod, Leichen und Gräber, ihr wäre diese Schrift zu widmen. Doch sie ist das Leben, die Zukunft, ich hingegen spreche von der Vergangenheit, von den Grablegen der Ahnen und über Texte längst dahingegangener Autoren.

Begeben wir uns nun auf eine Spurensuche, eine Spurensuche, die vielleicht eine Reihe von Fragen beantworten kann, die mit Sicherheit aber zu neuen Fragen führen wird. Vielleicht genügt ja schon ein Händereichen, doch hinunterlassen zu den Ahnen müssen wir uns schon. Steigen wir hinab in die Tiefe. Greifen wir nach den Bändern der Erinnerungen.

Erster Teil

Jahrtausende im Netzwerk der Gräber und Leichen

1. Im Bann der Mythen

O Tod, wo ist dein Stachel?
Grab, wo deine Siegesmacht?
1. Kor. 15,55

Knez Lazar oder: Wo serbische Knochen sind, ist serbisches Land

Das Dröhnen der Turbinen steigerte sich zu infernalischem Brausen. Stählerne Rotoren durchschnitten die heiße, hochsommerliche Luft. Staubwolken wirbelten durcheinander. Ein Helikopter senkte sich langsam auf den Boden, auf den Boden des geheiligten Kosovo. Das Datum: Der Vidovdan, der Namenstag des heiligen Vitus. An jenem 28. Juni 1989 war die Hochfläche nördlich von Priština im Kosovo schwarz von Menschen. Die Menge schätzte man auf eine Million. Von weither mußten die Serben herbeigeholt werden, denn in der Region Kosovo sind sie nach zahllosen Völkerwanderungen zu einer Minderheit geworden. Die Albaner aber, die Bewohner der Nachbarschaft, waren nicht eingeladen zu der glanzvoll inszenierten Demonstration. Sie mußten, wie schon so oft, als Feind-Ersatz herhalten für die längst zurückgedrängten Türken. Denn einst das Herz Serbiens, ist das Kosovo heute vor allem von Albanern besiedelt.

Im Zentrum der Zeremonien, die auf dem Amselfeld 1989 ihren Höhepunkt fanden, stand eine Leiche. Der Betrauerte war allerdings nicht erst kürzlich verstorben, sondern auf den Tag genau vor sechshundert Jahren: Knez (Fürst) Lazar. Am 28. Juni 1389 wurde auf dem Amselfeld das Heer des serbischen Fürsten Lazar, Teilherrscher eines längst nicht mehr glanzvollen Herrschaftsgebildes, von den nach Europa vordringenden Türken vernichtend geschlagen. Das Gemetzel besiegelte den Untergang des mittelalterlichen serbischen Reiches, das wenige Generationen zuvor noch ein ausgedehntes Gebiet umfaßt hatte und am liebsten Nachfolger des alten Byzanz geworden wäre. Vom Hergang der Schlacht ist wenig Zuverlässiges überliefert. Zu ihrem Beginn jedenfalls hatte der serbische Ritter Miloš Obilić Sultan Murad I. erdolcht. Am Ende fielen Knez Lazar und sein gesamtes Heer unter der Rache und den Säbeln der Türken. Direkt neben der Leiche des hingestreckten alten Sultans Murad ließ dessen Nachfolger Bayezid den Serbenfürsten enthaupten.

Der damalige Präsident des modernen Serbien, Slobodan Milošević, fuhr an jenem Sommertag 1989 in seinem Hubschrauber vom Himmel nieder, ganz als sei er eine Reinkarnation des Fürsten Lazar. Dann hielt er eine aufpeitschende nationalistische Rede. Wieder, so sagte er, sei die serbische Nation tödlich bedroht. Er rief zum Kampf auf, nicht nur gegen die albanische Überfremdung. Von einer endgültigen ‹Rückkehr› ins Kosovo war die Rede. Denn nach sechshundert Jahren sei man wieder im Kampf. Zum Zeichen der nicht nur rhetorischen Rückkehr waren zuvor ein ganzes Jahr lang die sterblichen Überreste des Fürsten Lazar in unzähligen pompösen Funeralzeremonien durch Serbien geleitet worden. Der von der Kirche heiliggesprochene Held hatte jahrhundertelang sein Grab in einem Kloster im Kosovo gehabt, kam dann mit dem großen Exodus der Serben 1690 zuerst in die Vojvodina und fand später seine Ruhe in der Kathedrale von Belgrad. Nun kehrte er endlich zurück. Am Ort der Schlacht errichtete man ein dreißig Meter hohes Denkmal aus Stein mit blutroter Inschrift. In den Boden des Kosovo polje wurden damit nicht nur Fundamente eines Bauwerks eingesenkt. Eingetrieben wurden auch gleichsam wie tiefe Pfähle Ansprüche politischer Herrschaft. Sie bedeuten genau das, was der serbische Nationalist Vuk Draškowic formulierte: «Serbisches Land ist überall dort, wo serbische Gräber sind», und «Das Kosovo war und ist der Mittelpunkt Serbiens».[3] So wurden der Ort und der Tag mit symbolischer Kraft neu belebt. Denn für jeden aufrechten Serben ist der 28. Juni ein mythisches Datum und das Amselfeld, das Kosovo polje, ein zentraler Erinnerungsort.

Nur eines ist ungewöhnlich: Während andere Gemeinschaften sich lieber ihrer Siege erinnern, verklären die Serben nationale Katastrophen solange, bis sie wie Triumphe aussehen. Der edle Ritter Obilic der den Aggressor niederstreckte; der Landesvater, der den Tod wählte, statt sich zu unterwerfen; zwei Raben, die der Fürstin Milica die traurige

Kunde vom Ende ihres Gatten und vom Untergang des Reiches bringen: das ist der Stoff, aus dem Heldensagen sind. Die Legenden lösten sich so immer weiter von der Wirklichkeit ab, bis aus dem Gräberfeld des mittelalterlichen Serbiens die Geburtsstätte der serbischen Nation geworden war.

Als Niederlage diente die Schlacht der Stärkung der serbischen Gruppenidentität, weil selbstgewählte Traumata psychologisch entscheidende Großgruppenmerkmale sein können. Der amerikanische Psychoanalytiker Vamik Volkan schreibt dazu: «Sobald die geistige Repräsentanz eines geteilten traumatischen Ereignisses zu einem gewählten Trauma wird, spielt die tatsächliche Geschichte des Ereignisses keine entscheidende Rolle mehr. [...] Da es bei dem gewählten Trauma um den Aspekt der Demütigung und des Verlustes sowie der Unfähigkeit zu trauern geht, ist es gleichzeitig auch verbunden mit dem Wunsch, all das wiedergutzumachen, was den Vorfahren widerfahren ist, und dem Gefühl, ein Recht auf Rache zu haben.»[4] Darin zeigt sich eine alle Tatsachen außer Kraft setzende Arroganz angeblicher moralischer Überlegenheit, die den Mythos vom Amselfeld am Leben hält und dessen Brauchbarkeit für jeden folgenden serbischen Herrschaftsanspruch herstellt. So auch für den des Slobodan Milošević im Jahre 1989. Nicht Pietät, sondern Machtgelüste waren der Antrieb seines Handelns. Das Kosovo war ein Topos serbischer Imagination in der Phase der Kriegsvorbereitungen. Aus dem mythischen Schlachtfeld von einst wurde nach mehr als sechshundert Jahren wieder ein reales. Der Kampf um die Provinz Kosovo begann 1989 als ein Kampf um Geschichtsbilder. Zehn Jahre später endete er im Bombenhagel der NATO und in Massakern blutberauschter Soldateska.

Der Kult um den toten Helden belegt auch eine anscheinend immergültige Handlungsanleitung ratloser Herrschaftsträger: Wenn man politisch nicht mehr weiter weiß, zelebriert man die Vergangenheit und wandelt sie in einen Mythos. Immer wieder wird anhand dieser Wandlungen klar, daß nur die erinnerten Geschichten zur Geschichte werden können, und daß es daher gleichgültig scheint, was Fakten waren und was Fiktionen. Einer der Schlüsselbegriffe dabei ist der des Mythos, weil Schein und Sein, Mythos und Datum zum Bild des Menschen von sich selbst verschmelzen und Mythen als fundierende Geschichten wirken. Wie verhalten sich nun Mythen innerhalb der Erinnerungstechniken?

Welche Rolle spielen sie in der Formierung von Gemeinschaften? Und wie kann mit Mythen Politik gemacht werden? Gibt oder gab es überhaupt Gesellschaften ohne Mythen, wie es etwa der Grieche Dionysios von Rom behauptete?

Der Primat von Gruppenidentitäten: Mythos

Zu den Bestandteilen kultureller Gedächtnisinhalte von Gemeinschaften gehören in großem Maße auch Mythen, die in ständig modifizierten Erzählungen – der permanenten Arbeit am Mythos im Sinne Hans Blumenbergs – Ursprünge von Gruppen, egal welcher Größe, erklären. Claude Lévi-Strauss schreibt in seiner *Strukturalen Anthropologie* dazu: «Der dem Mythos beigelegte innere Wert stammt daher, daß diese Ereignisse, die sich ja zu einem bestimmten Zeitpunkt abgespielt haben, gleichzeitig eine Dauerstruktur bilden. Diese bezieht sich gleichzeitig auf Vergangenheit, Gegenwart und Zukunft.»[5] Politische Mythen existieren in drei Formen der Vermittlung, die sich wechselseitig verstärken: narrativ, rituell und ikonisch. Die narrative Form ist immer das Fundament, auf dem rituelle und ikonische Formen aufbauen können. Die ikonische Form repräsentiert durch Denkmäler narrativ vermittelte Inhalte, verdichtet sie gleichsam im Bild. Menschliche Gesellschaften gewinnen und verarbeiten zentrale Erfahrungen geschichtlicher Überlieferung und schaffen so Grundlagen ihrer Identitätsstiftung und deren historischer Legitimation durch Bilder, Symbole und Denkmäler.

Historisch ist der Begriff des Mythos eigentlich negativ konnotiert: unwahr und sagenhaft, Geschichtsklitterung, Betrug, schöner Schein und Illusion sei er. Auch wenn der Mythos Gemachtes in Gewordenes, Hergestelltes in Gewachsenes zu wandeln scheint, überdeckt der Charakter des Fabulierten den seiner Funktionen. Im Laufe der Forschungen zu den Mythen sind eine Reihe von Mythos-Begriffen geprägt worden, weil die Definition eines Begriffs sich immer als eigentlich zu eng herausgestellt hat. Schon Hegel befand in seinen Vorlesungen über Ästhetik über den Mythos, daß sie «als aus dem Geiste erzeugt» zu sehen seien, weshalb die Mythologie «symbolisch gefaßt» werden müsse.[6] Ernst Cassirer hat in seiner dreibändigen *Philosophie der symbolischen Formen* einen ganzen Band dem mythischen Denken gewidmet. Darin legt er dar, daß es eine Doppelfunktion erfülle: zum einen für das Bewußtwerden des Individuums, denn Mythos war für Cassirer ein «geistiges Werkzeug für den Akt der ‹Subjektivierung›, für die Gewinnung und Erfassung des individuellen Selbst». Zum anderen – und hier stützt er sich ganz auf Schelling – war und ist die Konstituierung von Gruppen an Mythen gebunden. «Und auch wenn dieser primäre Kreis der mythisch sozialen Anschauung sich weitet, wenn die Anschauung von der Familie zum Stamm, von diesem zur Nation fortgeht, zeigt es sich, daß jede einzelne Phase dieses Fortgangs gewissermaßen ihren mythischen ‹Exponenten› besitzt.»[7]

Obwohl mythische Denkformen unter erkenntnistheoretischem Gesichtspunkt im Sinne der Subjektwerdung sowohl in politischer als auch in ästhetischer und künstlerischer Hinsicht vielgestaltig wirksam werden können, werde ich in diesem Buch den Begriff des Mythos eingeschränkt verwenden: als eine legitimierende Urgeschichte, die als Katalysator bei der Konstituierung von Gruppen von Bedeutung ist. Jede Gemeinschaft hat bis zum heutigen Tag zu ihrer Selbstdarstellung nach außen sowie zur Integration nach innen auf mythische Themen zurückgreifen müssen, weil sie sinnstiftende Orientierungshilfen darstellen. So hat sich der Mythos von einst als vermeintlicher Göttergeschichte oder Märchen vergangener Zeiten zur Position eines realen Leitbildes gewandelt, das Halt und Sicherheit gegenüber dem Unentrinnbaren der täglichen Bedrohung bietet. Wenn sich Gruppen konstituieren, legen sie sich eine Herkunftsgeschichte zu, egal, ob es sich dabei um Nationen, Ethnien, Stämme, Völker, Gentes, Clans, um Phylen, Poleis, Schwurgemeinschaften oder Innungen handelt, egal auch, ob man für die Betrachtung antike, mittelalterliche oder neuzeitliche Gesellschaften auswählt. Bei all diesen Konstituierungen von kollektiven Identitäten werden die soziokulturellen Konstrukte irgendwann als gegeben angesehen. Sie sind dann verdinglicht und in Ursprungsgeschichten umgegossen. Jan Assmann schreibt dazu: «Mythen sind Erinnerungsfiguren: Der Unterschied zwischen Mythos und Geschichte wird hier hinfällig. [...] Man könnte auch sagen, daß im kulturellen Gedächtnis faktische Geschichte in erinnerte und damit in Mythos transformiert wird. [...] Durch Erinnerung wird Geschichte zum Mythos. Dadurch wird sie nicht unwirklich, sondern im Gegenteil erst Wirklichkeit im Sinne einer fortdauernden normativen und formativen Kraft.»[8]

Theseus und die Seeherrschaft Athens

Gehen wir von den eingangs geschilderten Ereignissen knapp zweieinhalb Jahrtausende zurück. Auch damals ist Südosteuropa Schauplatz eines großen Krieges gewesen. Eine trotzige Bürgergemeinde hatte der persischen Weltmacht erfolgreich Widerstand geleistet: Athen. Kaum waren die Schlachten von Marathon und Salamis siegreich geschlagen, wagten sich die Athener nach diesen Erfolgen am Anfang des 5. Jahrhunderts v. Chr. hinaus auf die hohen Wogen der Weltpolitik. Landratten mit eher beschränktem Horizont – gemessen etwa an den Bürgerschaften anderer seefahrender Poleis – entwickelten sich zu weltgewandten Beherrschern der Meere. Ein Kanton, der lange nur auf sich bezogen war, wurde Haupt eines mächtigen Seereiches. Der als eine maritime Trutzgemeinschaft griechischer Gemeinden gegründete und gegen Persien gerichtete attisch-delische Seebund war im Begriff, zum Instrument hegemonialer Interessen Athens zu werden.

Einige Jahre nach diesen grandiosen Siegen zu Land und zu Wasser gegen die Perser sandten die Athener die neue Flotte aus, um persische Stützpunkte in der nördlichen Ägäis zu erobern. Bei dieser Gelegenheit gelang es dem Befehlshaber des Geschwaders, Kimon, Sohn des Marathonsiegers Miltiades, im Jahr 476 v. Chr. auch die Insel Skyros zu unterwerfen. Das Eiland liegt an dem strategisch wichtigen Seeweg zum Schwarzen Meer und war seinerzeit ein Schlupfwinkel von Piraten. Kimon säuberte die Insel von den Freibeutern und unterstellte sie der Herrschaft Athens. Aber das wichtigste an dieser Aktion war: Die genaue Befolgung eines delphischen Orakels, dessen verklausulierte Weisheiten unzählige Male gewollte oder ungewollte Ergebnisse griechischer Politik kommentiert haben, dessen falsche Deutung aber auch die eigene Stadt ruinieren konnte. Unter göttlichen Zeichen ‹entdeckte› Kimon dort nämlich in einem Steinsarg die Gebeine des Theseus, des mythischen Königs der Athener.

Der griechische Geschichtsschreiber Plutarch (ca. 45–125 n. Chr.), dem wir die meisten Informationen darüber aus den beiden Lebensbeschreibungen des Kimon und des Theseus verdanken, erzählte in der Biographie des Heros: «Als nach den Perserkriegen unter dem Archonat des Phaidon die Athener das delphische Orakel befragten, gab ihnen die

Pythia den Bescheid, sie sollten die Gebeine des Theseus einholen und in ihrem Land mit allen Ehren beisetzen und bewahren. Es war nun eine Schwierigkeit, die Gebeine zu holen und auch nur das Grab ausfindig zu machen, weil man mit den auf Skyros wohnenden halbwilden Dolopern keinen Verkehr hatte. Als aber Kimon die Insel erobert hatte, [...] setzte er seinen Ehrgeiz darein, das Grab zu entdecken, und wie nun durch göttliche Fügung ein Adler auf einer Bodenerhebung mit dem Schnabel die Erde aufhackte und sie mit den Krallen aufscharrte, da erkannte er das Zeichen und ließ nachgraben. Es fand sich ein Steinsarg für einen großen Körper und dabei eine eherne Speerspitze und ein Schwert. Als diese Überreste von Kimon auf einer Triere nach Athen gebracht wurden, da empfingen sie die Athener voller Freude mit glänzenden Prozessionen und Opfern, wie wenn er selbst wieder in die Stadt zurückkehrte.»[9] Nach beinahe vierhundert Jahren – so suggerierte die Inszenierung – holte Kimon die Gebeine des Heros heim und sicherte sich dadurch «besonderen Beifall bei der Bürgerschaft», so Plutarch. Im übrigen erinnern die Entdeckungsbedingungen der Knochen an die vielen ähnlich überlieferten und schematischen Auffindungen der Gebeine christlicher Heiliger im Mittelalter: Suche – göttliche Zeichen – wunderbare Offenbarung der Bestattungsorte – Erhebung der Gebeine – feierliche Überführung und Empfang – Errichtung eines Kultortes.

In Athen wurde über dem neuen Grab des Theseus im Süden der Agora ein prachtvolles Heiligtum mit quadratischer steinerner Umfassung, das Theseion, errichtet. Aristoteles hatte, wie er in seinem *Staat der Athener* darlegte, schon von einem älteren Theseion Kunde, in welchem der Tyrann Peisistratos im 6. Jahrhundert v. Chr. mit einem Taschenspielertrick die Athener entwaffnet haben soll. Vielleicht war also an den Ort schon eine viel ältere kultische Theseus-Tradition geknüpft. Das spätere kimonische Theseion wurde zu einem abgeschlossenen Bereich mit einem Heroenschrein und kunstvollen Gemälden gestaltet, die Szenen aus dem legendenreichen Leben des Heros darstellten: Amazonomachie, Kentauromachie und eine andere Heldentat, bei der Theseus einen Ring vom Grunde des Meeres holte und so seine Poseidonsohnschaft unter Beweis stellte. Pausanias, der im 2. Jahrhundert n. Chr. den inzwischen mehrfach veränderten Komplex noch sah und die Bilder in seinen Reiseberichten Griechenlands beschrieben hat, nannte den Ort sowohl «Tempel» als auch «Heiligtum»;

letztere Bezeichnung gebrauchte auch Plutarch für die Grabstätte auf Skyros.[10] Von der Herrlichkeit ist bis auf geringe Fundamentreste alles vergangen.

Der nach der Heimholung der Gebeine in dem Komplex etablierte Heroenkult *Theseia* mit Opfern und Spielen, gehörte nun neben den Kulten auf der Akropolis und dem Eleusinion zu den ehrenvollsten und war mit den Festen zu Ehren der Athene vergleichbar. Plutarch überlieferte dazu: «Das Hauptfest feiern sie ihm am achten Monat Pyanepsion, an dem er mit den Jünglingen aus Kreta zurückkam. Aber auch je am achten Tage der anderen Monate verehrten sie ihn [...] weil er wie es hieß, von Poseidon stammte; denn auch den Poseidon verehren sie an jedem Monatsachten.»[11] Warum aber war Theseus so wichtig für Kimon und Athen?

Vielschichtige Interessenverflechtungen lassen sich aus den Details ablesen. Zunächst gelang es Kimon, seinen Namen mit dem des Gründerheros zu verknüpfen. Das war für sein Ansehen in der Bürgerschaft von sehr hohem Gewicht. Die Gemeinde der Athener selbst konnte aber über diesen tagespolitischen Grund hinaus aus dem Theseusgrab jene Kraft schöpfen, die sie für die Gestaltung eines Identitätsbewußtseins brauchte, das weiter griff, als das bisherige auf Athene bezogene. Die legitimierende Kraft der Theseusgebeine lag in einer ambivalenten kulturellen Erinnerung an den Heros, die aber in vielen Bereichen wiederum stark miteinander verwoben war. Zum einen nämlich war Theseus der attische Staatsheros, dem der Synoikismos, die Zusammensiedlung Attikas unter der Hegemonie Athens, zugeschrieben wurde. Der Zusammenschluß aller attischen, wohl eher dörflichen als städtischen Gemeinden verhalf Athen zu seiner starken politischen Zentralstellung, und daher galt Theseus – obwohl die Stadt schon lange vor der Zeit des mythischen Heros bestanden haben dürfte – als deren eigentlicher Begründer.

Zum anderen aber verband sich mit ihm, aus bedeutend älterer Sagentradition schöpfend, die Legende vom ionischen Stammesheros. Sie war nicht auf Athen beschränkt, sondern erstreckte sich im Gegenteil auf weite Teile Thessaliens, die Kykladen und reichte bis Smyrna und Milet. Theseus bildete gewissermaßen die ionische Entsprechung zum dorischen Stammesheros Herakles. Und damit der Ruhm des dorischen Herakles nicht den des attischen Heros überstrahlt, brachte man später Theseus sogar mit alten Mythen in Verbindung, denen er ursprünglich fremd war, so zum Beispiel als Teilnehmer des *Argonautenzuges* oder der *Sieben gegen Theben*. Kein Wunder also, daß sich im Seebund auch hauptsächlich ionische Gemeinden und Inseln zusammenfanden. Die größte politische und militärische Kraft der Dorer hingegen war Sparta. Daher mischte sich mit der Vereinnahmung des Theseus auch ein Ferment in den antispartanischen Gegensatz, der sich knapp ein halbes Jahrhundert später zum Peloponnesischen Krieg (431–404 v. Chr.) aufblähte, zum blutigsten und längsten Konflikt der griechischen Geschichte überhaupt.

Theseus, der einst allen Ioniern gehört hatte, wurde mit der politischen Einheit Attikas zum König von Athen, der zudem den ersten Schritt zur politischen Stärkung der Gemeinschaft getan haben soll – wie auch Aristoteles meinte. Oder andersherum: Der Stadtgründer Athens war auch der hochverehrte Heros der ionischen Gebiete, die unter der Hegemonie Athens den Seebund bildeten. Die Athener selbst hatten sich nach der Heimholung sogar so sehr mit Theseus identifiziert, daß sie sich seit dem 5. Jahrhundert v. Chr. auch als «Theseidai», als die Thesianer, bezeichneten. An vielen Stellen, nicht nur in seiner Grabanlage, belehrten Bilder die Einwohner über die Bedeutung des Heros. Der Römer Sulla hingegen zeigte sich vom großen Theseus völlig unbeeindruckt, als er 86 v. Chr. die aufständischen Athener niederzwang und die Stadt verwüstete: Unterhändler hielten dem ehemaligen Konsul und späteren Diktator die Größe Athens und ihres Heros Theseus vor. Sulla antwortete: «Geht nach Hause, ihr Narren, und nehmt eure schönen Reden wieder mit. Die Römer haben mich nicht nach Athen geschickt, um Geschichte zu studieren, sondern um Abtrünnige zur Räson zu bringen.»[12]

Mit den Ritualen um Theseus hatten die Athener Jahrhunderte zuvor erfolgreich versucht, das mythische Ioniertum auf die aktuelle politische Situation zu übertragen, um daraus für ein größeres Herrschaftsgebiet eine Identität zu schöpfen. Die Theseus-Ideologie wurde zu einer der wichtigsten Legitimationen athenischer Thalassokratie. Die Stadt ging nun dazu über, den Bund in ein imperiales Reich zu verwandeln, in welchem die Bürger von Athen die Bürger anderer Poleis bevormundeten und die Geldzahlungen sich von Beiträgen der Bündner in Tribute von Beherrschten wandelten. Über fünfzehntausend Kilogramm Silber kassierte Athen jährlich von ihren Bündnern. Der Seebund hatte mit Theseus einen mächtigen Verbündeten erhalten. Wer den Sieger gegen Amazonen, Kentauren und den Minotaurusstier zum Stadtgründer hatte, konnte unmöglich gegen Sparta oder die Perser unterliegen – und schon gar nicht auf See. War nach überlieferter Sagentradition mit Theseus nicht sogar der Sohn des Meeresgottes in den heimischen Mauern? Poseidon selbst mußte mit den Thesianern sein.

Gräberkulte: Eine immerwährende Verlockung?

Gibt es etwas, daß diese beiden zeitlich so weit voneinander entfernten Ereignisse eint? Zugegeben, eine rhetorische Frage. Auffällig neben der Parallelität, daß in beiden Fällen mit Mythen Politik gemacht wurde, ist zunächst einmal, daß sich trotz der zeitlichen Trennung von über zwei Jahrtausenden die Inszenierungen in vielen Punkten so sehr zu gleichen scheinen. Die Drahtzieher haben sich materieller Überreste von Toten und deren Ruhestätten bedient, um sie für die Inszenierung eines politischen Programms zu nutzen. In beiden Fällen haben die Akteure die Totenkulte in eine Abfolge von aufeinander bezogenen symbolischen Handlungen gestellt, die beziehungsreich propagandistischen Zwecken dienen sollten. Vor allem suchten sie ihre Nachfolge mit einem auffälligen Mittel deutlich zu machen. An einen Vorgänger anzuknüpfen, war kein nebensächliches Ritual der Herrschaft, sondern für die Durchsetzung und vor allem für die Sichtbarmachung des Herrschaftsprogramms notwendig. So suchte man besonders augenfällige Argumente in die Hand zu bekommen, die mit inszenierten Bestattungen und Leichenriten verknüpft sind.

Isidor von Sevilla (etwa 560–636) meinte in seinen *Etymologien*, das als Werk über die sprachlichen Ursprünge der Dinge zugleich eine Art Handbuch des zeitgenössischen Wissens war und zu einem Klassiker des Mittelalters wurde, *sepultus* – bestattet – käme in seiner ursprünglichen Bedeutung von schlaglos, also bewegungslos.[13] Doch die «Bewegungslosen» haben ohne Zweifel in allen Zeiten reichlich politische Bewegungen nach sich gezogen, wie ich noch weiter darlegen werde. Die in den symbolischen Anknüpfungsprozessen verwendeten Gebeine, die materiellen Überreste irdischen Seins, haben für die beteiligten Akteure immer einen ungeheuren Wert besessen. Als Pfänder der Herrschaft waren sie heißbegehrt und heißumkämpft, wurden in Gold aufgewogen, gestohlen, ganze Kriege brach man für sie vom Zaun. Schon in der *Ilias* des Homer hören wir, wie um die Leichen Hektors, Patroklos und Achills heftig gekämpft und gestritten worden ist. Paulus Orosius, der im 5. Jahrhundert eine antike Weltgeschichte aus christlicher Sicht entwarf, notierte zum Begräbnis Caesars im Jahr 44 v. Chr.: «Das von Schmerz aufgestachelte Volk raubte Caesars Körper und verbrannte ihn auf dem Forum zusammen mit Bruchstücken der Tribünen und Bänke.»[14] Aber auch die symbolische Abstrafung zieht sich durch die Jahrtausende. Die entseelten Hüllen wurden geschleift, in Flüssen und Meeren versenkt, an geheimen Orten versteckt, in Prozessen verurteilt, einbetoniert, in Säure aufgelöst. Von all diesen Dingen soll auf den folgenden Seiten immer wieder die Rede sein.

Da seit der Herausbildung von Herrschaftsstrukturen Autorität und Legitimität Grundprobleme der Machtsicherung sind, lassen sich an den Prismen der Macht, jenen Augenblicken, da Herrschaft von Brüchen, Auffächerungen oder Auslöschungen bedroht war oder ist, immer wieder Inszenierungen wie die geschilderten beobachten, in deren Mittelpunkt Funeralzeremonien stehen und die eben jener Autoritäts- und Legitimitätsstärkung dienen sollen. Die rituell exponierten Leichen oder Gräber gelten dabei als Symbole für diejenigen Herrschaftsformen, an die angeknüpft werden soll oder deren Autorität man sich versichern will. Die Wiederherstellung der Gräber vermeintlicher Vorgänger, das Veranlassen pompöser Bestattungen, die Sicherung von Knochen als Garant von Herrschaftsansprüchen; das sind die Haupterscheinungsformen der zur Schau gestellten Totensorge, die uns immer wieder beim Beobachten menschlicher Gesellschaften entgegentreten. Diese diachronisch auftretenden Riten lassen sich auch als Transformationen deuten, bei denen symbolisches Kapital im Sinne Pierre Bourdieus in tatsächliche Herrschaft umgemünzt wird. Dabei wird an Inhalte des kollektiven oder kulturellen Gedächtnisses angeknüpft, mythomorphes und legendäres Wissen zur Stärkung von Großgruppenidentitäten genutzt. So spannt sich von alttestamentarischer Zeit bis hin zu den Riten der Moderne ein weiter Bogen, der den Gedächtnisort Grab als ungeheuer universellen und wirkungsvollen ‹Legitimitätsgenerator› ausweist.

Doch über eines haben wir uns zuvor noch zu vergewissern: Wer nach den Funktionen der Gräber fragt, muß auch nach dem Ursprung der Begräbnisse fragen. Und nach jenem Phänomen, welches das alles nach sich zieht – dem Tod. So denn: «Tod, wo ist dein Stachel – Grab, wo deine Siegesmacht?»

2. Verbrennt die Knochen! – Tod und Grab im Spannungsbogen der Erinnerungen

> Gräber, Schilde, Altäre, heilige Sitze und Tempel waren es, die das Andenken der Vorfahren festhielten.
>
> *Johann Gottfried Herder, Ideen zur Philosophie der Geschichte der Menschheit*[15]

Von der Erdnische zur Pyramide

«Der Tod ist nicht nur Widerspruch zum Leben, sondern konstitutiv für es», formulierte Karl Löwith und fuhr dann fort: «Gräberkult und Ahnenkult gehören zu den ältesten Kennzeichen menschlicher Kultur».[16] Konstituante des Lebens und Kennzeichen der Kultur, wie Löwith meinte, scheinen die Kulte schon deshalb zu sein, weil sie ein Bewußtwerden des Individuums über das eigene Selbst erst ermöglicht haben. Der Ägyptologe Jan Assmann hat in seinen Studien zu den ägyptischen Jenseitsvorstellungen gezeigt, daß der Tod «Ursprung und Mitte der Kultur» ist.[17] Tod und Sterben sind also existenziell für das Menschsein überhaupt. Doch schon bevor Philippe Ariès und Michel Vovelle ihre grundlegenden Untersuchungen über die Geschichte des Todes vorlegten, ist nicht nur dieser selbst im Wechsel der Zeiten zunehmend zum Untersuchungsgegenstand geworden, sondern auch das, was an Körperlichkeit, an Materialität, zurückbleibt: die Leiche und ihr Grab.

Da der Tote die Anwesenheit eines Abwesenden zu verkörpern scheint, ist das Sterben auch als ein Transformationsprozeß in ein Abbild zu begreifen, der den Menschen bewegt hat, selbst Bilder zu schaffen. Ja mehr noch: Die Geschichte des Bildes kann so als die andere Seite der Kulturgeschichte des Körpers gesehen werden. Die ältesten und berühmtesten Belege dafür sind die Schädel aus Jericho und Ain Ghazal, denen durch nachträglichen Auftrag von Kalk- und Gipsschichten erneut ein Gesicht modelliert worden ist, welches das Verweste ersetzte. Sie werden auf ca. 6500 v. Chr. in die Phase des präkeramischen Neolithikums datiert. Aber auch in anderen Kulturen, wie zum Beispiel der ukrainischen Katakombengrab-Kultur (21.–17. Jahrhundert v. Chr.), ist diese Sitte des Ahnenkultes archäologisch belegbar. Ebenso wichtig ist, daß für die Vormoderne Vorstellungen von einer «Gegenwart der Toten» galten. Die Verstorbenen blieben weiterhin in bestimmten Beziehungen Rechtspersonen, und mit ihnen ließ sich sogar bei gemeinsamen Totenmählern tafeln.

Da der Beginn der Totenriten mit dem Bewußtwerden des Menschen über sich selbst verbunden ist, speziell mit der Herausbildung eines eigenen Todesbewußtseins, wurde mit der immer weiteren Entwicklung des *homo sapiens* dieser auch zum *homo sepeliens*. Mit dem Todesbewußtsein hängt aber auch zusammen, daß die Totenrituale als Extremfall von Übergangsriten – *rites de passage* – aufzufassen sind, in denen die Bedrohungen des Todes gebannt und neutralisiert werden sollen. Einige Forscher gehen davon aus, daß Totenriten schon bei den späten *homines erecti* in der Zeit vor 500 000 bis 300 000 Jahren vollzogen wurden. Andere vertreten die Auffassung, daß sie mindestens seit dem Jungpaläolithikum bestehen, somit also seit ungefähr 40 000 Jahren. Zur menschlichen Kultur gehört die bewußte Einrichtung von Gräbern aber erst verhältnismäßig spät. Denn von Gräbern, also einer Sorge um die Toten, können wir erst sprechen, seit der Mensch zusammen mit der Entfaltung eben jenes Todesdenkens und eines Ahnenkultes die sterblichen Überreste seiner Vorfahren nach Riten nicht mehr einfach irgendwo liegen ließ, sondern bewußt in Gruben oder Felsnischen bestattete.

Der Nachweis frühester Gräber ist allerdings auch ein Problemklassiker der modernen Feldarchäologie: Bei den Neandertalern und vermutlich auch bei anderen Populationen des archaischen *homo sapiens* sind Begräbnisse nicht älter als 100 000 Jahre, ja begannen möglicherweise sogar erst nach der Hälfte dieser Zeitspanne. Shanidar im heutigen Irak, Qafseh in Israel und Teshik Tash in Usbekistan bezeichnen Fundplätze von Skelettresten des *homo neandertalensis*, die von den frühesten nachweisbaren Bestattungen zeugen sollen und die in die Zeit zwischen 70 000 und 50 000 v. Chr. fallen. Aber selbst die ebenso berühmten Fundplätze Le Moustier, La Chapelle-aux-Saints, La Ferrassie und Monte Circeo, die zwischen 45 000 und 35 000 v. Chr. datiert werden, vermögen keine Gewißheit über tatsächlich vollzogene Bestattungspraktiken im Mittelpaläolithikum (ca. 60 000–35 000) zu geben. Wissenschaftliche Zweifel daran sind in den letzten Jahren immer stärker geäußert worden. Robert Gargett hatte in den achtziger Jahren durch Neuuntersuchung der Fundberichte den genannten Neandertalerfundstätten den Charakter von Begräbnissen abgesprochen. Das berühmteste Beispiel für ein Totenritual bei den Neandertalern – der Schädelfund aus der Grotta Guattari im Monte Circeo – fiel durch die Prüfung der Anthropologen. Ritualmord, angebliche Anthropophagie, entfleischter Schädel im Steinkranz: Alle diese Befunde könnten auch eine natürliche Erklärung haben. Ob die Neandertalerknochen nun den Weg in die Höhlen zwischen den Fängen von Hyänen oder anderen Carnivoren fanden oder nicht, werden wir vielleicht nie wissen. Mitunter scheint man nur das sehen zu können, was man auch sehen möchte.

Erst mit dem Jungpaläolithikum (ca. 35 000–8000), in dem dann Ockerfärbungen der Toten und Grabbeigaben zum festen Bestandteil der Totensorge wurden, betritt man sicheren Boden. Dem Leichnam bei Sungir, einem ca. 20 000 Jahre alten Fundplatz, wurden beim Begräbnis Ketten und Perlen sowie ein Stirnband aus Mammutelfenbein und Fuchszähnen mitgegeben. Die Bedeutung der nun sicher nachweisbaren Begräbniskulte ist immens, denn Totenbestattungen gelten als einer von sieben archäologischen Belegen der Steigerung der Sprachfähigkeit. In der gleichen Zeit wurden Höhlendecken zu Riesenleinwänden für die Bilderwelten der gesehenen Umwelt und der halluzinierten Wirklichkeiten. Das symbolische Denken begann.

Die ersten Friedhöfe, die mehrere Grabsteine aufweisen, sind um 10 000 v. Chr. entstanden, aber erst sechstausend Jahre später türmte der Mensch megalithische Begräbnisanlagen aufeinander. Und noch einmal anderthalb Jahrtausende mußten vergehen, bis Monumentalgräber entstanden, die in Ägypten eine ganze Kultur prägten. Wirtschaftsgrundlage dieser Periode ist der Ackerbau im Süden, die Viehzucht im Norden. Durch die Erfahrungen des Ackerbaus entwickelte der Mensch als tragende Kraft des religiösen Erlebens den Gedanken der Fruchtbarkeit, der Großen Mutter, der Ahnen. Den Toten werden größere und dauerhaftere Häuser gebaut als den Lebenden, denn die Toten, die Ahnen, sind die Träger des Lebens und der Fruchtbarkeit. Die Formenvielfalt der Dolmen, der Ganggräber, der Steinkisten in Palästina, Nordafrika, Spanien, Frankreich, England, Holland, Skandinavien und Norddeutschland sind Ausdruck dieses Denkens. Und die Erinnerung an diesen Sinn des Grabes blieb lange erhalten. Manche der Gräber sind später durch christliche Kreuze oder durch Kapellen gebannt worden. In manchen Gräbern existiert ein Seelenloch, damit der Geist der Toten aus- und eingehen kann. Die Etrusker bauten in ihre Grabkammern dafür extra einen Schacht ein, der die Lebenden mit den Toten verbinden sollte.

Dem Paläoanthropologen Richard Leakey zufolge war die gesprochene Sprache der «Webstuhl», auf dem das feinere Gewirk des Bewußtseins gewoben wurde. Dem Bewußtwerden des Todes aber und der rituellen Kompensation durch Totenriten und Grabkulte dürfte in diesem Gewebe – um im Bilde Leakeys zu bleiben – vielleicht nicht die Rolle eines vertikal gewirkten Kettenfadens zukommen, aber sicher einiger horizontaler Schußfäden. Der Ausdifferenzierungsprozeß der Grabsorge ist ebenfalls eng mit der Entstehung individueller Namen verknüpft. Denn erst das ermöglicht es angesichts des Grabes an den Toten als Person zu denken. Ja mehr noch, nun kann mit dem Begräbnisort einer hervorgehobenen Person, eines Häuptlings oder Königs etwa, ein Denkmal entstehen und aus dem Toten ein Gott werden. Totenbestattungen gehören also als ein Klang in das jungpaläolithische Signal, das wir in der abrupten Sprachentstehung, der plötzlichen Bilderzeugung, den differenzierten Abschlagtechniken – gleichsam einer Explosion der Kreativität – bei dem modernen *homo sapiens* vernehmen können.

Die Gemeinschaft der Lebenden stärken: Das Grab als Gedächtnisort

Je größer und spezialisierter die frühen Kulturen, je umworbener die Spitzenpositionen in ihnen wurden, um so wichtiger wurden auch die Gräber, weil sie etwas sehr Fundamentales zu leisten vermögen: An ihnen haften die Erinnerungen an die Ahnen. Der altgermanische Barde Snorri Sturluson (1179–1241) erklärte in seiner Vorrede zur *Heimskringla*, einer Art Weltchronik aus isländischer Sicht, die aber hauptsächlich das norwegische Königtum bis zum Ende des 12. Jahrhunderts behandelt, zu den Begräbnispraktiken der Germanen in Skandinavien: «Das erste Zeitalter wurde die Brandzeit genannt. In diesem pflegte man alle Toten zu verbrennen und ihnen zum Gedächtnis Bautasteine» – eine Art obeliskartiger Grabsteine – «zu errichten. Nachdem aber Frey zu Uppsala in einem Hügel beigesetzt war, da errichteten viele große Männer auch ebenso häufig Grabhügel zum Gedächtnis ihrer Vorfahren wie Gedächtnissteine.»[18] Sollen Grabhügel aber wirkungsvoll die Erinnerungen an sich binden, ist es wichtig, daß nicht einfach die Materialität des Ortes, sondern erst seine symbolische Aufladung die Erinnerung wachruft, also zum Beispiel erst, wenn der Ort Gegenstand eines Rituals geworden ist.

Das Buch *Maleachi* im Alten Testament erzählt von Josia, König von Juda (639–608 v. Chr.), und seinem Versuch einer Restauration der ältesten Traditionen Israels. Der König erscheint in den Überlieferungen als ein neuer David, als eine Idealfigur, in dessen Herrschaft die Geschichte Israels einmündet. Das Konzept der Heiligkeit und Einheit Israels lag aber bislang jenseits aller Verwirklichungsmöglichkeiten. Das Königreich Juda befand sich seit der Belagerung Jerusalems durch den assyrischen König Sanherib im Jahre 701 v. Chr. in einem Vasallenverhältnis. Doch Assyriens Macht war aber bereits im Schwinden begriffen. Josia nutzte die zunehmende Schwäche der Assyrer, löste sich allmählich aus der Vasallität und besetzte sogar den ganzen südlichen Grenzstreifen der assyrischen Provinz Samaria mit dem zentralen Kultort Beth-El. Hier hatte es in älterer Zeit bereits angeblich einen Jahwe-Kult gegeben, ja Beth-El, dessen Name im Hebräischen «Haus Gottes» bedeutet, galt als die Kultstätte des Stammes Benjamin. Nach der assyrischen Eroberung 724 v. Chr. ließen die Großkönige hier, um den Ort auch symbolisch zu besetzen, assyrische Götterkulte einrichten. Beth-El war zum viel gehaßten kultischen Hauptzentrum des Nordreichs, zum Greuel der unbeirrbaren jahwetreuen Propheten geworden.

Mit der Ausdehnung der Herrschaft auf den Norden, die gleichsam als eine Erneuerung des Davidreichs erscheinen sollte und der Beseitigung chaotischer gesellschaftlicher Vielfalt, mußte Josia nicht nur den Bund mit dem einen Gott Jahwe erneuern, sondern vor allem gegen den fremden Götzendienst vorgehen. Die Auffindung der Kernschriften des Deuteronomiums im Jahr 621, die so leidenschaftlich Heiligkeit und Einheit des Landes beschwören, bildete dabei einen Höhepunkt. Um die Götzen zu entmachten, waren vor allem – wie in den Schriften gefordert – die paganen Gedächtnisorte zu zerstören, die sich um die Gräber der Priester gruppierten. Wir lesen von Josia: «Auch den Altar in Beth-El, die Höhe, die Jerobeam gemacht hatte, der Sohn Nebats, der Israel sündigen machte, diesen Altar brach er ab, zerschlug seine Steine und machte sie zu Staub und verbrannte das Bild der Aschera. Und Josia wandte sich um und sah die Gräber, die auf dem Berge waren, und sandte hin und ließ die Knochen aus den Gräbern holen und verbrannte sie auf dem Altar und machte ihn unrein nach dem Wort des Herrn, das der Mann Gottes ausgerufen hatte, als er es verkündete. Und er sprach: Was ist das für ein Grabmal, das ich sehe? Und die Leute in der Stadt sprachen zu ihm: Es ist das Grab des Mannes Gottes, der von Juda kam und ausrief, was du getan hast an dem Altar in Beth-El. Und er sprach: Laßt ihn liegen, niemand rühre seine Gebeine an! Und so blieben mit seinen Gebeinen auch die Gebeine des Propheten unberührt.»[19] So konsequent mit der Auslöschung der Gräber die Erinnerung an die Priester zerstört werden sollte, so wichtig war dem König, das Gedächtnis an den Propheten zu sichern.

Die Macht Assyriens war somit in dieser Region nicht nur politisch, sondern durch die kultische Inbesitznahme Beth-Els auch symbolisch gebrochen. Indem der neue David, König Josia, die Spuren der Anbetung fremder Götter austilgte, unterbrach er den scheinbar endlosen Zyklus von Abfall und Katastrophen und schien Juda einem neuen Goldenen Zeitalter zuzuführen. Innerhalb eines außerordentlichen gesellschaftlichen Wandels prägte sich nun ein Königreich Juda als ein durchorganisiertes Gemeinwesen heraus, wurden verschiedene religiöse Ideen zu einer nationalen Religion gebündelt und ‹bewiesen› eine Reihe von nun erst entstandenen biblischen Schriften, daß der rückprojezierte Idealzustand jetzt legitim wieder hergestellt werden könne. Und: Die konsequente Durchsetzung des monotheistischen Jahwekults und der dazugehörigen religiösen Vorschriften war von elementarer Bedeutung für die weitere Religionsgeschichte. Eduard Meyer urteilte: «Dem Akt von 621 stehen an Bedeutung wenig andere Begebenheiten der Weltgeschichte gleich: auf ihm beruht das Judentum und damit das Christentum wie der Islam.»[20] Der Polytheismus des Alten Orients, dessen interkulturelle Übersetzbarkeit ein Nebeneinander der Religionen der Alten Welt ermöglicht hatte, wich in den folgenden Jahrhunderten einem Antagonismus der monotheistischen Religionen untereinander.

Das Haften der Erinnerungen an den Gräbern weist über deren Bedeutung als nur rein praktischer Aufbewahrungsort von Leichen hinaus. Diese gedächtnisspeichernde Funktion hat mit der sozialen Bedeutung des Erinnerns überhaupt zu tun, denn ebenso wie das Bewußtwerden über den Tod ist die Fähigkeit zur Erinnerung von weitreichendem anthropologischen Gewicht. Der Prozeß, in dem das geschieht, ist unter dem vielschichtigen Begriff der Memoria zu fassen; ein gesellschaftskonstitutives Element, das sich für Individuen und Gruppen im Lauf der Zeit immer wieder anders ausprägt. Das bedeutet, daß die Erinnerung nicht nur für Individuen, sondern als ein kollektives soziales Phänomen für Gesellschaften lebens- und mitunter überlebensnotwendig ist. Dabei werden durch Erfahrungsgemeinschaften kollektive Gedächtnisse geschaffen. Kann dieser enge Bezug von Gedächtnis und Gruppenzusammenhang über einige Generationen weitervermittelt werden, entstehen kulturelle Gedächtnisse, deren Traditionsbildung und Traditionserhalt von einem zielgerichteten Memorieren abhängen. Doch der *ars memorativa* – der Kunst des Erinnerns – ist mitunter die *ars oblivionis* – die Kunst des Vergessens – beigesellt, und so kann der Strom der Zeiten zur Lethe werden, zum Strom des Vergessens. Kollektive oder kulturelle Gedächtniseintragungen werden dann ersatzlos gelöscht oder mit neuen Inhalten überschrieben.

Da der anthropologische Kern dieser kulturellen Gedächtnisse eine Totenmemoria darstellt, stiften Gräber besonders eindringlich als *lieux de mémoire* über die Erinnerung eine Identität. In diesem Zusammenhang ist das Grab als ein mnemotechnisches Zeichen zu sehen, das als ein Haltepunkt gegen das Vergessen in der öffentlichen Memoria dient. Darin dürfte vielleicht sogar die Hauptfunktion der Gräber liegen. Denn was sie nun vermitteln, ist Gemeinschaft. Diejenigen, die sich an die von Vorfahren gemeinsam geschlagenen Schlachten und Kriege erinnern oder sich mit ihren Individualschicksalen in Symbolen anderen verbunden fühlen oder sich an Gräbern versammeln und dort der gemeinsamen Ahnen gedenken, glauben sich zusammengehörig. Kurzum: Erst die auf eine Gruppe bezogene Memoria erzeugt kollektive Identität. Und in diesem Erinnerungsprozeß haben Gräber ihre ganz besonders hervorgehobene und feste Funktion, stellen sie eben einen ganz speziellen Fall von Gedächtnisorten dar, also Orten, an die sich das Gedächtnis knüpft oder sogar zurückziehen kann. Das Grab wird damit zum Bezugspunkt einer sozialen Gruppe, die einer identitätsstiftenden

Erinnerung bedarf und dem Begräbnisplatz die kollektive Erinnerungen zuschreibt.

Der Wert des Grabes für eine Gesellschaft mißt sich daher am Grad der Angewiesenheit einer Gemeinschaft auf Erzeugung und Wahrung kollektiver Identität. Die zunehmende Bedeutung läßt sich aber auch daran ablesen, wie in den frühen Kulturen die Gräber der Honoratioren immer größere Ausmaße annahmen und sich mehr und mehr mit Beigaben von Waffen, Schmuck und ‹lebens›notwendigen Gegenständen füllten. Dieses Phänomen läßt sich besonders gut im Alten Ägypten beobachten, dem Land des Totenkults schlechthin. Gräber bedeckten dort nicht einfach nur den Leib des Verstorbenen, sondern das Monument sollte unter den Überlebenden Gemeinschaft stiften, das Grabmal sollte Denkmal sein. Schrift und Monument griffen dabei vielfältig ineinander. In der altsyrischen Palastanlage von Qatna hingegen haben die Kleinkönige im 14. Jahrhundert v. Chr. sogar direkt über den sterblichen Resten ihrer Vorgänger residiert, wie man jüngst erst entdeckt hat. Der Thronsaal befand sich genau über deren Gräbern und der lebende Herrscher unterstrich so seine dynastische Legitimität mit Hilfe der Knochen der Ahnen.

Memoria und Begräbnis waren auch in anderen antiken Gemeinwesen immer wieder stark miteinander verknüpft. Die seit Jahrzehnten bei Ausgrabungen in der Kerameikos-Nekropole in Athen zu Tage getretenen Artefakte belegen, wie zum Beispiel Opferrituale bei den Bestattungen auch der adeligen Selbstrepräsentation in vorklassischer Zeit gedient haben. Die Anlage einer Opferrinne, eines Grabens mit hintereinander aufgestellten Beigaben, demonstrierte den Status des Verstorbenen und half allgemein zur Inszenierung der sozialen Hierarchie athenischer Aristokratie. Opferrinnen, Tumuli, Heroenkulte – sie banden Erinnerungsgemeinschaften zusammen und waren bei der Polisgenese von zentraler Bedeutung. Auch die entwickelten griechischen Poleis brauchten ihren Heros – wie das Beispiel Athen gezeigt hat – und sie gedachten ihrer Heroen an deren vermeintlichen Gräbern. Hier rief man sie oft um Hilfe an, besonders vor Schlachten. So wirkten die Heroen als Kriegshelfer und als Ktistai für die jeweilige Kommune. Das Grab war der wichtigste Teil der Heroenheiligtümer, und die Schutzkraft wirkte vom hervorragendsten Platz inmitten der Stadt am besten. Daher waren die Grabstätten im Zentrum des öffentlichen Lebens, oft auf der Agora, angelegt worden. Auffällige Kuppelgräber aus mykenischer Zeit, an denen seit Mitte des 8. Jahrhunderts Heroenkulte nachweisbar sind, lieferten sowohl die notwendige Materialität in Form der Knochen, gaben aber auch den Herkunftssagen einen Bezugspunkt und damit eine Heimat. Im Verlauf der griechischen Kolonisation des 8. bis 6. Jahrhunderts v. Chr. wurden gemeinschaftsprägende Kulte um die mythischen Gründer für die neuen Städte besonders wichtig. In späteren Jahrhunderten gab es sogar eine Art inflationärer Heroenerhebungen: «Hinz und Kunz wird nun erhöht», wie der Altphilologe Ulrich von Wilamowitz-Moellendorff ironisch meinte.[21]

Auch die Ehrung der in den Schlachten gefallenen Krieger war ein zentraler Bestandteil des politischen Gemeinschaftsbewußtseins. Den Helden von Marathon (490 v. Chr.) oder Plataiai (479 v. Chr.) wurden an den Tumuli, die ihre Leiber bedeckten, bis in die römische Kaiserzeit kultische Ehren zuteil. Es waren Kulte, die auch symbolisch eine Kriegergesellschaft prägten, die später Horaz (65–8 v. Chr.) dichten ließen: «Süß und ruhmvoll ist es, für das Vaterland zu sterben», und deren ideologische Versatzstücke die abendländische Geistesgeschichte von Aristoteles über Hölderlin und Körner bis hin zum militaristischen Pathos der Moderne geprägt haben.[22] Thukydides (ca. 460–ca. 400 v. Chr.) hinterließ in seiner Geschichte des Peloponnesischen Krieges die Beschreibung eines attischen Staatsbegräbnisses:

«In diesem Winter wurden in Athen, wie es dort altes Herkommen ist, die im ersten Kriegsjahr Gefallenen von Staats wegen feierlich bestattet, und zwar in folgender Weise: Drei Tage vorher werden die Gebeine der Gefallenen in einem dazu hergerichteten Zelte zur Schau gestellt, und jeder bringt seinem Toten, wie ihm ums Herz ist, eine Gabe dar. Wenn sich der Leichenzug in Bewegung setzt, werden Särge aus Zypressenholz auf Wagen hinausgefahren, für jede Phyle ein Sarg, in dem sich die Gebeine aller, die dieser Phyle angehört haben, befinden. Ein leeres, mit Teppichen belegtes Paradebett wird mit hinausgetragen für die Vermißten, die man nicht hat auffinden und mitnehmen können. [...] Die Beisetzung erfolgt in dem Staatsgrab im schönsten Vorort der Stadt, wo die Athener ihre im Kriege gefallenen Toten immer bestattet haben mit alleiniger Ausnahme der bei Marathon Gebliebenen, die zu Ehren ihrer unvergleichlichen Tapferkeit auf der Walstatt selbst beerdigt wurden. Ist das Grab zugeschüttet, so hält jemand, den man dazu mit Rücksicht auf Befähigung und Ansehen von Staats wegen auswählt, eine Rede zu Ehren der Gefallenen, in der er ihre Verdienste gebührend hervorhebt. Darauf geht jeder wieder nach Hause. In dieser Weise verläuft die Feier, und während des ganzen Krieges wurde es, sooft sie stattfand, immer so damit gehalten.»[23] Was Thukydides hier mit Gebeinen meint, sind wahrscheinlich jene Reste, die nach der Leichenverbrennung unmittelbar auf dem Schlachtfeld gesammelt und in die Heimatstadt transportiert worden waren. Die Grabrede – der *Epitaphios Logos* –, die als Bestandteil des Rituals genannt wird, diente zwar in erster Linie dem Lobe der Kriegsopfer, konnte aber auch zur Artikulation von politischen Ansprüchen und Beweggründen genutzt werden: Leichenreden als Mittel der Politik.

Familien betrieben ebenfalls Leichenrituale zum Gedächtnis an ihre Verstorbenen. Heiligste Pflicht des nächsten Anverwandten bei den Totenverbrennungen der Griechen und Römer war, die Knochen aus der Asche zu sammeln – *ossa legere* geriet zur rituellen Ehrung der Vorfahren. Die Institution der *pompa funebris* half im republikanischen Rom der senatorischen Aristokratie, mit der Prozession der Ahnenbilder beim Leichenbegängnis als einer Art der Erinnerung sich selbst zu konstituieren und das Verhältnis der *gentes* untereinander zu regulieren. Luxusgrabgesetze mußten erlassen werden, damit das Leuchten der privaten Sepulkralpracht nicht die gemeinschaftsstärkenden Staatsbegräbnisse überstrahlte. Was bei einem prunkvollen römischen Staatsbegräbnis auf jeden Fall erwartet wurde, kann man besonders gut daran erkennen, daß Autoren extra anmerkten, wenn es fehlte. Der größte römische Geschichtsschreiber Cornelius Tacitus (ca. 55 – ca. 120 n. Chr.) bemängelte zum Beispiel anläßlich der Bestattung des sehr erfolgreichen Feldherren Germanicus das Fehlen der sonst offenbar regelmäßig in Anwendung gebrachten zeremoniellen Bestandteile eines Staatsbegräbnisses.

Germanicus (15 v. Chr.–19 n. Chr.), Enkel des Augustus, hatte einige Jahre nach dem großen Gemetzel der Varusschlacht des Jahres 9 n. Chr. den immer noch in den Wäldern Germaniens bleichenden Knochen der gefallenen römischen Legionäre ein ehrenvolles Begräbnis bereitet. Im Jahr 19 n. Chr. starb er selbst einen frühen Tod in Antiochia und wurde dort auch verbrannt. Die Asche überführte man nach Rom und setzte sie im Mausoleum des Augustus bei. Zur Bestattung des pietätvollen

Kriegshelden selbst notierte Tacitus: «Manche vermißten den Prunk eines Staatsbegräbnisses und verglichen die großartigen Ehrungen, die Drusus, Vater des Germanicus, dem Augustus erwiesen habe. Er selbst sei ja [...] ohne von der Leiche zu weichen, gleichzeitig in Rom eingezogen. Rings um die Bahre hätten die Ahnenbilder – *imagines* – der Claudier und Iulier gestanden. Die Leichenrede sei auf dem Forum, die Lobrede von der mit Schiffsrammspornen dekorierten Rednertribüne gehalten worden. Alle Ehrungen, die die Vorfahren erfunden oder die Nachwelt ersonnen hätten, seien auf ihn gehäuft worden. Dagegen seien dem Germanicus nicht einmal die üblichen, jedem beliebigen Adeligen gebührenden Ehren zuteil geworden. [...] Wo blieben jene Gebräuche der alten Zeit, die Ausstellung der Wachsmaske – *effigies* – an der Bahre, die Einstudierung von Gesängen zum Gedächtnis mannhaften Wirkens und die Lobreden, wo auch die Tränen, oder wenigstens etwas, was wie Schmerz aussähe.»[24]

Memoria, die sich an *imagines* und *effigies* festmachte, ist bei Königsbegräbnissen des Mittelalters ebenso bedeutsam gewesen. Auch die Adelssippen des Mittelalters benötigen für ihre Identität und Abgrenzung Memoria, in die die Familiengrablegen als eine Art Erinnerungsfokus integriert waren. Die Welfenmemoria des 12. Jahrhunderts ist ein geradezu idealtypisches Beispiel dafür, wie Herrschaft der Erinnerung bedarf, wie Memorialkultur auch auf eine zukünftige Erwartung zielte, ja, wie überhaupt die soziale Kategorie des Adels ohne Erinnerung, ohne eine entwickelte Memorialkultur, schlichtweg undenkbar gewesen wäre. Auch hier haben im Zusammenhang zwischen Totengedächtnis und Gebetsgedenken Gräber und Begräbnisorte eine zentrale Rollen gespielt.

Die Behandlung der Gräber durch die Zeitgenossen und Nachfahren muß man somit als Indikator der historischen Orientierung von sozialen Gruppen werten, da sie zu allen Zeiten für die Steuerung des historischen Bewußtseins instrumentalisiert worden sind. Gräber waren als Haltepunkte der Erinnerung so wichtig, daß man sie auch erfinden konnte, wenn es zur Begründung einer Traditionslinie nicht genügend von ihnen gab. Und auch die Moderne scheint von all diesen Phänomenen erfüllt, da der im vorherigen Kapitel geschilderte Fall aus Serbien, wie noch zu zeigen sein wird, keinen Einzelfall darstellt.

Domus aeterna: Das Grab als Haus der Toten

> Rastend am thrakischen Strand lag Atreus' Sohn mit der Flotte,
> Harrend auf ruhige See und besser befreundete Winde.
> Hier steigt plötzlich hervor, so groß, wie er lebend gewesen,
> Aus weit berstendem Grund in drohender Haltung Achilles,
> Und in dem Antlitz trug er dieselbe Miene wie damals,
> Als er im Grimm angriff mit vermessenem Schwert Agamemnon.
> «Mein so wenig gedenk ziehet ab ihr», sprach er, «Achiver?
> Wäre verscharrt mit mir der Dank für unsere Taten?
> Das sei fern, und damit mein Grab nicht Ehre vermisse,
> Ströme Polyxenas Blut des Achilles Manen zur Sühne!»
> Sprach's, und dem zürnenden Geist ward Gehorsam.[25]

Diese Verse aus den Metamorphosen Ovids (43 v. Chr.–ca. 17 n. Chr.) dürfen als einer der vielen literarischen Reflexe auf die seit den ältesten Zeiten existierenden Vorstellungen gelten, daß das Grab Wohnstatt des Verstorbenen ist. Allen vormodernen Kulturen scheint der Glaube an ein Weiterleben nach dem Tode selbstverständlich gewesen zu sein.

So wie Achilles in seinem Grab wohnt und sogar daraus aufzusteigen vermag, so wohnten in unzähligen Gesellschaften in differenzierenden Varianten die Toten in ihren Grablegen. Damit korrespondiert in besonderer Weise die Vorstellung von der Unversehrtheit des Leibes oder zumindest des Skeletts als Grundbedingung des Weiterlebens oder einer späteren Auferstehung. Diese Auffassungen klangen bislang schon immer wieder an, etwa in den Bemerkungen über das Anfüllen der Gräber mit Beigaben, die einem Leben nach dem Tode dienten, darunter auch Opfer. Auf ihre spezielle Ausprägung in mittelalterlichen Heiligenverehrungen werde ich später noch zu sprechen kommen. Festzuhalten bleibt hier aber vorerst, daß der Glaube an eine Weiterexistenz des Toten in seinem Grab lange Zeit von fundamentaler Bedeutung auch für die hier zu behandelnden Legitimationsfunktionen ist.

3. Die Gräber – unantastbar und heilig

> «Ein Symbol alchimistischer Transmutation», fuhr Naphta fort, «war vor allem die Gruft.» «Das Grab?» «Ja, die Stätte der Verwesung. Sie ist Inbegriff aller Hermetik, nichts anderes als das Gefäß, die wohlverwahrte Kristallretorte, worin der Stoff seiner letzten Wandlung und Läuterung entgegengezwängt wird.»
>
> *Thomas Mann, Der Zauberberg*[26]

Diatagma Kaisaros: Der Schutz des Grabes

Zu der magischen Ehrfurcht vor den Gräbern der Alten, dem Glauben an die Totengötter, trat im griechisch-römischen Altertum mehr und mehr auch eine rechtliche Komponente hinzu. Schon die Solonische Gesetzgebung in Athen enthielt, wie wir durch Ciceros Schrift *De legibus* wissen, ausdrückliche Strafbestimmungen gegen Grabschändungen: «Über Grabmäler steht weiter nichts bei Solon als ‹Niemand soll sie zerstören noch einen fremden Toten hineinbringen›, und eine Strafe wird festgesetzt, ‹wenn jemand›, so sagt er, ‹einen Grabhügel› – denn das bedeutet, glaube ich, tymbos – ‹oder ein Grabdenkmal oder eine Säule beschädigt oder umwirft oder zerbricht›.»[27]

Der Schutz der Gräber wurde dann im Römischen Reich in differenziertere rechtliche Formen gegossen. So existierten bereits im republikanischen Rom Rechtsschutzmittel gegen Grabschändung, wie die *actio de sepulcro violatio*, die der Praetor wahrzunehmen hatte. Zu den Grundvorstellungen gehörte dabei, daß das Grab durch den Bestattungsakt Eigentum der Totengötter wurde und jede Veränderung der Grabanlage auch in deren Eigentumsrechte eingriff. Somit mußte das Entfernen von Säulen, Statuen oder Steinen, das Unleserlichmachen von Inschriften oder das Entfremden der Anlagen zu Wohnzwecken strafrechtliche Konsequenzen haben. Aus dem ganzen Reichsgebiet

Roms haben wir in unterschiedlicher Dichte Belege, daß die Strafen, die einem Grabfrevler drohten, schon in die Inschriften der Sepultur mit einbezogen waren. Meistens drohten diese Inschriften damit, daß fest bezifferte Geldbeträge an einen genannten Empfänger, darunter echt bürokratisch, aber auch praktisch gedacht, an einen städtischen Fiskus, zu zahlen seien. Die *res publica* sicherte mit ihrer Autorität einerseits den Schutz des Grabes, profitierte aber andererseits auch im Falle der Schändung.

Ein anderer Aspekt der *violatio* an Gräbern betraf die Veränderungen am Leichnam selbst, das *extrahere corporis* oder das *spoliare cadaveris.* Gewichtige Verstöße wie Leichenraub und Leichenschändung wurden daher vom Kaiserrecht verfolgt und mit schwersten Strafen geahndet. Sie konnten sogar unter Todesstrafe stehen, wie uns ein *diatagma Kaisaros,* ein kaiserliches Edikt, aus der ersten Hälfte des 1. Jahrhunderts überliefert. Ein namentlich ungenannter Kaiser – für möglich gehalten werden von Experten alle *caesares* zwischen Gaius Iulius Caesar und Vespasian – bestimmte darin den Tod für diejenigen Grabfrevler, die sich das Ausgraben und Entfernen von Leichen oder das Entfernen der Verschlußsteine – *Tymborchia* – zuschulden kommen lassen würden.

«Ich verordne hiermit, daß die Gräber und Grabkammern, die zur frommen Ehrung der Ahnen, Kinder und Familienangehörigen errichtet wurden, unangetastet an ihrem Platz verbleiben sollen auf ewige Zeiten. Erfolgt aber eine Anzeige gegen jemanden, der Grabanlagen zerstört hat oder auf irgendeine andere Weise die Bestatteten herausgenommen hat oder sie in hinterlistiger Absicht an andere Orte gebracht hat, um ihnen Schmach anzutun, der es gewagt hat, Grab- oder Verschlußsteine zu entfernen – gegen all jene befehle ich ein Gerichtsverfahren einzuleiten gemäß der in Bezug auf die Götter so auch auf die Menschen geschuldeten Verehrung. Denn noch weit mehr wird es sich ziemen, die Toten zu verehren. Überhaupt sei es niemandem erlaubt, an Grabstätten etwas zu verändern. Handelt aber jemand dagegen, dann – so mein Wille – soll diesen unter dem Urteil der Grabschändung die Todesstrafe treffen.»[28] Soweit der Text des Edikts.

Nach dem Evangelium des Matthäus baten die jüdischen Hohepriester den römischen Statthalter in Judäa, Pontius Pilatus, um eine Wache am Grabe Christi, damit seine Jünger die Leiche nicht stehlen und eine Auferstehung inszenieren könnten.[29] Da die Hohepriester das Gerücht

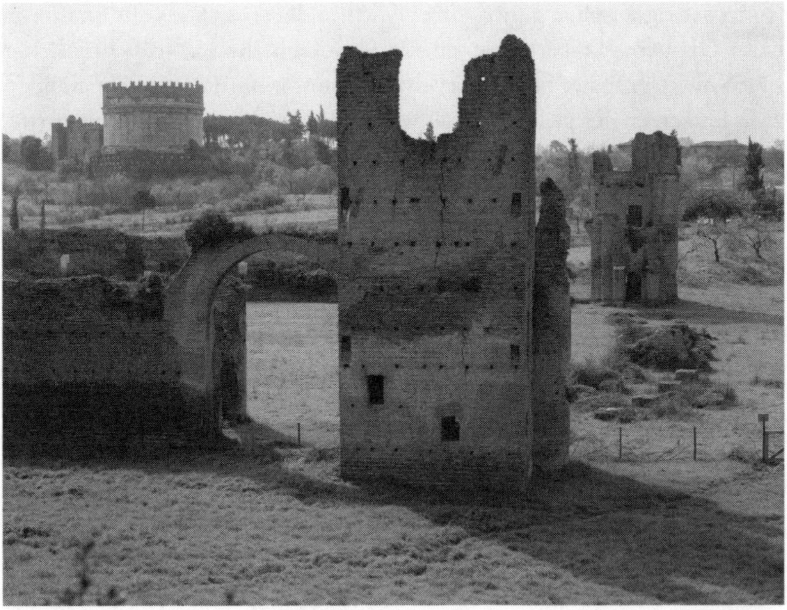

Steingewordene Erinnerungen an die Ahnen: Antike Grabmäler der adligen Familien Roms entlang der alten Ausfallstraße Via Appia Antica. Im Hintergrund links der Grabbau der Caecilia Metella aus dem 1. Jahrhundert v. Chr., der im Mittelalter – wie das Hadrians- und das Augustusmausoleum – zu einer Festung ausgebaut worden war.

in Umlauf setzten, die Jünger Christi hätten möglicherweise den Leichnam ihres Erlösers entwendet, und so einen Bericht des Statthalters nach Rom auslösten, könnte dieses Edikt auch in direktem Zusammenhang zur Auferstehungsgeschichte gesehen werden. Für unsere Betrachtung ist es aber ohne Belang, denn dieser Beleg ist – ob mit der Entstehung des Christentums in Verbindung stehend oder nicht – Ausweis der Reaktion, die eine Gesellschaft auf eine mögliche Störung der Grabesruhe anzuwenden gedachte.

Besonders unvereinbar damit schien der antiken Welt, daß in Tempeln oder religiösen Zentren, den *res sacrae,* bestattet wurde, oder andersherum, daß religiöse Handlungen an Orten stattfinden konnten, die schon zuvor als mit Leichnamen belegte Begräbnisplätze, den *res religiosa,* ausgewiesen waren. Das Grab ist – wie man hier am Beispiel

Roms sehr gut sehen kann – über Jahrhunderte auch als ein unantastbarer Ort betrachtet worden, dessen Unversehrtheit in frühchristlicher Zeit, wie noch später zu zeigen sein wird, unter bestimmten Umständen zum Entsetzen der paganen Welt wieder in Frage gestellt werden durfte. In völlig andere Bereiche gehört die bewußte Zerstörung von Gräbern, weniger um die Toten zu strafen als um die Überlebenden zu schädigen, indem man versucht, die Erinnerungen zu zerstören und zu vernichten. Diese Phänomene ziehen sich als Begleiterscheinung vom Beginn legitimationspolitischer Totenrituale bis in die Moderne – man denke etwa an das Schänden jüdischer Grabstellen aus sehr unterschiedlichen Beweggründen.

Polyxena muß sterben: Das Grab als Ort von Kulten, Ritualen und Zeremonien

Um die Bedeutung der Gräber zu erfassen ist es wichtig zu betonen, daß nur kultische, rituelle und zeremonielle Handlungen das Gedächtnis immer wieder neu erzeugen und an den Ort binden, und daher auch dann erst Wirkmächtigkeiten für die Legitimationsstrategien entfalten können. Zudem ist es ebenso wichtig, den Charakter der Handlungen genau zu erfassen, weil sie von grundlegend verschiedener Qualität sein und eine sehr breite Spanne an Inszenierungen beinhalten können. Denn, wie Jan Assmann für Ägypten feststellte: «Rituale haben einen performativen Charakter. Sie bilden nicht Wirklichkeit ab, sondern stellen sie her.»[30]

Auf der einen, unspektakulär scheinenden Seite können diese Riten einfache Ehrungen der Toten sein, wie ein kurzes oder längeres Verweilen, das Niederlegen von Blumen, Gebinden oder Kränzen, stumme Zwiesprache, ein Kopfnicken als Gruß für den Toten. Auf der anderen Seite können es aber auch Rituale sein, die entweder durch aufwendige Inszenierungen oder durch besondere Opferhandlungen von großer Dramatik gekennzeichnet sind. Im Alten Orient diente das *Kispum*, ein Totenopferritual, als eines der zentralen Kulte über Jahrhunderte der Stabilisierung gesellschaftlicher Verhältnisse. Die Griechen hatten, im Gegensatz zu den für die Himmelsgötter bestimmten Opfern, einen eigenen Begriff für die den Toten, Heroen und Totengöttern zukommenden Opfer: *Enagisma*. Zu diesen Enagismata gehörte auch die rituelle Schlachtung eines Opfertiers, dessen Blut in die Erde zu den Toten fließen sollte, zur *Haimakouria* – der Blutsättigung der Bestatteten. Plutarch (ca. 45–125 n. Chr.) beschrieb eine solche Szene anläßlich der Ehrung der schon erwähnten Freiheitshelden von Plataiai. Die griechischen Hopliten, die in der denkwürdigen Schlacht gegen die Perser im Jahr 479 v. Chr. gefallen waren, wurden offensichtlich bis in seine Zeit mit einem unveränderten Ritual verehrt, so daß wir es hier mit einem Beispiel jahrhundertelanger Kulttradition zu tun haben. Plutarch notierte:

«Die Plataier [übernahmen es], für die gefallenen und in ihrem Lande liegenden Griechen alljährlich eine Totenfeier zu begehen. Das tun sie noch heute auf folgende Weise. Im Monat Maimakterion, der bei den Boiotern der Allkomenios ist, am sechzehnten, veranstalten sie eine Prozession, die früh morgens ein Trompeter mit kriegerischen Signalen eröffnet. Es folgen Wagen voll von Myrtenzweigen und Kränzen, ein schwarzer Stier und freie Jünglinge, die Opfergaben an Milch und Wein in Krügen und Gefäße mit Öl und Salben tragen; denn kein Sklave darf mit irgend etwas, das zu diesem Dienst gehört, zu tun haben, weil die Männer für die Freiheit gefallen sind. Zuletzt kommt der Archon der Plataier, dem es zu anderer Zeit nicht gestattet ist, Eisen zu berühren oder ein anderes als ein weißes Kleid zu tragen, jetzt aber ein Purpurgewand angelegt hat. Er holt einen Wasserkrug aus dem Archiv und schreitet schwertumgürtet durch die Stadt zu den Gräbern. Dann schöpft er Wasser aus der Quelle und wäscht selbst die Grabpfeiler ab und salbt sie mit Myrrhenöl, schlachtet den Stier über dem Opferherd, betet zu Zeus und Hermes, den Göttern der Erdtiefe, und ruft die tapferen Männer, die für Griechenland gefallen sind, zum Mahl und zum Blutschmaus. Zuletzt mischt er einen Krug Wein, gießt ihn aus und spricht dazu: ‹Ich trinke den Männern zu, die für die Freiheit der Griechen gestorben sind.› Dies halten die Plataier bis heutigentags aufrecht.»[31]

Eine Besonderheit von Opferritualen, wie Libationen oder blutige Tieropfer, die die zentrale rituelle Handlung der griechisch-römischen Gesellschaften seit der Bronzezeit darstellten und die natürlich auch an Gräbern stattfanden, bilden ohne Zweifel die Menschenopfer; oft nur angedeutet im Ritual, oft nur ausgeführt in den Mythen. Aber auch sie sind identifikations- und gemeinschaftsstiftend, weil das Opfer der «Kanalisation und Ableitung von Aggression» dient, «die sonst die Gesellschaft zerstören müßte», wie Walter Burkert im Anschluß an René Girard formulierte. Und weiter: «Gemeinsam ausgespielte Aggression schafft das ‹Band› der Einigkeit», die «kathartische Gewalt verhindert unreine Gewalt».[32] Das rituelle Töten des Artgenossen markierte in den antiken Überlieferungen auch sehr oft den Beginn oder Abschluß wichtiger Handlungen von Gruppen. Das Unbehagen daran ließ aber schon bei den antiken Autoren in den später immer wieder umgeformten Erzählungen den Opfern andere Todesarten zuweisen. Denn am Menschenopfer scheiden sich Religion und Moral. Wie stark dieses Motiv in der Vorstellungswelt der Antike verankert war, zeigt ein prominentes literarisches Beispiel eines solchen Opferrituals an einem Bestattungsort.

Nachdem endlich Troia gefallen war, konnten die Archäer – wie wir schon von Ovid hörten – wegen schweren Sturms nicht die Heimreise antreten. Das beste aus der Beute sollte daher am Grabe Achills geopfert werden – die gleich einem Götterbild schöne Polyxena. Diese nicht mehr in der *Ilias* überlieferte Geschichte ist erstmals nach Proklos in der Iliupersis belegt. Das Thema ist in vielen literarischen Umformungen aufgegriffen worden, die den Stoff und die Motive der Handlung immer wieder neu deuteten. Verlobte und Geliebte Achills oder Gattin des Fürsten der Toten und Mithelferin beim Tod des Helden, dazwischen bewegen sich die Deutungsmuster. Polyxena wandelte sich von einer chthonischen Gestalt zum sterblichen Mitglied der troianischen Königsfamilie. Obwohl sich viele antike Autoren von dieser Geschichte betören ließen, hat Euripides für den Stoff die vielleicht ergreifendsten Worte gefunden. Der Dichter läßt Talthybios, den Augenzeugen des Schreckens, der Mutter des Opfers, Hekabe, berichten:

> Angetreten war, vollzählig,
> der Heerbann der Achaier, vor dem Grab, dein Kind
> zu opfern. Der Achilleussohn ergriff die Hand
> Polyxenes und führte hoch sie auf den Hügel [...]
> Da sprach er: «Sohn des Peleus, du, mein Vater, nimm
> hier die Beschwörungsspende, die Gebieterin
> der Toten! Komm, damit du trinkst des Mädchens Blut,
> das dunkle, unvermischte, das wir opfern dir,

> das Heer und ich. Sei gnädig uns und mache frei
> das Heck der Schiffe und die Haltetaue, gnädig
> vergönne uns die Heimfahrt jetzt von Ilion
> und führ uns alle in das Vaterland zurück!»
> So sprach er, und es flehte mit das ganze Heer.
> Dann faßte er das goldne Schwert am Griff und zog
> es aus der Scheide [...]
> Er schwankte, aus Erbarmen mit dem Mädchen; dann
> durchtrennte er mit seinem Schwert den Weg des Atems.
> Der Blutstrom quoll. Und selbst im Tode war sie streng
> bedacht, in stolzer Haltung hinzusinken, suchte
> zu bergen, was man bergen soll vor Männeraugen.[33]

Walter Burkert hat diese Szene in seinem Buch *Homo necans* als eine «umgekehrte Schuld-Sühne-Relation» bezeichnet.[34] So wie die Opferung Iphigenies am Beginn des Troianischen Krieges stand, bildete die rituelle Tötung Polyxenas dessen Abschluß. Diese unwiderrufliche Verzichthandlung erkannte zudem den Anspruch eines Toten an und das Opfer läßt eine Sühnebereitschaft erkennen, die wiederum die Tötung als aggressiv und sexuell motivierten Akt gestaltete. Sie kann als eine Teilhabe Achills an der Beute beschrieben werden. Der Held bekommt so eine Frau nur für sich. Doch das besondere: Sie ist auch als ein Grabritual zu lesen, das den Schatten Achills bannen und eine Heimkehr der Sieger überhaupt erst ermöglichen sollte. Hier wurde keine Substitution eines Menschen durch ein Tier mehr bemüht. Kein Tierblut sollte Menschenblut repräsentieren. Hier strömte das warme, lebensspendende Blut aus dem göttergleichen Körper des Mädchens in den Sand der Troas, zur Sättigung Achills, der nun die Griechen ziehen lassen konnte. Tragödiendichter vieler Jahrhunderte konnten sich nicht satt genug schreiben, so faszinierte sie dieser Stoff. Der Gedanke bannender Kräfte des Menschenopfers an Gräbern schoß auch Shakespeare aus der Feder. Im *Titus Andronicus* fordert Lucius am Grabe seiner Brüder vom Vater, dem siegreichen Feldherrn:

> Gib der gefangenen Goten stolzesten,
> Daß wir, die Glieder stümmelnd, seinen Leib
> Ad manes fratrum opfern in der Glut,
> Vor diesem ird'schen Kerker ihres Staubs!
> Auf daß nicht ungesühnt ihr Schatten sei,
> Noch uns bedräu' auf Erden ihr Gespenst![35]

Wo Himmel und Erde sich berühren: Das Grab als numinoser Ort

Daß das Grab als ein besonderer Ort der Erinnerung gelten kann, als ein Ort des durch Rituale erzeugten Gedächtnisses, erklärt nur einen Teil der Wirkungsmechanismen im Gefüge politischer Symbolik. Ein sehr wichtiger anderer Teil, so scheint mir, ist jener einer bestimmten Heiligkeit des Ortes. Weil die Geburt und der Tod für den Menschen die beiden großen Geheimnisse des Lebens sind, ist das Grab der Ort, an dem er sich seiner Hilflosigkeit gegenüber der Macht bewußt wird, der er unterworfen ist. Deshalb auch wird das Grab, der Ort der Toten, in fast allen Kulturen der Erde als ein heiliger Platz begriffen. An ihm entfaltet sich besonders das Erlebnis des Numinosen.

Schon in Ägypten, dieser Kultur «des ‹toddurchwirkten Lebens›, nicht des ‹angestückten Todes›»,[36] erfüllten die monumentalen Gräber drei Funktionen: Gedächtnis, Kult und Geheimnis. Die Gedächtnisfunktion des Grabes diente der Perpetuierung des Toten im sozialen Gedächtnis der Gemeinschaft. Die Kultfunktion diente der Versorgung mit Opfergaben und liturgischen Rezitationen sowie nun rückwirkend der Fortdauer der Gedächtnisfunktion. Die Geheimnisfunktion aber diente der unantastbaren Wohlbewahrtheit des Verstorbenen im Schoß der Erde. Diesen drei Funktionen lassen sich auch räumliche Entsprechungen zuweisen. Die Gedächtnisfunktion wurde am weitesten außen verwirklicht, während die Kultfunktion im inneren Bereich eine Schnittstelle zwischen dieser und jener Welt bezeichnet. Die Geheimnisfunktion dagegen liegt jenseits dieser Schnittstelle und damit auch eigentlich jenseits des heiligen Orts, im Unbetretbaren. Zu einer weiteren besonderen Aufladung der Gräber kam es im Mittelalter, als der «sowohl Heilkraft wie Licht ausstrahlende Heiligenleib die Grabstätten sakralisierte»[37] und damit zum bevorzugten Ort der Wundertaten machte. Dieses Verhältnis zwischen den Bestattungsorten und dem Numinosen könnte auch einer der Schlüssel für das Verständnis der Leichen- und Gräbersymbolik sein. Deshalb ist bei allen Beispielen, besonders denen in jenem Teil, in dem die ‹Knochenmühle Geschichte› mahlt, die Haftung des Heiligen an Grab und Leibern mitzudenken.

Sanctus – hagios: auf diesen beiden Worten ruhen das abendländische Verständnis und die Begrifflichkeit der Heiligkeit. Das lateinische Wort *sanctus* – von *sancire,* begrenzen, umschließen, heiligen – bezeichnet das aus religiösen Gründen Abgeschiedene. So verstanden die Römer unter *sanctio* ursprünglich die Abgrenzung heiliger Orte und deren Schutz vor Verletzung durch profane Berührung. Den Gegensatz zu *sanctus* bildet *profanus,* wörtlich ‹vor dem geheiligten Bezirk – *fanum* – liegend›. Die Vorstellung der kultischen Absonderung und Distanz gegenüber dem Profanen liegt auch dem griechischen Äquivalent von *sanctus,* dem Wort *hagios,* als Gegensatz zu *koinos,* zugrunde. Unter heilig ist in erster Linie also der Gegensatz zum Profanen zu verstehen. Dieses Abscheiden des Heiligen, auch in Bezug auf sich selbst, ist konstitutiv, denn erst wenn es aufhört, gewöhnlich zu sein, kann es die neue Dimension des Sakralen in sich aufnehmen.

Vieles kann nun als heilig angesehen werden: Der Raum und seine Teile, bestimmte Orte, Flüsse, Berge, Seen, die Zeit und ihre Abschnitte, Tiere, Bäume und Pflanzen, Steine, sogar die Gesetze, Kulte, Schriften, Blut, Geist und natürlich die Liebe. Jede Erscheinungsform der natürlichen, erdachten und erfühlten Welt kann somit Chiffre des Heiligen werden. Doch etwas kann ebenfalls als heilig verehrt werden: die Menschen selbst, insbesondere religiös hervorragende Personen wie Priester, Propheten, Könige, ihre Handlungen und ihre Sprache – und die Überreste ihres irdischen Seins. Die Heiligenverehrung rührt aus dem Vorhandensein erfahrener oder geglaubter persönlicher Heiligkeit verstorbener oder mythischer Persönlichkeiten her, die sich durch bestimmte Taten, Askese und sittliche Zucht in den Besitz numinoser Macht gebracht haben. Mit Hilfe dieser Macht vermochten die Heiligen wunderhafte Dinge zu verrichten, die als der eindrucksvollste und am weitesten verbreitete Erkennungsgrund gelten. Die sittliche Qualität der Heiligen kann aber auch in dem Sinne als persönliche Hervorgehobenheit verstanden werden, die als eine Verwirklichung göttlicher Eigenschaften erscheint und deshalb verehrt wird. Genau in diesem Sinne sind wohl die alttestamentarischen Worte zu verstehen: «Ich aber bin euer Herr und heilig sollt ihr sein, weil ich heilig bin!»[38] Die Heiligkeit des Raumes und die eines Körpers können somit ein hocheffizientes Verehrungsamalgam bilden. Das Grab eines Heiligen ist also auch ein Ort, an dem sich ganz besonders das Heilige zeigt. Das ist der Punkt – wie Peter Brown meint –, an dem sich die entgegengesetzten Pole des Himmels und der Erde berühren.[39]

4. Prismen der Macht und die Verengung der Nachfolgelegitimation

Und nur wo Gräber sind, gibt es Auferstehung.
Friedrich Nietzsche, Also sprach Zarathustra[40]

Die Repräsentation der Macht als unbegrenzter Handlungsspielraum

Mit der Herausbildung einer politischen Organisation, die zur Erhaltung von Ordnung und Konformität dienen sollte, treten auch jene Phänomene hinzu, die für die Leichen- und Gräberphänomene von fundamentaler Bedeutung sind: Macht, Autorität, Legitimität. Im Zusammenhang der Funktion der Gräber als Gedächtnisorte sind sie sehr eng miteinander verbunden. Zu den Begriffen werde ich später immer wieder Bemerkungen einflechten und versuchen, sie mit den Beispielen zu verweben. Von der Opferung der Polyxena am Grabe des Achill, von seiner Blutsättigung, haben wir schon im vorherigen Kapitel gehört. Von anderen Menschenopfern, die im Zusammenhang mit Grabkulten gesehen werden können, wird noch die Rede sein. Diese Opferszenen lassen einen besonderen Seitenblick auf die Mechanismen der Macht zu, denn diese Rituale dienen nicht nur der Stärkung der Macht desjenigen, der sie inszeniert, sondern der Repräsentation der Macht schlechthin. Max Weber sah die Macht als Fähigkeit oder Chance, das Verhalten von Menschen auch gegen Widerstreben zu erzwingen oder zu unterbinden. Diese Fähigkeit gründet sich ihm zufolge auf politischer Kontrolle und Abhängigkeit, die hauptsächlich auf wirtschaftlichen Gegebenheiten ruht. Mitunter ist es sogar das Geld, wie Karl Marx vermutete, das die «gesellschaftliche Macht […] zur Privatmacht der Privatperson» wandelt.[41] Michael Mann beschreibt Gesellschaften als sich überschneidende und überlagernde Machtgeflechte, die sich zu Netzen sozialer Interaktionen verknüpfen. Macht kann aber auch über diese kausalen Zusammenhänge hinaus als ein symbolisch generalisiertes Medium der Kommunikation begriffen werden, einer Kommunikation, die, wie Niklas Luhmann meint, als Operationsweise gesellschaftlicher Systeme gilt. Ohne diese Kommunikation könnten sich soziale Systeme nicht einmal ausbilden. Oder, so Carl Friedrich von Weizsäcker, Macht ist «entdeckte Möglichkeit» und ebenso «unbegrenzter Handlungsspielraum».[42] Die verschiedenen Repräsentations- und damit auch Appräsentationsdiskurse innerhalb der Kunst, der Philosophie und der Politik, wie sie etwa Michel Foucault und Carlo Ginzburg im Sinne der Darstellung von etwas, der Vorstellung von etwas und der Stellvertretung von etwas beschrieben haben, scheinen auch beim Phänomen Macht vielfältig miteinander verschränkt.

Dieser unbegrenzte Handlungsspielraum als Repräsentation von Macht in den drei Modi tritt auch bei der radikalsten Form kultischer Opferhandlungen, den Menschenopfern, besonders deutlich zu Tage. Im *Holokautoma*, einem Feueropfer, bei dem ein Tier aber auch ein Mensch vollständig verbrannt wurde und das von den Westsemiten überliefert ist, kann man diesen unbegrenzten Handlungsspielraum spüren. Sühne oder Ableitung von Aggression können als theoretische Gründe nur einen Teil der nachweisbaren komplexen Opferpraktiken erklären. Gerade jüngere archäologische Forschungen haben ergeben, daß die Sitte, Menschen bei den Bestattungen hochrangiger Personen zu töten, kein ausschließlich literarischer oder historiographischer Reflex war, sondern ein Phänomen, das sich innerhalb unterschiedlichster Kulturen auch materiell nachweisen läßt. Die ehemalige indische Praxis, Ehefrauen beim Tode des Mannes zu opfern, dürfte noch relativ bekannt sein. Daß es sich dabei aber um eine weltweit angewandte Sitte handelte, muß im Zusammenhang der Frage nach Kontinuitäten und Diskontinuitäten ausdrücklich betont werden.

Die Skythen zum Beispiel, jene wilden Nomaden, mit denen sich schon die Perser herumschlugen, opferten beim Tode ihrer Fürsten ebenfalls eine Reihe von Personen. Herodot (ca. 485–425 v. Chr.) schrieb im vierten Buch seines Geschichtswerkes: «Ihren König beerdigen sie in Gerrhos, jener Gegend, bis wo man auf dem Borysthenes zu Schiff gelangen kann. Dort graben sie, wenn ihr König gestorben ist, eine große, viereckige Grube in die Erde. Die Leiche wird mit Wachs überzogen, der Bauch aufgeschnitten, gereinigt, mit gestoßenen Erdmandelknollen, Räucherwerk, Dill- und Petersiliensamen angefüllt und dann wieder zugenäht und, wenn die Grube fertig ist, auf einen Wagen geladen und zu einem anderen Stamme gefahren. [...] Haben sie mit der Leiche bei allen Stämmen die Runde gemacht, so kommen sie damit wieder in Gerrhos, der äußeren Grenze ihres Reiches, an, wo sie begraben werden soll. Nun legen sie die Leiche in das Grab auf einen Strohsack, stecken daneben auf beiden Seiten Lanzen in die Erde und decken sie dann mit Reisig und einer Strohmatte zu. In dem übrigen weiten Raum des Grabens aber erwürgen sie und begraben sie eins von den Kebsweibern des Königs, seinen Mundschenk, seinen Koch, seinen Reitknecht, seinen Leibdiener, seine Boten und Pferde, werfen auch allerlei Erstlingsopfer und goldene Schalen hinein; Silber und Erz aber haben sie nicht. Darauf schütten sie einen hohen Grabhügel auf, wobei sie alle um die Wette Hand anlegen, ihn möglichst hoch zu machen. Nach Verlauf eines Jahres machen sie sich wieder ans Werk und suchen sich dazu unter den Dienern des Königs die geschicktesten aus; [...] von denen erwürgen sie fünfzig und dazu fünfzig der schönsten Pferde, denen sie die Bauchhöhle ausnehmen und reinigen, mit Häcksel anfüllen und dann wieder zunähen. Darauf stellen sie die eine Hälfte einer Radfelge, das Unterste zuoberst, auf zwei Stangen und dahinter die andere Hälfte auf zwei andere, und auf diese Weise befestigen sie eine ganze Menge in der Erde. Durch die Pferde stecken sie der Länge nach bis an den Hals dicke Stangen und setzen sie auf die Felgen, so daß sie mit den Vorderbeinen auf den vorderen, mit dem Bauche bei den Hinterbeinen auf den hinteren Felgen ruhen und die Beine an beiden Seiten herunterhängen. Dann legen sie den Pferden Zügel und Gebiß an, ziehen den Zügel nach vorn und binden ihn an einen Nagel. Von den erwürgten fünfzig Jünglingen setzen sie auf jedes Pferd einen. Sie bohren nämlich durch jeden Leichnam am Rückgrat eine gerade Stange bis an den Hals und stecken das untere Ende dieser Stange in ein in der anderen Stange im Leibe des Pferdes befindliches Loch. Wenn sie diese seltsamen Reiter rund um das Grab aufgestellt haben, ziehen sie wieder ab. So begraben die Skythen ihre Könige.»[43]

Obwohl Herodot hier nichts weiter über die Hintergründe ausführte, handelt es sich bei diesem Ritual in seiner destruktiven Gewalt zweifellos um eine Geste, die die unumschränkte Macht des Herrschers herausstreichen sollte, um eben jenen unbegrenzten Handlungsspielraum zu demonstrieren. Dabei kam den später Erwürgten die Rolle zu, eine Verbindung zwischen Diesseits und Jenseits aufrechtzuerhalten. Im präkolumbianischen Amerika ist diese Sitte ebenfalls archäologisch belegt. Die Moche-Kultur in Nordperu, zeitgleich mit der vielleicht bekannteren Nazca-Kultur zwischen ca. 200 v. Chr. bis 600 n. Chr. in Blüte, hat der Forschung durch ein ungeplündertes Herrschergrab einen Hinweis auf offensichtliche Menschenopfer im Zusammenhang mit der Bestattung eines Fürsten geliefert. Gemeinsam mit dem Herrscher von Sipán wurden drei junge Frauen, der Befehlshaber des Heeres, ein Knabe, ein alter Mann, ein weiterer Krieger und ein Sklave begraben, die zuvor ebenfalls rituell getötet worden waren.

So mutet denn das Begräbnis für Patroklos, den Liebling des Achill, auf dessen Scheiterhaufen neben Schafen, Rindern und anderen Opfergaben auch zwölf zuvor getötete troianische Jünglinge geworfen wurden, nicht als singuläre Phantasiekonstruktion an. Achill habe bei der Zeremonie gerufen:

> Sei mir, Patroklos, auch gegrüßt im Haus des Hades!
> Alles wird dir nun wahrlich erfüllt, was ich früher versprochen:
> Zwölf der edelsten Söhne vom Stamme der mutigen Troer,
> Alle verzehrt sie das Feuer mit dir; doch geb' ich den Hektor
> Nie, des Priamos Sohn, dem Feuer zum Fraß, nur den Hunden![44]

Es ist im Zusammenhang der Begräbnisse nicht Pietät, nicht Ehrfurcht vor den Toten, nicht Ehrung ihres Angedenkens, die diese Opfer erforderte, sondern Macht. Jene Macht, die sie im Leben verkörperten und die sie nun auch im Jenseits begleiten sollte. Es ist auch jene Macht, die sich in den Grabmälern selbst sichtbar wiederfindet, die den kolossalen Tumuli, den gewaltigen Pyramiden und den prachtvollen Sepulkralanlagen ihre Hervorgehobenheit gab.

Die Leiche Napoleons und die Krise der Julimonarchie

Der Begriff der Autorität ist in diesem Zusammenhang ebenfalls von großer Bedeutung. Autorität habe vornehmlich die Beherrschten zu überzeugen, daß die Machthaber das Recht zur Machtausübung haben und bedeutet somit erst die Legitimation der Macht. Weil der Legitimitätsglaube der Beherrschten die wichtigste Basis für die Permanenz von Herrschaft ist, scheint die Legitimität jeden Herrschaftsträger, woher seine Gewalt auch immer stammen mag, eben zur Sichtbarmachung seiner Rechtmäßigkeit zu zwingen. So versuchte zum Beispiel der Bürgerkönig Louis-Philippe (1830–1848) mit einer besonderen Leichenüberführung Schwächen seiner eigenen Herrschaft zu kompensieren. Das Herrschaftssystem Louis-Philippes konnte sich ja von vornherein nicht mehr auf jene sakrale Legitimität stützen, wie sie die Bourbonen nach dem Sturz Napoleons noch für sich bemühen konnten. Für die Krönung König Karls X. (1824–1830) in Reims zum Beispiel fanden sich glücklicherweise an Scherben der von Revolutionären drei Jahrzehnte zuvor zertrümmerten Heiligen Ampulle noch einige Tropfen eines himmelsgesandten Salböls. Seit der Krönung Hugo Capets (987–996) galt dieses bei der Königssalbung verwendete Öl, dessen Herkunft in einer zuerst bei Hinkmar von Reims (um 806–882) schon über hundert Jahre zuvor erzählten Remigius-Legende göttlichen Willen verdeutlichte, als besondere Verstärkung der Sakralität der Königsherrschaft. Das Salböl in Reims stellte die Könige von Frankreich über alle anderen Monarchen des Abendlandes und heiligte zudem die Institution des Königtums. Die Salbung mit diesem Öl hatte daher seit Jahrhunderten den französischen Königen eine gottberufene, jenseitige Autorität und Unangreifbarkeit verliehen; zumindest bis zu jenem Augenblick, als 1793 das königliche Haupt Ludwigs XVI. (1774–1792) in den Korb fiel.

Louis-Philippe konnte auf diese traditionellen Legitimationsargumente nicht zurückgreifen. Das Bedürfnis der Julimonarchie nach eigener Legitimation führte im Kontext der orientalischen Krise von 1839/40 zur Rückführung des Leichnams Napoleons I. (1769–1821, Kaiser 1804–1815) vom Sterbeort St. Helena nach Frankreich. Damit wurde an eine Tradition angeknüpft, die ein Ergebnis der Französischen Revolution bildete. Die Sache war so wichtig, daß der König selbst eine großzügige Finanzierung des Unternehmens anregte: «Gesetzesvorschlag: Louis Philipp, König der Franzosen. Art. I. Es ist dem Ministerium des Innern ein Specialkredit von einer Million Franken auf den Ausgabeetat von 1840 zur Verfügung gestellt, um die irdischen Reste des Kaisers Napoleon in die Invalidenkirche zu überführen und ein Grabdenkmal zu bauen.»[45] Victor Hugo dichtete zum An-

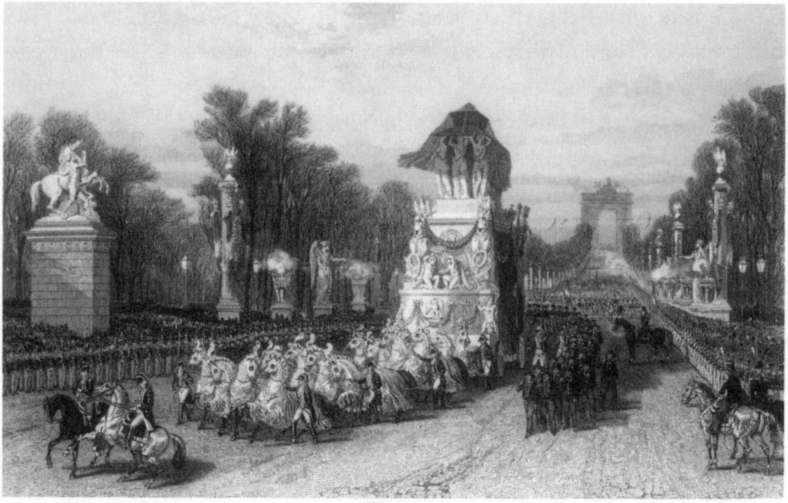

Eine pompa funebris am Beginn der Moderne: Prachtvoller Leichenzug in Paris am 15. Dezember 1840 während der Überführung der Leiche Napoleons I. von St. Helena in den Invalidendom. Zeitgenössischer Stahlstich von Outwaithe.

laß «La Retour de l'Empereur» und stellte darin dem Korsen homerische Götter, Alexander den Großen und Caesar an die Seite.

In den zwanziger und dreißiger Jahren des 19. Jahrhunderts hatte sich das Bild Napoleons I. in der französischen Öffentlichkeit vom Despoten und Menschenfresser zum Helden französischer Größe gewandelt. Die Vereinnahmung des verstorbenen Kaisers im Jahr 1840 nun auch in materieller Hinsicht verknüpfte als aktive Erinnerungsarbeit Vergangenheit und Gegenwart für die aktuellen politischen Zwecke neu miteinander. Fünfzehn Jahre später besichtigte die englische Königin Victoria (1837–1901) das Grab. Der Krimkrieg gegen Rußland hatte England und Frankreich zu Verbündeten werden lassen. Kaiser Napoleon III. (1808–1873, Kaiser 1852–1870), der wegen seiner Usurpation und der daraus resultierenden schwachen Legitimation ohnehin jede Stärkung der Autorität dankbar aufgriff, führte die englische Königin zum Grabe seines Onkels. Er versuchte damit, die schwer versöhnlich scheinenden Erinnerungen an die einstige Gegnerschaft und gegenwärtige Kriegsallianz zu überbrücken. Zudem paßte die Besichtigung des Grabes in die immer weiter anwachsende offizielle Verherrlichung Napoleons I. Der

Besuch war offensichtlich so beeindruckend inszeniert worden, daß Victoria diesen Moment ihres Parisaufenthaltes als «perhaps the most important act of all» empfand.[46] Das Grab Napoleons I. im Invalidendom bildete seither nicht nur das Zentrum bonapartistischer Erinnerung, sondern wurde Bezugspunkt der Nation überhaupt. Daß genau ein Jahrhundert nach der Überführung Adolf Hitler unmittelbar im Anschluß an die Kapitulation Frankreichs das Grab des Kaisers aufsuchte, belegt die ungebrochene symbolische Kraft dieses Erinnerungsortes.

Am Morgen des 23. Juni 1940, einem strahlenden, heißen Tag, flog Hitler in Begleitung von Wilhelm Keitel, Martin Bormann, den Architekten Albert Speer und Hermann Giesler sowie dem Bildhauer Arno Breker und einigen Adjutanten mit dem Flugzeug nach Le Bourget. In einer Kolonne offener Wagen fuhren sie durch das menschenleere Paris zum Invalidendom, um den monumentalen Sarkophag, der die Gebeine Napoleons barg, aufzusuchen. «Hitler hielt die Mütze vor die Brust, verneigte sich und starrte einige Zeit in die tiefe runde Krypta. Er war sehr bewegt. Zu Giesler sagte er dann: ‹Sie werden meine Grabstätte bauen; Giesler›. Nach längerem nachdenklichen Schweigen wies er Bormann an, die Gebeine des jungen Napoleon von Wien hierher neben das Grab seines Vaters zu überführen.»[47] Der Sohn Napoleons I., Herzog von Reichstadt und, obwohl nie wirklicher Kaiser, dennoch in den Genealogien als Napoleon II. (1811–1832) geführt, war seinerzeit nach Wien verheiratet worden. Dort fand er auch sein Grab. Im Dezember 1940, ein halbes Jahr nach dem Sieg über Frankreich, wurden seine sterblichen Überreste als symbolträchtige Geste im Invalidendom neu bestattet. Die Naziführung beabsichtigte mit dieser Leichentranslation sowohl das Vichy-Regime in der Volksmeinung zu stärken als auch ein Stück des bonapartistischen Verehrungs- und Erinnerungskuchens auf ihren eigenen Teller zu bekommen, doch blieb die propagandistische Wirkung deutlich hinter den Erwartungen zurück.

Die charismatische Herrschaft

Seit es in menschlichen Gesellschaften Herrschaft gibt, ist die Legitimität der Herrschaft das zentrale Problem im Handeln der Mächtigen. Daß sich ein einzelner oder eine Gruppe mit der Berufung auf die errungene faktische Macht begnügen würde oder könnte, dürfte eher ein Einzelfall sein. Jeder Machthaber braucht für seine Herrschaft Anerkennung und Zustimmung und, solange er nicht im Überfluß darüber verfügt, sucht er diese durch besondere Maßnahmen und Inszenierungen – oft erst im nachhinein – zu erlangen. Und sollte die Macht sogar nur entrissen und gerade erst erkämpft worden sein, ist der Handlungsdruck besonders groß, durch inszenierte Rituale Legitimation zu gewinnen. Das Rechtfertigungsbedürfnis steigert sich dann zur «hastigen Begierde des Usurpators, seine Blöße zu bedecken», wie Dolf Sternberger einmal formulierte.[48] In diesem Zusammenhang muß die charismatische Herrschaft eine zentrale Rolle spielen, eine der drei Vorstellungen, die neben der des Glaubens an überkommene gesetzte Ordnung und die der rechtfertigenden Wirkung der Tradition Legitimität sichern. Die charismatische Autorität hielt Max Weber für eine der großen revolutionären Mächte in der Geschichte. Sie ruhe «auf dem Glauben an den Propheten, der ‹Anerkennung›, die der charismatische Kriegsheld, der Held der Straße oder der Demagoge persönlich findet, und fällt mit ihr dahin».[49]

Auch den Begriff Charisma als einer gottvermittelten Gnadengabe möchte ich in dem Zusammenhang der Analyse der Gräberkulte mehr im Sinne der differenzierten Deutungen Max Webers verwenden und weniger in dem Sinne, wie ihn etwa Fritz Taeger in seinen Untersuchungen zum antiken Herrscherkult verstand. Max Weber hingegen entlehnte den Begriff aus der Religionssoziologie und stellte ihn in einen komplexen Zusammenhang von sozialen Beziehungsgeflechten.

Weber charakterisierte, wie schon angedeutet, drei Idealtypen legitimer Herrschaft: Zum einen die rationale oder auch legale Herrschaft, deren Legitimität «auf dem Glauben gesatzter Ordnungen und des Anweisungsrechts der durch sie zur Ausübung der Herrschaft Berufenen» ruhe. Zum anderen die traditionale Herrschaft, die sich durch den «Alltagsglauben an die Heiligkeit von jeher geltender Traditionen und die Legitimität der durch sie Berufenen» auszeichne. Und drittens nun setze sich von den beiden vorhergehenden alltäglichen Reinformen legitimer Herrschaft die charismatische Herrschaft sowohl durch ihren außeralltäglichen und labilen Charakter als auch durch die Besonderheiten der Beziehung zwischen Herrscher, Anhängern und Beherrschten ab. Nun darf man allerdings keine genauen Entsprechungen des historischen Einzelfalles zu der Typologisierung Webers erwarten, denn dessen Herrschaftstypen haben Modellcharakter und sind nur als Mischformen auf konkrete Machthaber oder Herrschaftssituationen anwendbar. Aber Webers Modell der Herrschaftstypen schärft den Blick für die spezifischen Bausteine erfolgreicher Herrschaftsausübung und zugleich die Möglichkeiten, diese auf andere oder sich selbst zu übertragen.

Dem persönlichen Charisma des Führers – sei er nun Prophet, Demagoge oder Kriegsheld – entspricht «eine als außeralltäglich [...] geltende Qualität [...], um derentwillen sie als mit übernatürlichen oder übermenschlichen oder mindestens spezifisch außeralltäglichen, nicht jedem andern zugänglichen Kräften oder Eigenschaften [begabt] oder als gottgesandt oder als vorbildlich und deshalb als Führer gewertet wird.» Dabei komme es – so Weber – nicht so sehr darauf an, daß er diese Qualität auch tatsächlich besitzt, sondern, daß seine Anhänger lediglich daran glauben. Entscheidend für die Wirkung des Charismas sei die freiwillig erbrachte Anerkennung durch die Beherrschten. Die charismatische Herrschaft ist daher eigentlich ein Gegenmodell zu rationaler und traditionaler Herrschaft.

Die charismatische Autorität, die «ihrem Wesen entsprechend spezifisch labil» ist, könne sich aber nicht auf einmalige Anerkennung stützen. «Der Träger kann das Charisma einbüßen, [...] dann ist seine Sendung erloschen.» Das heißt, daß der charismatische Führer sich immer wieder bewähren und dadurch legitimieren muß. «Bleibt die Bewährung dauernd aus, zeigt sich der charismatisch Begnadete von seinem Gott oder seiner magischen Heldenkraft verlassen, bleibt ihm der Erfolg dauernd versagt, vor allem: bringt seine Führung kein Wohlergehen für die Beherrschten, so hat seine charismatische Autorität die Chance zu schwinden. Dies ist der genuine charismatische Sinn des ‹Gottesgnadentums›.»

Neben der «Chance zu schwinden» könne die charismatische Autorität aber auch auf verschiedene Weise umgewandelt werden. Max Weber sprach in diesen Fällen von «Veralltäglichung» oder «Versachlichung». Mit Veralltäglichung meinte er die Umwandlung der charismatischen Beziehungen – von «Führer», «Jüngern» und «Beherrschten» – durch institutionelle Verfestigungen, die zur Bildung dauerhafter legaler oder traditionaler Herrschaftsstrukturen führen können. Auslöser dieser

Veränderungen des genuinen Charakters kann der Wunsch der Beherrschten sein, Beglückung durch den charismatischen Führer zu veralltäglichen.[50] Pierre Bourdieu hat bei seinen auf Weber aufbauenden Überlegungen zur Religionssoziologie von einer «Ökonomie des Charismas» gesprochen, wenn es zu «Veralltäglichung», das bedeutet, Bürokratisierung bei der Verwaltung von Heilsgütern, kommt.[51]

Im Gegensatz zur Veralltäglichung des Charismas, das sich immer auf den ursprünglichen Charismaträger bezieht, wird bei der Versachlichung das Charisma an andere Personen «übertragbar», «persönlich erwerbbar» oder «nicht an eine Person als solche, sondern an den Inhaber eines Amtes oder an ein institutionelles Gebilde ohne Ansehen der Person geknüpft». «Der geläufigste Fall der Versachlichung des Charisma ist der Glaube an seine Übertragbarkeit durch das Band des Blutes.» Aber nicht nur das Blut transportiert Charisma. Hier nun müssen auch die Gräberrituale als sehr effiziente Transmissionsriemen der Versachlichung charismatischer Herrschaft gesehen werden. Einmal können – so wird sich zeigen – Totenkulte zur wiederholten Kräftigung der eigenen charismatischen Herrschaft dienen. Zum anderen können sie auch gleichsam zu einem Ableiten charismatischer Qualitäten von den erwählten Vorgängern benutzt werden. Denn, nun wieder Weber: «Wo ursprünglich die eigene Tat nobilitierte, wird nun der Mann nur noch durch die Taten seiner Vorfahren ‹legitimiert›.»[52] Genau aus diesem Grund dienten nicht zuletzt die Gräberkulte als überaus anschauliches Mittel zur symbolischen Inszenierung einer mitunter kompliziert konstruierten Vorgängerschaft.

Caesars Tod und die Prismen der Macht

Um nicht falsch verstanden zu werden: Nicht jeder, der an ein Grab tritt, muß sich legitimieren, will seine Macht stärken, seine charismatische Herrschaft erneuern. Nicht jeder Friedhofsbesuch gehorcht den Regeln einer öffentlichen Inszenierung. Sondern andersherum: Bei empfundenem oder tatsächlichem Legitimierungsbedürfnis bedienten sich Herrscher oder Möchte-gern-Machthaber in allen Zeiten ganz besonders der Toten und ihrer Grablegen, griffen tief in die Requisitenkiste effektvoller Sepulkralinszenierungen. Am auffälligsten treten diese Phänomene an ganz bestimmten Punkten auf, nämlich an denen der Herrschaftsbrüche, den Scharnieren oder besser Prismen der Macht.

Da Prismen das Licht zu brechen vermögen und/oder es in die Spektralfarben auffächern können, machen genau diese beiden Eigenschaften den Begriff für mich für die Beschreibung von Diskontinuitäten von Macht und Herrschaft besonders tauglich. Wenn Herrschaftslinien gebrochen werden oder sich auffächern, Macht diffus zu werden oder gänzlich aufzuhören droht, soll der Begriff des Prismas diesen Zustand beschreiben und die Aufmerksamkeit für die Rituale schärfen, die zur Neutralisation dieses Zustandes inszeniert wurden.

Als ein geradezu klassisches Prisma der Macht und eine Verengung der Nachfolgelegitimation könnte man jene Situation ansehen, als Gaius Iulius Caesar (100–44 v. Chr.) an den Iden des März 44 v. Chr. unter den dreiundzwanzig Dolchstichen der Attentäter im Senat zusammengebrochen war. Caesar und sein dramatisches Schicksal hat allzeit die Gemüter beschäftigt, nicht nur die der antiken Autoren. Seitdem Plutarch (ca. 45–125 n. Chr.) den Römer Caesar im biographischen Vergleich mit dem Makedonen Alexander zusammenband, galt jeder von beiden vor allem als ein «Archetyp des ‹charismatischen Kriegshelden› in der europäischen Geschichte [...], der seine Herrschaft mit einer spezifisch religiösen Aura zu überhöhen sucht».[53]

Und wie bei vielen markanten Persönlichkeiten der Geschichte, so ist auch bei Gaius Iulius Caesar auffällig, wie sehr sein Bild vor allem ein Phänomen der Rezeption darstellt. Mit seinem Namen verbindet sich sogar die Mitte des 19. Jahrhunderts aufgekommene Bezeichnung einer usurpierten Alleinherrschaft, die nachträglich durch ein Plebiszit legitimiert wird und im Zusammenhang mit dem Staatsstreich Napoleons III. stand: der «Caesarismus». Oswald Spengler hat in seinem Werk *Der Untergang des Abendlandes* den Versuch unternommen, Caesarismus als einen geschichtsphilosophischen Begriff zu etablieren. Für ihn war Caesarismus die herrschende Signatur des Zeitalters, ein «Zeitalter der Riesenkämpfe», die das Schicksal kommender Generationen bestimme.[54]

So sind Caesar und sein Herrschaftsstil jahrhundertelang Folie und Maßstab der eigenen politischen Verhältnisse zu den jeweiligen Zeiten der Historiker und Philosophen gewesen. Theodor Mommsen charakterisierte den Dictator in seiner berühmten *Römischen Geschichte* mit den unnachahmlichen Worten: «Auch er hatte von dem Becher des Modelebens den Schaum wie die Hefen gekostet, hatte recitiert und declamirt, auf dem Faulbett Litteratur getrieben und Verse gemacht, Liebeshändel jeder Gattung abgespielt und sich einweihen lassen in alle Rasir-, Frisir, und Manschettenmysterien der damaligen Toilettenweisheit, so wie in die noch weit geheimnisvollere Kunst immer zu borgen und nie zu bezahlen.»[55] Dennoch war für Mommsen Caesar vor allem ein «vollendeter Staatsmann», und er glaubte darin auch den entscheidenden Unterschied zu Alexander dem Großen, Hannibal und Napoleon erkennen zu können.

Hegel bezeichnete Caesar in seinen *Vorlesungen über die Philosophie der Weltgeschichte* sogar als eines jener «welthistorischen Individuen, welche den Beruf hatten, die Geschäftsführer des Weltgeistes zu sein».[56] Für Jacob Burckhardt war er in seinen *Weltgeschichtlichen Betrachtungen* «der größte der Sterblichen».[57] Und zu erneuter Divinisierung wollte ihm der zum George-Kreis gehörende Germanist Friedrich Gundolf verhelfen: «Ob wir Gott lieber als Gesetz oder als Zauber verehren: in keinem Heros wird das Gesetz so feste Gestalt, die Natur so fester Zauber wie in Caesar. Keiner ist so klar und dicht bei schöpferischem Geheimnis, keiner so sehr Genius bei klassischer Zucht, keiner so ganz bedingt durch Stätte und Stunde und doch gültiges Muster der wandellosen Ordnung. Darum wählen wir ihn als das schlichteste Bild des wahren Gebieters.»[58]

Wie auch immer sich wandelnde Zeiten ihren Caesar konstruiert haben und zukünftig gestalten werden: In der Phase der Auflösung der Römischen Republik, einer «Krise ohne Alternative»,[59] die ja geradezu revolutionäre Züge trug, hatte sich Caesar offenbar bemüht, Machtfaktoren neu zu formen und zu ordnen. Allerdings hatte der Feldherr Caesar zwar ein politisches Konzept für die Erlangung der Herrschaft besessen, nicht aber zu ihrer Bewahrung. Doch durch seinen Willen zur permanenten Diktatur «schlug er», wie Karl Christ meinte, «jene entscheidende Bresche in die Strukturen der Römischen Republik, die auf lange Sicht – trotz Caesars persönlichem Scheitern – zur erfolgreichen neuen Staatsform des augusteischen Principats und damit zur endgültigen Konsolidierung des Imperium Romanum führen sollte».[60] Sein Tod bedeutete unzweifelhaft einen gewaltigen Einschnitt im bis dahin praktizierten politischen System. Dieser Schnitt war nicht zuletzt deshalb so tief, weil Caesar in sehr vielen Bereichen charismatische Bindungen hatte herstellen können. Dieser auch charismatisch geprägte Machtstrahl des Dictators drohte nun, prismatisch gebrochen oder aufgefächert zu werden.

Unmittelbar nach den Todesstichen herrschten in den Straßen Roms weder Jubel noch Empörung. Statt dessen machten sich Furcht und Unsicherheit breit. Wer waren die Mörder? Wer steckte hinter ihnen? Was hatten sie noch vor? Doch sowohl die Attentäter als auch die Anhänger des Ermordeten waren ratlos, was zu tun sei. Kurzzeitig schien es zwar, die Verschwörer hätten das Heft des Handelns in den Händen. Sogar Marcus Antonius, der zweite Konsul, verkleidete sich als Sklave, um unerkannt fliehen zu können. Doch die Attentäter handelten nicht. Sie vertrauten darauf, Begriffe wie «Freiheit» oder «Tyrannenmord» in die Menge zu rufen. Den ganzen Tag nach dem Mord verharrten sie untätig auf dem Kapitol. Die Gegenseite indessen handelte energisch. Während die Verschwörer noch auf dem kapitolinischen Hügel lamentierten, begann Antonius immer mehr die dominierende Rolle zu spielen. Er führte Sondierungsgespräche, kontrollierte die Stadt durch Militärpatrouillen und ließ sich von Caesars Frau Calpurnia die handschriftlichen Verfügungen des Dictators übergeben, darunter das Testament. Doch welche Überraschung bei der Eröffnung des letzten Willens: Zum Haupterben war Gaius Octavius – der spätere Kaiser Augustus (63 v. Chr.–14 n. Chr.) – eingesetzt worden; Antonius ging praktisch leer aus. Nun galt es erst recht, entschlossen und wirkungsvoll zu handeln.

Gemäß dem Testament hätte die Sorge um die öffentliche Leichenfeier – *funus publicum* – eigentlich bei Caesars Nichte Atia liegen müssen. Statt ihrer inszenierte der Konsul Marcus Antonius fünf Tage nach dem Mord ein Bestattungsspektakel, das einer genau überlegten Choreographie folgte. Er zog dabei alle theatralischen Register, um Stimmung gegen die Verschwörer zu machen. Sueton (ca. 70–ca. 130 n. Chr.), der seine Kaiserbiographien um 121 n. Chr. abschloß, schrieb: «Als das Leichenbegängnis angesagt war, wurde der Scheiterhaufen auf dem Marsfeld nahe bei dem Grabmal der Iulia errichtet und vor der Rednertribüne ein vergoldetes Gerüst nach dem Modell des Tempels der Venus Genetrix aufgestellt; innerhalb desselben stand ein elfenbeinernes Paradebett, das mit goldverbrämten Purpurdecken belegt war, und zu dessen Häuptern ein Gestell mit dem Gewand, in welchem er ermordet worden war. [...] Zwischen den Leichenspielen wurden, um das Mitleid mit dem Ermordeten und den Haß gegen die Mörder aufzustacheln, Stücke aus Pacuvius' ‹Waffengericht› wie die Stelle ‹So hab ich denn gerettet meine Mörder mir› und andere ähnlichen Inhalts aus der ‹Elektra› des Acilius gesungen. [...] Die vor der Rednertribüne aufgestellte Prunkbahre trugen teils im Amt befindliche, teils ehemalige Magistratspersonen zum Forum hinab. Während nun einige rieten, ihn in der Tempelzelle des Kapitolinischen Jupiter zu verbrennen, andere dazu die Kurie des Pompeius vorschlugen, erschienen plötzlich zwei Unbekannte mit Schwertern an der Seite und zwei Wurfspießen in den Händen und zündeten mit Wachsfackeln das Gerüst an.»[61] Soweit Sueton. Der Ort der Aufbahrung neben dem Grab der Iulia, Caesars über alles geliebter Tochter, war im übrigen gut gewählt, und auch die Form des Gerüsts, das den Tempel der Venus Genetrix nachempfand, sollte auf die Stammutter Caesars verweisen.

Cassius Dio (ca. 155–ca. 235 n. Chr.), ein Historiker aus der Severerzeit, schrieb hingegen zur Rolle des Antonius bei der Leichenfeier: «Und Antonius stachelte sie noch weiter an: Ganz unbesonnen ließ er Caesars Leiche auf das Forum bringen, stellte sie blutbefleckt, wie sie war, und mit klaffenden Wunden zur Schau und hielt dann noch eine Rede dazu. [...] Während Antonius so sprach, zeigte sich das Volk zunächst erregt, dann geriet es in Zorn und schließlich in so leidenschaftliche Hitze, daß es nach den Mördern suchte. [...] Darauf ergriffen sie Caesars Leiche; die einen wollten sie in den Raum, wo er ermordet worden war, die anderen auf das Kapitol schaffen und dort verbrennen, doch die Soldaten hinderten sie daran, aus Furcht, das Theater und die Tempel könnten mitverbrennen. So wurde der Tote, wie er war, dort inmitten des Forums auf einen Scheiterhaufen gelegt.»[62]

Appian aus Alexandria (ca. 90–160 n. Chr.), ein wegen seiner Quellen umstrittener Autor, berichtete in seiner Bürgerkriegsdarstellung unvergleichlich dramatischer von den Details der genau überlegten Abfolge des Leichenrituals. Ich zitiere eine etwas längere Passage aus Appians Schrift, weil sich auch hier wieder einerseits fassen läßt, wie sehr die Leichenfeier ritualisiert und auf Breitenwirkung angelegt war, und weil andererseits ins Auge fällt, welch großes Geschick Marcus Antonius immer wieder bei der Inszenierung von Massenszenen wie dieser zugeschrieben wurde. Nach Appian habe Antonius deklamiert: «‹So laßt uns denn diesen geheiligten Mann da zum Ort der Seligen geleiten und ihm zu Ehren den herkömmlichen Hymnus und Trauergesang anstimmen!› Nach diesen Worten raffte er sein Gewand wie ein von Gott Begeisterter empor, gürtete sich so, daß er die Hände frei hatte, trat wie auf einer Bühne zum Totenlager hin, beugte sich zu ihm nieder und richtete sich wieder auf und pries zunächst Caesar wie einen himmlischen Gott, wobei er, um seine göttliche Herkunft zu bestätigen, die Arme himmelwärts emporhob. Gleichzeitig zählte er im raschen Redefluß seine Kriege, Schlachten, Siege und alle Völker auf, welche er seinem Vaterland hinzugewonnen habe, außerdem die Beutestücke, die von ihm nach Hause geschickt worden seien. Jeden Erfolg stellte Antonius als eine Wundertat hin und rief dazu immer wieder: ‹Er allein ging unbesiegt aus den Kämpfen mit allen Gegnern hervor. Du allein›, betonte er, ‹hast auch die seit dreihundert Jahren in Schmach lebende Vaterstadt gerächt und die wilden Stämme, die als einzige in Rom einbrachen und allein die Stadt niederbrannten, in die Knie gezwungen.› Noch viele andere Dinge brachte Antonius in einer Art Verzückung vor, dann senkte er seine Stimme von strahlender Höhe zu schmerzlichem Tone und betrauerte und beweinte ihn wie einen Freund, dem bitteres Unrecht widerfahren sei, ja gelobte sogar noch feierlich, sein eigenes Leben für das Caesars hingeben zu wollen.»[63] Als so Antonius die Menge mit seiner Rede richtig angeheizt hatte, habe er die Stimmung mit einer handgreiflichen Geste weiter gesteigert:

«Und indem er sich in leichtem Übergang zu leidenschaftlicher Erregung forttragen ließ, entblößte er Caesars Leichnam, hob an einem Speer sein Gewand empor und ließ es flattern, von Dolchstößen durchbohrt und vom Blut des Diktators gerötet. Darüber stimmte, gleich dem Chor in der Tragödie, das Volk zusammen mit Antonius schmerzlichste Klagerufe an und steigerte sich aus der Trauer wieder in zornige Erregung hinein. Nach Beendigung der Reden wurden nach alter Sitte unter Musikbegleitung weitere Trauergesänge von Chören Caesar zu Ehren angestimmt, und wiederum zählte man seine Taten und sein trauriges Schicksal auf, ja zuweilen schien inmitten der Klagetöne der Tote selbst davon zu sprechen und alle jene namentlich zu nennen, denen er Gutes getan habe. Was aber die Mörder selbst betraf, fügte er wie in ungläubiger Verwunderung die Worte hinzu: ‹Ach, daß ich auch diese noch schonen sollte, die meine Mörder wurden!›» Hier nimmt Appian auf die

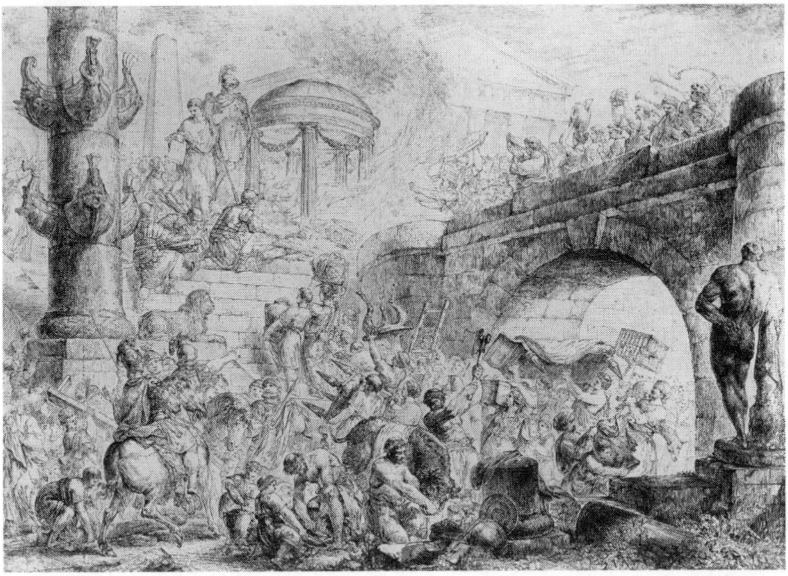

Die Gleichzeitigkeit des Ungleichzeitigen: Caesars Bestattung in der Imagination eines Künstlers des friderizianischen Rokoko. Die Verbrennung des Leichnams, die Präsentation der von 23 Dolchstichen durchbohrten Toga des Diktators und die verzweifelte Trauer sind als Parallelereignisse visualisiert. Ausschnitt aus einer Radierung von Christian Bernhard Rode (1725–1797).

Stelle Bezug, die schon Sueton wörtlich aus dem Stück *Armorum iudicium* des seinerzeit hochgeschätzten Tragödiendichters Pacuvius (220–130 v. Chr.), Neffe des Ennius, zitierte. Die Wirkung war gewaltig:

«Nun ließ sich das Volk nicht mehr länger halten; es mußte den Menschen unverständlich erscheinen, daß seine sämtlichen Mörder, allein mit Ausnahme des Decimus Brutus, als Angehörige der pompeianischen Partei von ihm zu Gefangenen gemacht und statt bestraft zu Ämtern in der Stadt, zu Provinzialstatthaltern und Armeeführern befördert worden waren, um sich nun gegen ihn zu verschwören; ebenso unfaßbar, daß Decimus Brutus von Caesar gewürdigt wurde, sogar an Sohnes Statt zu treten.» Es brodelte bereits unter den Zuschauern. Mit der nun folgenden Geste brachte Antonius die Menge vollends zum Kochen; so zumindest Appian:

«In dieser schon erregten Stimmung, da der Ausbruch von Gewalttätigkeiten drohte, hob jemand über die Totenbahre ein aus Wachs gefertigtes Abbild von Caesar selbst empor; flach auf der Bahre liegend, konnte ja die Leiche nicht gesehen werden. Nun konnte man aber mit Hilfe einer Vorrichtung das Abbild nach allen Seiten hin drehen und es zeigte am ganzen Körper sowie im Gesicht dreiundzwanzig grausam beigebrachte Wunden. Diesen jammervollen Anblick, wie er sich allen darbot, konnten die Menschen nicht mehr ertragen, sie seufzten laut auf, gürteten ihre Gewänder hoch und legten das Senatsgebäude, in dem Caesar den Tod gefunden hatte, in Schutt und Asche; hin und her laufend fahndeten sie nach den Mördern, die sich schon lange davon gemacht hatten, und gebärdeten sich in ihrem Zorn und Schmerz so rasend, daß sie den Volkstribunen Cinna aus Namensgleichheit mit dem Prätor Cinna – der eine Rede gegen Caesar gehalten hat –, ohne auch nur eine Aufklärung über die Namensgleichheit anzunehmen, auf bestialische Weise in Stücke rissen. Kein Körperteil konnte mehr für die Beisetzung gefunden werden.»

Alle drei Autoren zeigen, auch wenn sich innerhalb ihrer Darstellungen Widersprüche in Bezug auf die genaue Abfolge der Handlungen oder die Länge und den genauen Wortlaut der Rede ergeben, wie sehr schon in der antiken Literatur der Stellenwert des Leichenbegängnisses als politischer Plattform hervortrat. Ob Antonius tatsächlich die Details genau so inszeniert hat oder nicht, kann bei der Betrachtung in den Hintergrund treten. Denn besonders hervorzuheben ist, welchen großen Spürsinn Antonius entwickelte – oder die Autoren ihm zuschreiben wollten –, um bei den geschilderten Szenenabfolgen genau die richtigen Zutaten auszuwählen. Zutaten einer Funeralzeremonie nämlich, um in einer sensiblen Situation ein wirkungsvolles Schauspiel zu kreieren und das Volk in gewünschter Weise zu beeindrucken. Da Antonius in Griechenland Rhetorik gelernt hatte, war er der Kunst der vollendeten Rede mächtig und garnierte seine Ansprache mit theatralischen Einlagen. Daß er den in Wachs nachgebildeten Leichnam des Dictators schon vorher mit den Dolchwunden schön gruselig hatte herrichten lassen und zur effektvollen Präsentation auch eine Apparatur vorbereitet hatte, zeugt von der Weitsicht des Rhetors und seinem Wissen um die Wirksamkeit dieses Spektakels.

Antonius benutzte als Folie seiner Inszenierung die *plebs urbana* und die *milites*. Sie waren es, die Caesars Charisma gebunden hatte und die deshalb zu seiner Gefolgschaft gehörten. Zu ihnen hatte er eine außeralltägliche Beziehung unterhalten, die einen anderen Charakter trug, als jene innerhalb der rationalen oder traditionalen Herrschaft. Und diese charismatische Außeralltäglichkeit hat sich ja posthum immer weiter verstärkt. So vermochte Antonius die *plebs urbana* als wirkungsvolles Druckmittel für seine Politik einzuspannen. In seiner zweiten *Philippica* klagte Cicero gegen Antonius: «Schon damals [...] hast du, ruchlos genug, das Leichenbegängnis des Tyrannen inszeniert – wenn's überhaupt ein Leichenbegängnis war –; du hast ihm die schöne Grabrede gehalten, hast gejammert und geklagt, die Leute aufgehetzt: du, du, sage ich, hast damals die Brandfackel entzündet. [...] Du hast die Pöbelhaufen [...] zum Sturm auf unsere Häuser losgelassen.»[64]

Dem Konsul Antonius gelang es durch das Leichenritual, Charisma vom toten Dictator abzuleiten, auf sich zu übertragen und schließlich damit selbst eine außeralltägliche Bindung zu knüpfen. In jenem Moment des Schwankens, als sich die Waagschalen der Macht zwischen Brutus und den Verschwörern sowie Marcus Antonius und den Caesarianern hin und her bewegten, waren die sorgsam inszenierten Leichenspiele um den toten Dictator Gaius Iulius Caesar von entscheidendem Einfluß auf die Machtstabilisierung. Der Caesar-Biograph Luciano Canfora hat prononciert die Bedeutung der Dictatorenleiche für die Herrschaftsstabilisierung der Nachfolger ausgesprochen: «In dem Augenblick, da die Verschwörer die Leiche des Dictators achtlos liegenließen und darauf verzichteten, sie in den Tiber zu werfen und damit aus der Welt zu schaffen, war ihr Spiel verloren.»[65] Das hatte seinerzeit auch schon Cicero begriffen, als er an Atticus schrieb: «Entsinnst Du Dich noch, wie Du ausriefest, alles sei verloren, wenn ER in feierlichem Leichenbegängnis zu Grabe getragen werde? Und was geschah? Er wurde gar auf dem Forum verbrannt, sein Tod in preisenden Reden beklagt, Sklaven und elendes Gesindel mit Feuerbränden auf unsere Behausungen losgelassen.»[66] So konnte Marcus Antonius durch eine geschickte Politik, in der die Rituale bei der Bestattung eine zentrale Rolle spielten, in einer Prismensituation innerhalb kurzer Zeit den Gipfel der Macht erklimmen. Der tote Dictator hatte so zwei Erben bekommen – einen testamentarischen und einen symbolisch-rituellen. Zwischen ihnen mußte irgendwann die Entscheidung um den Principat im Gesamtreich fallen. Und sie fiel am 2. September 31 v. Chr. bei Actium.

5. Wandlungen in den Auffassungen von Tod und Grab

> Nicht Sorge habe ich um ein Grab: es bestattet die Natur die Verlassenen.
>
> *Maecenas*[67]

> Er soll kein Grabmal haben, das ihn aufnimmt als ein Hafen für seinen Körper, wo der Körper, befreit vom menschlichen Leben, sich von seinen Leiden erholen kann.
>
> *Ennius, Thyestes*[68]

Carl Maria von Weber: Der deutscheste aller Komponisten

Die Beschreibung eines diachronen Phänomens bringt allerdings eine Reihe augenfälliger Probleme mit sich: Wie sollte man sich einem solchen Untersuchungsgegenstand eigentlich sinnvoll nähern, strukturalistisch oder ontologisch? Sollte man die Diachronie und damit die Kontinuität betonen, welche die Phänomene aus ihren Ursprüngen erklären will? Oder wäre eher die Synchronie in den Blick zu nehmen, um die aus Diskontinuitäten erwachsenen jeweiligen Funktionen und Strukturen innerhalb der Gesellschaften umgreifen zu können? Ist es möglich, daß in einer Landschaft von Bräuchen ohne Kontinuität Zeremonien immer wieder spontan erfunden wurden oder waren sie gleichsam in ein transnationales kulturelles Hypergedächtnis eingetragen und deshalb zu jeder Zeit und an jedem Ort omnipräsent? Muß denn eine scheinbare Gleichheit in Ritualen und Objekten auch zwangsläufig immer eine strukturelle Gleichheit bedeuten? Ist es überhaupt sinnvoll, auf diese Gemeinsamkeiten zu verweisen, oder sollten nicht eher die Differenzen in den Phänomenen alle Aufmerksamkeiten auf sich ziehen? Ludwig Wittgenstein hatte einmal in einem Gespräch bei einem

Parkspaziergang geäußert, daß er mit Hegel vermutlich nichts anfangen könne: «Mir scheint, Hegel will immer sagen, daß Dinge die verschieden aussehen, in Wirklichkeit gleich sind, während es mir um den Nachweis geht, zu zeigen, daß Dinge, die gleich aussehen, in Wirklichkeit verschieden sind.»[69]

Verweilen wir – um das deutlich zu machen – einen Augenblick bei einem Beispiel scheinbar jenseits der großen Politik und direkter Herrschaftsnachfolge oder Herrschaftslegitimität. Im Jahr 1844, dem Geburtsjahr Friedrich Nietzsches und dem Erscheinungsjahr von Heinrich Heines *Deutschland – ein Wintermärchen*, schimmerte Dresden in der Nacht auf den 15. Dezember in stimmungsvollem Fackellicht. Eduard Devrient (1801–1877), Sänger und Schauspieler, notierte in sein Tagebuch: «Abends: ‹Phädra›. Das Haus war ganz leer, denn ganz Dresden war auf der Straße beim Fackelzuge, der Webers Leiche geleitete. Der Anblick davon aus den Theaterfenstern machte doch einen Eindruck auf mich.»[70] Carl Maria von Weber, seit 1817 Operndirektor in Dresden, war 1826 in London gestorben. Seine Leiche fand dort ihre erste Ruhestätte in der katholischen Moorfield Chapel. Fast zwei Jahrzehnte danach und ein Jahr nach seinem Amtsantritt in Dresden als Hofkapellmeister inszenierte nun Richard Wagner die Heimholung der Gebeine Carl Maria von Webers aus London. Ein schwarzumflortes Schiff trug den Sarg elbaufwärts. Nach der Ankunft begleitete ein großer Leichenzug, darunter ein 80 Mann starkes Blasorchester, die sterblichen Reste zu dem Weberschen Erbbegräbnis auf dem alten katholischen Friedhof in der Friedrichstadt. Für die Prozession hatte Wagner extra zwei Trauermärsche nach Hauptthemen aus der Weberschen Oper *Euryanthe* komponiert, und die Bläser «bei aller Fülle hierbei namentlich auf die Benützung der weichesten Lagen derselben studiert».[71] Am nächsten Tag hielt er bei der Niedersenkung des Sarges eine berühmt gewordene Gedächtnisrede. Wagner, der bei Ansprachen sonst nach eigener Aussage «ex tempore» sprach, hatte die Rede sorgfältig «schriftlich ausgearbeitet» und «genau memoriert». Lange Kunstpausen erhöhten die Wirkung, die auf Ergriffenheit abzielte, und so waren am Ende alle «auf das Erstaunlichste imprimiert». Am Grabe hob Wagner an: «Hier ruhe denn! Hier sei die prunklose Stätte, die uns deine teure Hülle bewahre! Und hätte sie dort in Fürstengrüften geprangt, im stolzesten Münster einer stolzen Nation, wir wagten doch zu hoffen, daß du ein bescheidenes Grab in deutschem Boden dir lieber zur letzten Ruhestätte erwählt.» Wagners Grabrede kulminierte mit den Sätzen: «Nie hat ein deutscherer Musiker gelebt als du! [...] Sieh', nun läßt der Brite dir Gerechtigkeit widerfahren, es bewundert dich der Franzose, aber lieben kann dich nur der Deutsche; du bist sein, ein schöner Tag aus seinem Leben, ein warmer Tropfen seines Blutes, ein Stück von seinem Herzen, – wer will uns tadeln, wenn wir wollten, daß deine Asche auch ein Teil seiner Erde, der lieben deutschen Erde sein sollte?»

Die Betrachtung dieses Begräbnisrituals führt direkt auf das Problem des strukturellen oder ontologischen Herangehens, denn nur auf den ersten Blick sind hier Rituale als symbolische Metaphern verwendet worden, wie sie in den bisher geschilderten Fällen Anwendung fanden. Diese Leichentranslation ist zwar nicht Legitimationsargument eines finstren Usurpators, der sich an einem Prisma der Macht befand, dennoch ist sie in mehrfacher Hinsicht spektakulär und weist sowohl auf politische und ästhetische als auch auf persönliche Bezüge hin. Zum einen haben wir hier nämlich auch ein prägnantes Beispiel einer national gestimmten Totenverehrung vor uns. Das ist zu allen Zeiten ein hochpolitischer Akt gewesen. Zum anderen setzte Wagner mit der inszenierten Leichenüberführung im Entstehungsprozeß einer deutschen Nationaloper so eine Art nachgeholter und bleibender Geburtsstunde fest. Weber wurde wie zuvor schon Schiller zu einer Kultfigur, und *Der Freischütz* von 1821, voll von dämonischem Zauber, erfuhr nun erst eine Deutung zu *der* Oper der Deutschen. In der ersten Jahrhunderthälfte waren bereits etwa fünfhundert romantische deutsche ‹Schaueropern› komponiert worden. Daß keine andere von ihnen in den Stand der Nationaloper erhoben wurde, lag nicht nur an der herausragenden musikalischen Qualität des Weberschen Werkes, sondern an der gezielten Sinnstiftung des im *Freischütz* verarbeiteten romantischen Stoffes in einen nationalen Kontext. Jetzt erst dräute mit mystischer Kraft der ‹Deutsche Wald›. Ein deutscher Nationalstil entstand ja nicht durch Freilegung eines inneren deutschen Seelenzustandes, sondern weil der individuelle Stil eines Komponisten von Rang in einer bestimmten geschichtlichen Situation, in der die tragende Schicht einer Musikkultur nach einem Reflex politischen Nationalgefühls verlangt, als eine Art Nationalstil verstanden wurde. Die Musik, «dieses Lieblingskind der Deutschen» – wie Thomas Nipperdey hervorhob –, ging, wie die anderen Kunstbereiche, eine neue Verbindung zur Nationalität ein. Sie sollte nun in der ihr eigenen strukturierten Welt des Geistes ein Nationalgefühl erregen, sollte eben deutsch sein.[72] Über diese allgemeinen politischen und ästhetischen Aspekte hinaus inszenierte sich Wagner mit der Leichentranslation gleich selbst als Anwalt dieser von ihm beförderten Musiktradition. Vier Jahre später hatte er mit seinem *Lohengrin* eine Oper komponiert, die als weitere Nationaloper an den *Freischütz* anschließen sollte. Fassen wir nun – die Wagnersche Inszenierung vor Augen – mit den verschiedenen Totenritualen, die bislang zur Sprache kamen, etwas im Wesen Gleiches, oder haben wir mit der zwar immer wieder ähnlichen Struktur etwas jeweils völlig Verschiedenes vor uns?

Joseph der Patriarch und die longue durée

Zu diesem Problem tritt die Frage, in welchen Zeiträumen man sich denn solcherart Legitimationswirksamkeit zu denken hat? Über welche Zeitspannen können sich denn überhaupt Gräberverehrungen hinziehen? Und, in welchen Zeiträumen wandelt sich das Bewußtsein über den Wert der Gräber und die Legitimationseffizienz der Leichen? Das wunderbare Meer diente vor einem halben Jahrhundert in einem epochalen Werk als Metapher für ein nicht neuerfundenes, aber nun erstmalig durchkonstruiertes Zeitkonzept der Mentalitäts-, Sozial- und Strukturgeschichte. Bestimmte Gegenstandsbereiche der Geschichte mit ihren unterschiedlichen Verlaufsgeschwindigkeiten zu einem horizontalen dreiteiligen Schichtenmodell zu verbinden, diente Fernand Braudel zur Beschreibung einer historischen Epoche in einem geographischen Rahmen, den man sich bis dahin eher getrennt als interagierend vorstellte: *Das Mittelmeer und die mediterrane Welt in der Epoche Philipps II.*

In scheinbar unbewegten, sich dennoch langsam wandelnden Tiefen spiele sich die Geschichte des Menschen in seinen Beziehungen zum umgebenden Milieu ab. «Eine träge dahinfließende Geschichte, die nur langsame Wandlungen kennt, in der die Dinge beharrlich wiederkehren und die Kreisläufe immer wieder neu beginnen.» Darüber rollten die Grundwellen der ökonomischen Zyklen des Austauschs und der Produktion, eine Geschichte langsamer Rhythmen der sozialen Beziehungen von Gruppen und Gruppierungen. Die dritte Schicht erfasse die «Ereignisgeschichte» und die des «Individuums», «eine ruhelos wogende Oberfläche, vom Strom der Gezeiten heftig erregte Wellen». Nur an der gischtspritzenden Oberfläche seien daher die Ereignisse des politischen Lebens, Kriege, Verträge, Regierungsbildungen und -stürze zu beobachten, die den Tiefenströmungen nicht wirklich gefährlich werden können. «Sie ist von allen die leidenschaftlichste, menschlich reichste, doch die gefährlichste auch.» Und dann warnt uns Braudel vor dieser tückischen See: «Mißtrauen wir dieser Geschichte, deren Glut noch nicht abgekühlt ist, der Geschichte, wie sie die Zeitgenossen im Rhythmus ihres Lebens – das so kurz war wie das unsere – empfunden, beschrieben, erlebt haben.»[73] Anhand dieser Schichtung des Meeres und der Geschichte entwickelte Braudel das Konzept der *longue durée*, jener Art der langatmigen Geschichtsschreibung, die die Zeiträume von Jahrhunderten behandelt und die er neben die der Darstellung von großen Abschnitten von Jahrzehnten sowie der kurzen Zeitabläufe und der Ereignisse stellte. Sind vielleicht die immer wieder auftretenden legitimationsstärkenden Grab- und Totenrituale eine jener Tiefenströmungen, sind sie den Grundwellen ähnlich oder sind sie mit jenen hochaufwogenden Brechern zu vergleichen, die abzureiten auch erfahrene Segler zwingt, die Erkenntnis vorantreibenden Schot und Groß zu reffen? Sind sie kurzzeitige, ständig wiederkehrende Ereignisse oder prägen sie eine lang andauernde Struktur aus und sind mithin Phänomene einer *longue durée*?

Aus dem Buch *Exodus* erfahren wir, daß Moses die Gebeine Josephs, des Patriarchen, beim Auszug des erwählten Volkes aus Ägypten mitgenommen habe. In der Figur des Joseph verbanden sich sowohl die Rollen des Stammvaters mit der des personalisierten Über-Ichs der Hebräer und der des Idealtyps einer Lehrerzählung. Die einbalsamierten Überreste desjenigen, den der Pharao über Ägypten gesetzt hatte und der vor allem identitätsstiftender Mittelpunkt der israelitischen Stämme war, sollen im Gelobten Land ihre neue Ruhe gefunden haben. Die vermeintliche Stätte des Joseph-Begräbnisses in Nablus wurde im 19. Jahrhundert von einem kleinen Kuppelgebäude überwölbt und ist bis in die unmittelbare Gegenwart eine ausgesprochen umstrittene Pilgerstätte für jüdische Siedler und ultraorthodoxe Juden gewesen. Obwohl Nablus seit dem Rückzug Israels 1995 zum palästinensischen Verwaltungsgebiet gehört, blieb das Grab in israelischer Hand. Wegen wiederholter Attacken von Palästinensern verwandelte die israelische Armee die Stätte in eine regelrechte Festung. Im Oktober 2000 zog sich das Militär zurück, und die Grabstelle ist sofort von Palästinensern gestürmt und zerstört worden. Heute befindet sich dort, und das ist als eine symbolische Umwidmung zu verstehen, eine Moschee.

Hier wird deutlich, über welche langen Zeitspannen Gräber ihre Erinnerungsfunktionen besitzen und auf wie lang zurückliegende Ereignisse oder Personen die legitimationsstärkenden Rituale gerichtet sind. Anders formuliert könnte man die Erinnerungsfunktion der Gräber mit erloschenen Vulkanen vergleichen. Sie können einst von gewaltiger Wirkung gewesen sein, haben seinerzeit ungeheures Legitimationspotential besessen. Dann erkalten sie plötzlich oder kontinuierlich, verlieren jedoch auch nach Jahrtausenden nichts von ihrer Explosivkraft. Ob sie allerdings mit gewaltigen Eruptionen – wie im Falle des Joseph-Grabes – oder mit eher verschämten Bezügen, wie die Paraden griechischer Militärs am Erinnerungsort Marathon in der Zeit der Obristendiktatur (1967–1974), ihren legitimatorischen Wert demonstrieren, oder ob sie im Vergessen für immer erstarren, hängt von jeweiligen politischen Konstellationen, der bewußten Instrumentalisierung der Gräber und der Existenz von sozialen Gruppen ab, die sich in ihren Erinnerungen auf sie beziehen.

Welcher Hektor? Magie und Rationalität

Welchen Begriff könnte man nun für das Tun verwenden, das außerhalb rationaler Zusammenhänge, außerhalb wissenschaftlich erklärbarer Gründe, eine offensichtliche Wirkmächtigkeit entfaltet hat? Ich meine den Gegensatz von Rationalität und jenen Tätigkeiten, die man allgemein als Magie bezeichnet. Ich verstehe darunter in diesem Zusammenhang nicht jene Handlungen, die zivilisationsmüde Okkultisten rausch- und duftwabernd als magisch zelebrieren, sondern einen in der religionsethnologischen Diskussion verwendeten Magie-Begriff. Im Sinne Max Webers könnte man aber auch prinzipiell von Zweckrationalität sprechen, wenn man ein nichtwissenschaftliches Weltbild hinter zweckrationalem Handeln annimmt. Obwohl ich mir bewußt bin, daß man mit dem Begriff der Magie – wenn er eben nicht als naiver Sammelbegriff Verwendung findet – eigentlich nur noch einer zerfallenden wissenschaftlichen Kategorie nachhechelt, scheint mir dennoch keine andere Bezeichnung für das Denken und Handeln, das hinter vielen Grabritualen steckt, so recht passen zu wollen. Die Substitution von Magie durch Zweckrationalität, die begriffliche Auflösung des Gegensatzpaars, würde aber verhindern, ein magisch-archaisches von einem modern-rationalen Todesbild abzuheben zu können. Ein Beispiel: Im Bestattungsritual Englands oder Frankreichs im späten Mittelalter spielten Nachbildungen der verstorbenen Herrscher, die Königseffigies, eine hervorgehobene Rolle. Diese Königsabbilder garantierten die Dauer des Leibes und damit die Dauer des Königtums in einer Übergangsphase, ja, *effigies* übernahmen die Präsenz des Dargestellten. Hartmut Böhme sprach in diesem Zusammenhang von einer «Magie als Verfassungsrecht».[74] Gerade bei dem Gegeneinanderhalten diametraler Weltsichten wird aber klar, daß eine begriffliche Differenzierung notwendig ist. Ob es magisch sein muß oder ob ein anderer Begriff ebenso tauglich wäre, sei dahingestellt. Aus terminologischem Mangel bleibe ich dennoch vorerst bei dem Begriff der Magie.

In der *Ilias* des Homer, einem geradezu idealtypischen Steinbruch für Belege eines magisch-archaischen Denkens in Bezug auf Todesvorstellungen und Begräbnispraktiken, ist im 22. Gesang vom Tode Hektors, des «homerischsten aller homerischen Helden», und der Schändung seines Leichnams die Rede. Nachdem Achill den Priamossohn mehrmals um die Festung gejagt hatte, senkte sich die Waagschale mit dem Los des trauerbringenden Todes für Hektor zum Hades. Mit den Worten: «Ich fälle dich, oder ich falle» stellte sich Hektor Achill entgegen. Er fiel. Noch im Sterben beschwor er Achill:

> Laß die achaiischen Hunde mich nicht bei den Schiffen zerreißen,
> Sondern nimm dir Erz und Gold in genügender Menge,
> Gaben, welche mein Vater dir gibt und die würdige Mutter.
> Meinen Leib aber gib zurück, auf das in der Heimat
> Troias Männer und Frauen den Toten in Ehre verbrennen.

Doch der Schmerz und die Wut über den von Hektor erschlagenen Patroklos ließen Achill alle Prinzipien der Ehre vergessen.

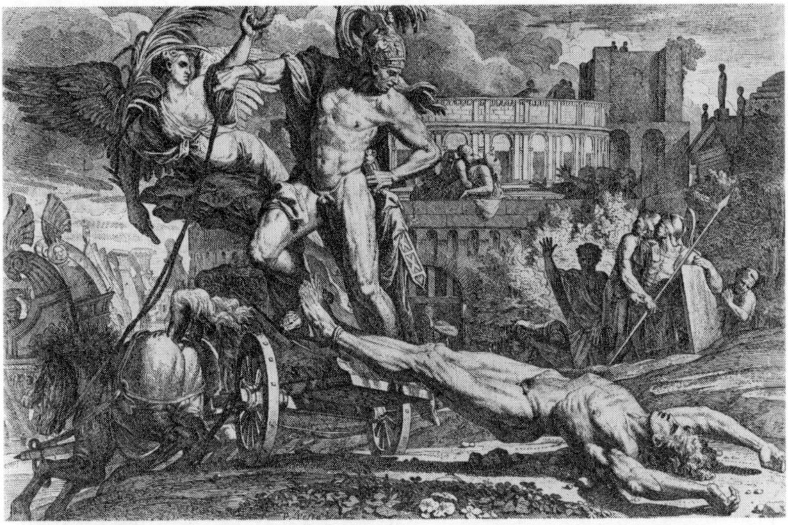

Rache am Leichnam: Der von der Siegesgöttin bekränzte Achill schleift den an seinen Streitwagen gebundenen Hektor in der Überzeugung, er strafe mit dem Körper des Besiegten auch dessen Taten; so zumindest die antiken Überlieferungen, die im übrigen schon Ciceros ironisch-bissigen Zweifel erregten. Kupferstich von Pietro Testa (1612–1650).

> Denn er durchbohrte an beiden Füßen ihm hinten die Sehnen
> Zwischen Knöchel und Ferse, durchzog sie mit rindernen Riemen,
> Band am Wagen sie fest, daß der Kopf am Boden ihm schleifte,
> Stieg dann selbst auf den Wagen hinauf mit der prächtigen Rüstung,
> Trieb mit geschwungener Geißel die Rosse, die willig entflogen.
> Wirbelnden Staub umzog den Geschleiften; die bläulichen Locken
> Lösten sich auf, denn der Kopf, im Leben von strahlender Anmut,
> Lag im Staube versunken. So ließ von den feindlichen Männern
> Zeus entehren ihn jetzt auf eigener Erde der Väter.[75]

Marcus Tullius Cicero (106–43 v. Chr.) hatte für all die Vorstellungen, die hinter diesen Taten stehen, nur Spott. In seinen *Disputationes Tusculanae* erklärte er im ersten Buch dem allzeit nach Belehrung dürstenden Gesprächspartner Aulus Hirtius: «Bei dem ganzen Problem der Beerdigung ist eines festzuhalten, daß sie nur den Körper angeht, mag die Seele untergehen oder weiterleben. Daß aber der Körper keine Empfindung mehr hat, wenn die Seele untergegangen oder entwichen ist, ist klar. Aber Alles ist voll von Irrtümern. Achilleus schleift Hektor an seinen Wagen gebunden hinter sich her; er zerfetzt ihn, wie er meint, und bildet sich wohl ein, daß jener es spüre. So rächt er sich, wie er glaubt. Jene dagegen trauert darüber, wie über das schlimmste Unglück: ‹Ich habe gesehen, das schmerzlichste von allem, was ich sehen mußte: Hektor dahingerissen von dem vierspännigen Wagen›.» Dann fügte Cicero lakonisch an: «Welchen Hektor oder wie lange soll das noch Hektor sein?»[76]

Diese Äußerung des großen Orators verweist nicht nur auf seine eigene singuläre Auffassung von Tod und Jenseits. Wir haben es hier mit einem Reflex auf einen großen Bruch der Todesvorstellungen innerhalb der Denker der römischen Welt zu tun, der mit einem Rationalitätsschub einhergegangen sein muß. Hier ist deutlich das Wirken griechischer Philosophie zu spüren, welche die gebildeten Schichten Roms ab der Mitte des 2. Jahrhunderts v. Chr. zu durchdringen begann und welche die Hellenisierung der römischen Aristokratie begleitete. Sueton (ca. 70–ca. 130 n. Chr.) verknüpfte das Einsickern griechischen Geistes mit einer Anekdote: In *De grammaticis* berichtet er, daß sich ein griechischer Denker in Rom eine folgenschwere Knochenfraktur zugezogen habe. Weil Krates aus Mallos 169 v. Chr. in einen Abwasserkanal gestürzt sei und sich dort ein Bein gebrochen habe, hätte er den Zwangsaufenthalt auch gleich so genutzt, um die Römer in griechischem Geist zu unterweisen. Bei den griechischen Philosophen, deren Denkmodelle nun ein Teil der Römer aufgriff, hatte es ja seit den Vorsokratikern und von da an häufig kontroverse Diskussionen über den Tod und die Toten gegeben. Schon Heraklit meinte: «Leichen verdienen mehr als Mist, daß man sie wegwirft».[77] Auch der Epikureismus zweifelte am Wert der Körper der Verstorbenen, und Platon lehnte wegen der Konzentration auf die Seele die Sorge um den Leib ab.

Cicero, der als skeptischer Platoniker dachte und schrieb, hielt den von ihm oft zitierten und sonst hochgeschätzten Ennius (239–169 v. Chr.), Zeitgenosse des älteren Cato, zumindest in seinen Jenseitsvorstellungen für komplett irrend. Die schon als Eingangsmotto am Beginn des Kapitels zitierte Textstelle aus Ennius' *Thyestes* kommentierte er: «Jenes endlich ist vollends einfältig: ‹Er soll kein Grabmal haben, das ihn aufnimmt als ein Hafen für seinen Körper, wo der Körper, befreit vom menschlichen Leben, sich von seinen Leiden erholen kann›. Du siehst, wie groß der Irrtum in diesen Versen ist. Er redet von einem Hafen des Körpers und meint, der Tote ruhe im Grabe aus. [...] Aber was erwähne ich die Meinung Einzelner, wo man die verschiedenen Irrtümer ganzer Völker betrachten kann? Die Ägypter balsamieren ihre Toten ein und bewahren sie zu Hause auf, die Perser bestatten sie, nachdem sie sie mit Wachs umwunden haben, damit die Leiber so lange als möglich dauern.»[78]

Die griechische Philosophie säte mit ihrem Geist auch den Zweifel, so daß der Aufwand einem toten Körper gegenüber nun als verschwendet erschien. Es begann ein aufklärerischer Pendelschlag zu wirken, der *religio* durch *ratio* substituierte. Es ist das gleichzeitige Wundern darüber, daß bei Begegnungen die *haruspices* – jene Fleischbeschauer, die das Schicksal aus der Größe der Leber und anderer Innereien der Opfertiere orakelten – untereinander ob ihres Tuns nicht in Gelächter verfielen und die *plebs* andererseits vor ihnen in voller Ehrfurcht verharrten. Denn die einfachen Leute haben sich im allgemeinen daran gehalten, gemäß der *mos maiorum* zu handeln und verwendeten große Energien auf Friedhöfe, Grabbauten und Totenmähler. In diesen Aussagen zum Leib Verstorbener zeigen sich Brüche innerhalb von Gesellschaften einerseits, und andererseits wird klar, daß es einander zum Verwechseln ähnliche und kontinuierliche Vorstellungen der Vormoderne so nicht gegeben haben kann – daß zumindest ein archaisch-magisches Todesdenken differenziert werden muß. Eine Tiefenwelle im Sinne der *longue durée*, so scheint es, türmte sich hier zur Springflut auf. Der Erinnerungsort Grab kann eben wie ein Vulkan erkalten, wenn sich einerseits durch politische Veränderungen oder einfach durch die Dauer der Zeit der Schleier des Vergessens niedersenkt. Er kann aber auch erkalten, wenn rationales Denken die magischen Rituale überhaupt in Frage stellt.

Ein anderes Problem, das bei aller und oft ja so auffälliger Parallelität der Erscheinungen sofort sein Kommen meldet: Auf welchen Rezeptionsebenen übertrug sich denn das Wissen um die Details dieses sepulkral-legitimatorischen Tuns? Und wie kann man sich Klarheit über die möglichen Bezugssysteme der Menschen der jeweils betrachteten Zeiten verschaffen? Wird in der Geschichte horizontal auf der Zeitebene, also im Gegenwärtigen, oder vertikal in der Vergangenheit nach Vorbildern gesucht? Wird überhaupt gesucht? Sind die Ähnlichkeiten der Riten das Ergebnis gegenseitiger Beeinflussung, oder sind sie jeweils originär – wie schon angedeutet – entstanden? Und als Problemzwilling tritt hinzu: Wie weit können diejenigen, die symbolische Akte wie die Grabrituale inszenieren, in der Zeit eigentlich zurückgreifen? Auf welches Wissen dürfen sie bei ihren Zeitgenossen, den Rezipienten, vertrauen, um die angestrebte Wirkung zu erzielen? Werden sie mit den von ihnen gewählten Zeichen auch richtig verstanden? Begriffen zum Beispiel die Teilnehmer und Zuschauer der großen kommunistischen Totenfeiern in Moskau und anderswo diese Zeichen eigentlich als im Grunde byzantinische Rituale? Oder: Waren den Betrachtern einer *pompa funebris* im republikanischen Rom die jahrhundertealten Vorbilder egal, und war für sie nur die gleichzeitige Parallele zu einer *pompa triumphalis* oder einer *pompa circensis*, den prachtvollen Umzügen siegreicher Feldherren, wahrnehmbar?

Wenn man vergleicht, führt der steinige Problempfad auch noch direkt zur methodischen Verzwicktheit historischer Komparatistik, nämlich, wie sich die Praktikabilität von transkulturellen Vergleichen eigentlich gewichtet. Ist zum Beispiel der Heiligenkult des Mittelalters als eine direkte christliche Weiterführung antiker Heroenkulte zu begreifen? Betrachtet man Reliquien- und Heiligenkulte als eines der Mittel zur Ordnungsstabilisierung, als besonders wirksame Legitimationsargumente, so scheinen aus dieser Perspektive die antiken und mittelalterlichen Kulte problemlos vergleichbar zu sein. Auch dann noch, wenn die Kulte als Repräsentationsdiskurse beschrieben werden, die die Vorstellungen, Darstellungen und Stellvertretungen von etwas durch die Reliquien betreffen, der Tote also das andere vertritt. Auch die Perspektive des religiösen Denkens, durch welche die religionsgeschichtlichen Vorstellungen sichtbar werden, offenbart mitunter erstaunliche Parallelen zwischen heidnisch-antikem Denken und dem mittelalterlich-christlichen. So ist zum Beispiel die Idee des *corpus incorruptum*, des unverwesten Leibes, Voraussetzung für das jenseitige Weiterleben in vielen Kulturen. Die ägyptischen Mumifizierungspraktiken belegen die Angst vor dem Nichts und zeigen zudem, daß die Ägypter aus der ganz praktischen Erfahrung der Verwesung alles daran setzten, den Körper der Verstorbenen zu erhalten. Und auch die christliche Vorstellung entwickelte die Idee vom unverweslichen Leib zur Leitidee des Reliquienkults. Auf der Suche nach den Wurzeln kultureller Phänomene treten konstruierte Kontinuitäten besonders hervor.

Bismarcks Reich und Barbarossas Knochen

Es ist natürlich verlockend, den feinen Stimmen der Sirenen zu folgen, die an ihren Erkenntnisgefilden wohlklingende kulturelle Parallelen oder sogar anthropologische Konstanten verheißen. Verlockend deshalb, weil die Ähnlichkeiten in Kulten und Handlungen mitunter bestechend sind und der Tod und der Umgang mit ihm immer an das Menschsein geknüpft sein werden. Doch ein Nebeneinanderhalten fördert erst die kulturellen Unterschiede zu Tage. Und wer am Mast gefesselt methodisch Kurs hält, kann zwar dem süßen Klang der Schönen lauschen, entgeht aber vielleicht dem Scheitern. Vergleichen darf also nicht gleichsetzen heißen. Mircea Eliade formulierte über das Vergleichen von Hierophanien in seinen religionswissenschaftlichen Untersuchungen: «Und gerade diese Vergleichung interessiert uns hier, denn sie allein vermag den morphologischen Wandel des Sakralen einerseits und dessen historisches Werden andererseits zu erhellen.»[79] Und es lassen sich nur so Bausteine aus den, wie Émile Durkheim sie genannt hat, «elementaren Formen des religiösen Lebens» herauspräparieren.[80] Oder anders gewendet, welchen Anteil können diese Rituale an der Herausbildung der in den Gesellschaften verbindlichen Sozialmoral gehabt haben? Die noch in einem späteren, der Heiligenverehrung gewidmeten Kapitel benannten Beispiele werden daher ganz verschiedene Aspekte des Reliquienkultes illustrieren: Den Aufeinanderprall der beiden grundverschiedenen Systeme religiösen Denkens, eine Veränderung in der Rezeption, die von gesellschaftlichen Wandlungen ausgelöst wurde sowie die Konstruktion von Werthierarchien innerhalb der Heiligengebeine, um dadurch erfolgreich und plausibel Nachahmungen wirksam in Szene setzen zu können.

Was passierte aber bei der Auflösung magischer Denkstrukturen, wie sie das Säurebad der Aufklärung mit sich brachte? Wird auch die legitimierende Kraft der Gräber nur noch eine Metapher? Wie restlos sich solch ein Denken auflösen kann, zeigt das Beispiel jener Kraft, die den französischen und englischen Königen zugeschrieben wurde. Über Jahrhunderte nahm man an, daß sie durch einfache Berührung die göttliche Heilung einer bestimmten tuberkulösen Krankheit vermitteln könnten: der Skrofeln. Doch als sich die bourbonische Herrschaft nach der großen Französischen Revolution wieder zu etablieren suchte, stellte sich bald heraus, daß die mentalen Voraussetzungen dieses Glaubens in einem Auflösungsprozeß unumkehrbar andere geworden waren. König Karl X. (1824–1830) war die Sache nach seiner Weihe 1825, so scheint es, nur noch peinlich.

Wie der magische Glaube an die Kraft der Gebeine auf dem Weg in die Moderne Konkurrenz vom Wissenschaftsskeptizismus bekommen konnte, mag noch ein anderes Beispiel belegen: Mit der Gründung des Deutschen Kaiserreiches 1871 ergab sich auch ein Legitimierungsbedürfnis des Kaisertums, das man in die Geschichte zurückzuprojezieren suchte. Oder wie Reichskanzler Otto von Bismarck es ausdrückte: «Eine Regierung muß auch auf die Phantasie der Nation wirken».[81] Das wollte man mit Knochen tun. Am besten wären dazu wohl die Gebeine Kaiser Friedrich I. Barbarossas (1152–1190) geeignet, des mächtigen Herrschers und Kreuzfahrers. Friedrich Rückert (1788–1866) formulierte die Nationalhoffnungen der Romantik, die sich an Barbarossa knüpften in einem 1817 veröffentlichten Gedicht:

> Er hat hinabgenommen
> Des Reiches Herrlichkeit,
> Und wird einst wiederkommen
> Mit ihr zu seiner Zeit.[82]

Diese an den Staufer geknüpften Hoffnungen waren am deutlichsten in der Kyffhäusersage in Wort und Stein erstarrt. Barbarossa hatte, so die Vorstellungen, das große Reichsgebäude begonnen, Barbablanca, wie man für Kaiser Wilhelm I. (1871–1888) vergeblich zu etablieren versuchte, den Bau vollendet. Felix Dahn (1834–1912) feierte im Februar 1871 den neuen Kaiser: «Heil Dir, greiser Imperator, Barbablanca, Triumphator»[83].

Sinnbild des vollendeten Reiches war auch der nun endlich fertig beturmte Kölner Dom, der mit den darin neu bestatteten staufischen Knochen zum Nationaldenkmal schlechthin stilisiert werden sollte. Im Jahr 1874 reisten daher die Historiker Johannes Sepp und Hans Prutz auf Kosten des Reichskanzleramtes zu Schiff in den Orient, um zunächst das Grab Barbarossas zu finden, die Gebeine zu bergen und nach Deutschland zu bringen. Das war eine höchst politische Aktion. Sepp und Prutz mühten sich redlich, doch sie fanden nicht das Ersehnte.

Noch ein oder zwei Jahrhunderte zuvor hätte die Expedition sicher der Vorstellung des Staatsministers Delbrück entsprechen können: «Gehen Sie, Sie werden schon etwas finden.»[84] Irgendwelche Knochen hätten sich in Tyros bestimmt bergen lassen, von denen dann alle überzeugt gewesen wären, es seien die echten Rotbartgebeine. Mit schönstem Pomp hätte man sie an den Rhein überführt. Doch die wissenschaftlichen Anschauungen der Zeit widersprachen nun bereits bequemen Lösungsstrategien, die Sepp und Prutz hätten verleiten können, mit beliebigen Knochen von Bord zu gehen und zu behaupten, hier seien sie, die wahren Barbarossagebeine!

Saint-Denis, Speyer, Cölln: Gebrochene Gedächtnisse an dynastischen Grablegen

Herrschaft braucht Herkunft und sie wünscht Zukunft. Nirgends ließ sich das so augenfällig inszenieren, wie an den Begräbnisorten herrschender Familien. Alle diese Anlagen sollten eine Dauer inszenieren, eine Ewigkeit der Herrschaft und die Hervorgehobenheit einer Personengruppe. Doch auf lange Zeiträume gesehen, scheinen die Kontinuitäten als Begräbnis- und damit Gedächtnisort die Ausnahme, die Brüche darin die Regel zu sein. Das kann vielerlei Gründe haben: Das Verdorren von Familienstämmen, Konfessions- oder Herrschaftswechsel, Rangerhöhungen, Revolutionen, Untergang. Wie unterschiedlich und differenziert diese dynastischen Grablegen im einzelnen zu betrachten sind, und wie sie doch alle aufhörten, Gedächtnis im ursprünglichen Sinn an sich zu binden, mögen einige Beispiele belegen; darunter die Grabstätten der Könige von Frankreich, die der mittelalterlichen römischen Kaiser sowie die einiger deutscher Fürstenhäuser.

Die Klosterkirche von Saint-Denis dürfte mit ihren ehemals sechs Dutzend Herrschergräbern aus dem Zeitraum eines Jahrtausends als der bekannteste Prototyp einer dynastischen Grablege des Abendlandes gelten. Die Sakralität der Könige von Frankreich, ihre besondere Stellung als Herrscher, ruhte auf zwei lokalen Säulen. Sie stützte sich einerseits auf Reims, den Krönungsort, wo die Herrscher mit dem vom Himmel gesandten Öl gesalbt wurden, und andererseits auf Saint-Denis mit seinen Königsgrablegen. Die Abtei Saint-Denis, die auch im kultischen

Bereich immer mehr eine Sonderrolle spielte, hatte man schon sporadisch unter den Merowingern als Grabkirche benutzt. Hier in der Klosterkirche fand der *maiordomus* Karl Martell (714–741), der Sarazenensieger, seine letzte Ruhe. Dessen Nachfolger Pippin (751–768) knüpfte mit der Wahl des Begräbnisortes Saint-Denis auch aus legitimatorischen Gründen an die bisherige Herrscherdynastie an, hatten die Karolinger doch nun in einer Art Staatsstreich dem letzten Merowinger Childerich III. (743–751) die Krone entrissen, die königlichen Haare schneiden und ihn in ein Kloster verbannen lassen. Karl der Große (768–814) durchbrach die Grablegetradition. Er wählte am Lebensabend Aachen. Aber die westfränkischen Karolinger Karl II. der Kahle (843–877), Ludwig III. (879–882) und Karlmann (879–884) wurden wieder in Saint-Denis bestattet. Dann folgten mit Odo (888–898) und Hugo I. Magnus (936–956) schon nicht mehr der karolingischen Familie entsprossene Herrscher, an denen zudem wieder der Beigeschmack der Usurpation haftete. Mit wenigen Ausnahmen ruhten dann seit Hugo II. Capet (987–996) die sterblichen Überreste aller französischen Könige in Saint-Denis.

Der Wechsel der Dynastie im Jahr 987 aber, das Durchsetzen Hugo Capets gegen einen karolingischen Thronbewerber, verlangte von den Kapetingern, das Konstrukt einer karolingischen Kontinuität aufzurichten. König Ludwig IX. der Heilige (1226–1270) handelte in diesem Sinne. Er ließ in den sechziger Jahren des 13. Jahrhunderts die Gräber neu anordnen. Sechzehn Skelette wurden erhoben und umgebettet. Sie bekamen zu ihren neuen Ruheorten auch spezielle plastische Grabplatten zugeordnet, die in Stein gemeißelte, ruhende Liegefiguren darstellten. Der Typus dieser *gisants*, dieser Requien aus Stein, war ziemlich neu. Mit offenen Augen schauten die Figuren in der Blüte ihres Lebens das ewige Licht und waren selbst äußerst eindrucksvolle Haltepunkte königlicher Memoria. Sie repräsentierten zudem die steinernen, unsterblichen Körper der Könige, während die anderen, die vergänglichen, unter ihnen in Moder verfielen. In der neuen Anordnung der Gräber verlor sich zum einen der Bruch zwischen Merowingern und Karolingern, und Karl Martell wurde zum anderen bei der Gelegenheit gleich noch als König ausgegeben. Karolinger und Kapetinger liefen nun sichtbar als aufsteigende Linien zu den Gräbern des Vaters und Großvaters von Ludwig IX., den vor dem Hauptaltar ruhenden Königen Philipp II.

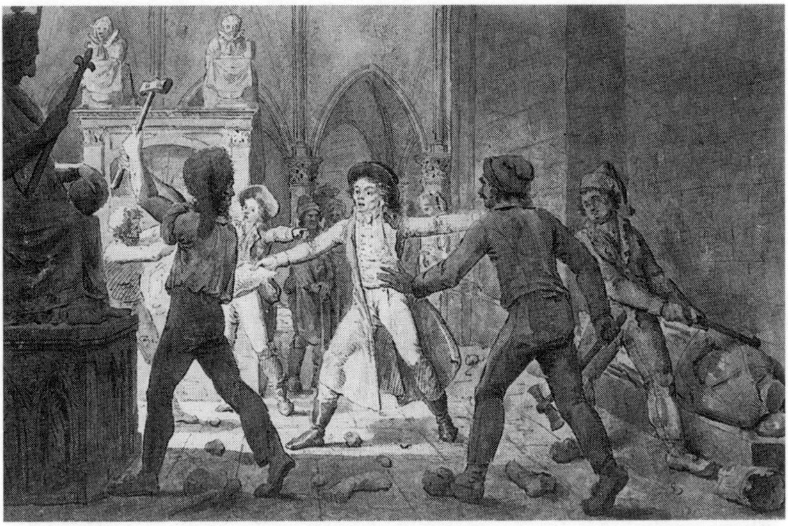

Auslöschen der Legitimation: Alexandre Lenoir, der spätere Kustos des Musée des Monuments Français, versucht 1793, die Zerstörung der Grabmäler in der Klosterkirche Saint-Denis – über ein Jahrtausend Grablege der französischen Könige und deshalb Sinnbild der Monarchie – zu verhindern. Zeitgenössische lavierte Federzeichnung. Paris, Louvre, Sammlung Soulavie.

August (1180–1223) und Ludwig VIII. (1223–1226). Der regierende König erschien als deren Erbe wie ein herrlicher Vollender eines gottgewollten genealogischen Konzepts und Saint-Denis als Ort «monarchischer Unsterblichkeit».[85]

Im Laufe der Jahrhunderte akkumulierte Saint-Denis weiter die Herrscherleichen der Valois und der Bourbonen. König reihte sich an König. Die Abfolge sakralisierter Kronenträger in ihren Gräbern, ein ikonographischer Stafettenlauf von Macht und Herrschaft, legitimierte nicht nur jeden Monarchen individuell und deren Dynastie, sondern heiligte zudem die Institution des Königtums als Ganzes. So verwundert es nicht, daß die sich immer weiter radikalisierende Französische Revolution, dieser neben vielem auch konsequenteste Versuch eines europäischen Landes, sich seiner Geschichte zu entledigen, in ihrer Wut auf alles Vergangene die Grablege in Saint-Denis traf. Mit Spitzhacken ging man im August 1793 auf die Grabmäler los, zerrte die königlichen Gebeine aus ihren Särgen: Die *Sainte ampoule* in Reims zerscherbt, die

Gräber in Saint-Denis zerstört; die Legitimationssäulen des französischen Königtums waren zu Boden gesunken. Fragmente der Grabmalskulpturen sammelte man im Musée des Monuments Français zusammen. Später wurde die Grablege aus den Resten wiederhergestellt und diente bei der Bestattung Ludwigs XVIII. (1814/15–1824) nun einem anachronistischen Ritual als entleerte Kulisse. Die Idee der monarchischen Unsterblichkeit, des auf ewigen Bestand gerichteten Erinnerungsortes Saint-Denis, hatte sich wie alles Irdische doch als sterblich erwiesen.

In Deutschland besaß ein Begräbnisort eine ähnlich hohe Bedeutung wie Saint-Denis für das französische Königtum: die Königsgrablegen in Speyer. Als Bestattungsort spielte Speyer anfangs fast drei Jahrhunderte in der ostfränkischen Reichsgeschichte unter den Karolingern und Ottonen keine Rolle. Der Beginn der Legitimationskraft der Gräber in Speyer fiel in die Herrschaftszeit Kaiser Konrads II. (1024–1039), der den Ort für sich zur Stiftergrablege erwählte und hier als erster Herrscher auch bestattet wurde. Daraus ist dann später nach einigen sepulkralen Umorientierungen und in mehreren Verdichtungsstufen mit den Bestattungen der Kaiser Heinrich III. (1039–1056), Heinrich IV. (1056–1106), Heinrich V. (1106–1125) und weiterer Familienangehöriger, der Einrichtung der Totenmemoria und Gebetsverbrüderungen sowie den Domneu- oder Umbauten die königliche Familiengrablege der Salier geworden. Der normannische Mönch Ordericus Vitalis (1075–1142) fand in seiner Kirchengeschichte, als er vom Tode Heinrichs V. berichtete, für den Ort deshalb den gewichtigen Beinamen *metropolis Germaniae*.[86] Außenstehende sehen manchmal genauer den Kern der Dinge als interne Beobachter.

Die Staufer übernahmen die Saliergrablege und deren Memoria, zumal sie sich ohnehin als Nachfahren der «Heinriche von Waiblingen» verstanden, die Otto von Freising (1111/15–1158) als die Familie des Reiches ausgemacht hatte, aus der die Kaiser hervorgehen würden. In den Jahren 1184 und 1185 wurden Frauen des Geschlechtes in Speyer begraben, 1213 bettete Friedrich II. seinen Onkel König Philipp von Schwaben (1197–1208) hierhin um. Die Vorstellung, daß Speyer die hervorragendste Grablege der römisch-deutschen Kaiser und Könige sei, war dann so stark geworden, daß einige Historiographen des 13. Jahrhunderts sich eigentlich für die Staufer keine anderen Bestattungsorte mehr vorstellen konnten als eben jenen salischen Kaiserdom.

So berichtete Otto von Sankt Blasien († 1223) in seiner Chronik, König Konrad III. (1137–1152) sei in Speyer zur letzten Ruhe gebettet worden; tatsächlich jedoch ruht der Körper des Herrschers in Bamberg. Der Lauterberger Chronist (erste Hälfte 13. Jahrhundert) erwähnte sogar eine Überführung der Gebeine Kaiser Friedrich I. Barbarossas (1152–1190) nach Speyer. Friedrich aber, auf dem Kreuzzug ertrunken, ist wahrscheinlich in Tyros begraben worden; zumindest verlieren sich hier die Spuren seiner irdischen Reste. Auch von Friedrichs Sohn, Kaiser Heinrich VI. (1190–1197) wußte ein Erfurter Minorit in seiner bis 1261 entstandenen Chronik zu berichten, daß er, durch Gift verschieden, in Speyer bestattet worden sei. Vom tatsächlichen Bestattungsort Palermo notierte er nichts. Das zeigt, daß nicht die Geschichtsschreiber gegenüber den Bestattungsorten der Herrscher nachlässiger geworden waren und sie keine «Falschmeldungen» notiert haben, sondern daß sich die Imaginationskraft Speyers als idealtypischer Begräbnisort des Königtums, als eine Art ‹Reichsgrablege›, voll ausgeprägt hatte und ungebrochen weiter existierte. Das wird vollends deutlich, wenn man spätere Herrscherbegräbnisse, so zum Beispiel die Bestattungen Rudolfs von Habsburg (1273–1291) und seiner Nachfolger, der «kleinen Könige», in diesem Zusammenhang sieht.

Nach dem Interregnum – das keines war, denn man hatte ja Könige, nur keine, die sich kümmerten – fiel die Wahl im Reich auf den Aargaugrafen Rudolf von der Habichtsburg. Er gehörte nicht zum erlesenen Kreis der Reichsfürsten und hatte ebenso an territorialen Machtgrundlagen so einige über sich. Auch, daß das Blut traditionsreicher Königssippen, zumal sehr verdünnt, in seinen Adern rollte, mußte erst nachträglich und sehr umständlich genealogisch konstruiert werden. Daher versuchte Rudolf, die sakrale Legitimität der von ihm getragenen Monarchie besonders zu betonen. Von der besonderen Aura der Speyerer Grablege als Symbol von Reich und Kaisertum angeweht, wählte er für sich den Dom in Speyer und nicht das in seiner Zeit in den Himmel wachsende Straßburger Münster als Begräbniskirche. Er bekräftigte damit Traditionen konstruierter eigener königlicher Herkunft und richtete den Blick zugleich auf dynastische Zukunft. Der Nachfolger, König Adolf von Nassau (1291–1298), sah sich 1298 mit dem habsburgischen Gegenkönig Albrecht I. (1298–1308) konfrontiert. In der Entscheidungsschlacht bei Göllheim stürzte er vom Pferd und mit ihm stürzte sein Königtum. Er wurde getötet, sein Leichnam geplündert. «Von allem beraubt und unbekleidet hingeworfen», wie Matthias von Neuenburg (†1364) überlieferte.[87] Nackt lag er unter den Toten bis zum nächsten Morgen. Die Verwandten wollten den toten König in Speyer begraben, doch Albrecht verbot die Bestattung im legitimationsstiftenden Dom. So fand er seine letzte Ruhe in der Zisterzienserinnenabtei Santa Maria in Rosenthal – vorerst. König Albrecht starb 1308 auch eines gewaltsamen Todes. Innerfamiliärer Zwist ließ seinen Neffen Johann den Mordstahl gegen ihn erheben, der sich damit den Beinamen Parricida erwarb. Der Leichnam Albrechts wurde in das Kloster Wettingen gebracht und dort bestattet. Der nachfolgende König Heinrich VII. (1308–1313), Graf von Luxemburg und später Kaiser, demonstrierte nun seine neue Stellung in einer eindrucksvollen Inszenierung einer Totensorge für seine Vorgänger. Er ließ sowohl die sterblichen Überreste Adolfs als auch Albrechts aus ihren klösterlichen Grablegen erheben, nach Speyer geleiten und im Rahmen eines großen Hoftages im August 1309 dort im Dom in Anwesenheit der Witwen, zahlreicher Erzbischöfe und Bischöfe sowie anderer Macht- und Würdenträger des Reiches erneut bestatten. Die einst die Lanzen gegeneinander geführt hatten, waren nun im Tod vereint. Kleine Könige schmiegten sich sepulkral an große Namen.

Spätere Herrscher gehorchten bei der Wahl ihrer Grablegen mehr den Stimmen ihrer jeweiligen Hausmacht als denen der Vorfahren im Königsamt. Erst Kaiser Maximilian I. (1493–1519) bezog neben seiner geplanten opulenten Innsbrucker Grabanlage verstärkt auch Speyer in eine Totenmemoria mit ein und plante die Umgestaltung der Grablege. Doch daraus wurde nichts. Mit der kleinräumigeren Verdichtung von Herrschaft in den Territorien wuchsen nun den einzelnen Familiengrablegen im Spätmittelalter und der frühen Neuzeit in den sich herausbildenden Residenzen größere Gewichte zu als dem Kaiserdom am Rhein. Auch die am Ort ansässigen Domkanoniker wurden in ihren Memorialleistungen immer nachlässiger. Wie in einem legitimatorischen Abendrot schienen die Gräber in Speyer am Ende des 17. Jahrhunderts noch einmal aufzuschimmern. Doch es war der Schein von Brand und Vernichtung, der sie erleuchtete. Französische Truppen zerstörten wohl auch im Bewußtsein um die Aufgeladenheit des Ortes 1689 im pfälzischen Erbfolgekrieg den Dom und plünderten die Gräber. Die Legitimationskraft der Gräber in Speyer für das Kaisertum brach vollends ab. Stefan George, durchdrungen von mittelalterlichem Erneuerungspathos, dichtete über die Kaisergräber in Speyer einige Monate nachdem sie im August 1900 aus wissenschaftlichem Erkenntnisdrang geöffnet worden waren:

> Uns zuckt die hand im aufgescharrten chore
> Der leichenschändung frische trümmer streifend.
> Wir müssen mit den tränen unsres zornes
> Den raum entsühnen und mit unserm blut
> Das alte blut besprechen dass es hafte [...]
> Des stamms dem unsre treue klage gilt.[88]

Ein gesamtnationaler Erinnerungsort sind die Gräber jedoch nie geworden, eher Haltepunkte metaphorisch-schwülstiger Vergangenheitssehnsucht in Versen. Auch die Verabschiedung eines pfälzischstämmigen Bundeskanzlers 1998 konnte dem Ort keine neuen Weihekräfte einhauchen. Und so verhallen die Worte Georges von «Des weihtums gründer strenge kronenstirnen» mit abschwellendem Klang in der Geschichte.

Und die Fürsten? Auch ihnen gelang auf Dauer, weder ihre Herrschaften noch ihre Gräberkontinuitäten in die Ewigkeit zu retten. Werfen wir, um das zu illustrieren, noch einen kurzen Blick auf einige prominente deutsche Dynastien und deren Grablegen, weil diese neben der Historiographie im Sinne einer Familiengeschichtsschreibung Fundamente dynastischer Repräsentation waren. Nahe dem historischen Zentrum von Berlin ruhen über einhundert sterbliche Überreste fürstlichen Daseins in der Grablege der Hohenzollern im ehemaligen Domstift Cölln. Das Stift war aber nur einer der vielen Begräbnisplätze der Markgrafen von Brandenburg, in deren Tradition die Hohenzollern ja standen. Die askanischen Markgrafen bestimmten Klöster zu ihren Bestattungsorten, unter denen die Zisterzienserklöster Lehnin und Chorin deutlich hervorstechen. Die Wittelsbacher, die Luxemburger und die frühen Hohenzollern hingegen fanden ihre letzte Ruhe vornehmlich in ihren Stammlanden und zeigen so noch nach Jahrhunderten, daß die Mark für sie immer ein Nebenland ihrer Herrschaft geblieben war. Erst die Kurfürsten Johann Cicero (1455–1499) sowie Joachim I. Nestor (1484–1535) versuchten mit ihren Bestattungsplätzen wieder an das

Kloster Lehnin anzuknüpfen. Deutlich können wir hier den Wunsch spüren, eine askanische Traditionslinie wiederzubeleben und fortzuführen. Im Jahre 1536 bestimmte dann aber Joachim II. das Domstift in Cölln zur Grablege der Familie und ließ ein Jahrzehnt später den Vater und wahrscheinlich auch den Großvater aus Lehnin dorthin umbetten. Nun hatte man die beiden frühesten in der Mark bestatteten Hohenzollern in der eigenen Residenz. Von den über dreißig brandenburgischen Markgrafen fanden einige außerhalb des märkischen Sandes ihre letzte Ruhe. Allerdings sind die fünfundzwanzig in der Mark bestatteten Markgrafen auf sieben verschiedene Begräbnisplätze verteilt worden. So haben wir hier eigentlich eine sehr diffuse Begräbnisplatzwahl vor uns.

Mitte des 18. Jahrhunderts wurden die hohenzollernschen Grablegen in den neuen Dom am Lustgarten verlegt. Der neue Dom mit den Gräbern der Hohenzollern hätte nun bis zum Ende der Monarchie und auch darüber hinaus als einer der zentralen Gedächtnisorte Preußens wirken können. Doch auch dazu ist es nicht gekommen. Die Herrscher der Mark, später Preußens und noch später des Deutschen Reiches schufen mit der Grablege im Dom nur im Ansatz so etwas, was Machtträger andernorts schon lange hatten: Einen hochwirksamen identitätsstiftenden Memorialfokus, wie ihn das französische Königtum bis zur großen Revolution eben mit Saint-Denis besaß oder wie ihn die englische Monarchie mit Westminster Abbey – zugleich Krönungs- und bis weit ins 18. Jahrhundert Grabkirche – eigentlich noch heute hat. Friedrich Wilhelm II. (1744–1797) war der letzte preußische König, der in der Hohenzollerngruft beigesetzt wurde. Seine Nachfolger ruhen in Charlottenburg, Potsdam, Doorn; die Tradition der herrscherlichen Grablege brach ab. Der Berliner Dom wurde auch nie zu einer Art deutschem Nationaldenkmal stilisiert, wie der Kölner Dom etwa, obwohl es in den vierziger Jahren des 19. Jahrhunderts Überlegungen dazu gegeben hat. Zudem haben die Konfessionswechsel in Brandenburg zugleich tiefgreifende Veränderungen in den Begräbnisritualen und Memorialpraktiken nach sich gezogen. Heute weist der Berliner Dom fast hundert Grabmäler ausschließlich der Hohenzollern auf. Die Grablege ist keine dynastieübergreifende Funeralstätte eines Herrschaftsgebietes, sondern streng familiär gedacht. In ihrer Grundidee, sowohl Entstehung als auch stilistischer Ausgestaltung, ähnelt die Domgrablege in Berlin der Kapuzinergruft in Wien, der Grablege der späteren Habsburger.

Daß «der preußische Staat [...] eine Schöpfung der Hohenzollern» sei, wie Otto Hintze 1915 aus Anlaß des fünfhundertjährigen Regierungsjubiläums der Nürnberger Burggrafenfamilie in der Mark Brandenburg formulierte, konnte die Grablege nur bedingt ikonographisch belegen. Dafür wählte man andere Formen, wie etwa die 32 Figurengruppen der Sieges- oder, wie die Berliner seinerzeit liebevoll-respektlos sagten, ‹Puppenallee›. Die um 1900 geschaffene Anlage sollte die Markgrafen von Brandenburg von Albrecht dem Bären bis hin zu Wilhelm I. als Ahnengalerie aus Stein und Träger von Geschichte in das öffentliche Bewußtsein rücken. Sie waren ikonischer Ersatzbeleg und hatten buchstäblich «Geschichtsunterricht für das Volk zu sein – zu einer Zeit, als solch übersteigertes dynastisches Bewußtsein längst vom Geist auch der Normalgesellschaft überholt» zu sein schien.[89]

Die Wettiner, Markgrafen von Meißen, Herzöge von Sachsen, Kurfürsten und Könige von Polen, später Könige von Sachsen, haben ebensolche Diskontinuitäten in der Bestattungspraxis zu bieten. Sie sind ebenso durch Familienaufspaltungen, Statuserhöhungen und Konfessionswechsel gefördert worden. Die Wettiner wählten zuerst das Kloster auf dem Petersberg bei Halle zu ihrer Grablege, später das Kloster Altzella. Seit Mitte des 15. Jahrhunderts war der Dom zu Meißen Begräbnisplatz, nach der Reformation der Freiberger Dom. Nachdem die Dynastie 1697 zum Katholizismus übergetreten war – auch die polnische Hauptstadt war eine Messe wert –, wurden die Wettiner bis 1932 in der katholischen Hofkirche bestattet. Nur der erste wettinische König von Polen, August der Starke, begab sich in die Begräbnistradition seines Königreiches. Er ruht dort, wo die anderen Könige von Polen liegen, auf dem Wawel in Krakau.

Obwohl die geschilderte Praxis der Hohenzollern und Wettiner eigentlich als Regel aufzufassen ist, gab es auch Ausnahmen. Weil nach Bismarcks Diktum in Mecklenburg die Welt hundert Jahre später untergehen würde, hat ein damit vielleicht verbundenes landesspezifisches In-sich-Ruhen den Ortswechsel der Fürstenbegräbnisse verhindert. Vom 13. bis zum 20. Jahrhundert diente das ehemalige Zisterzienserkloster Doberan als *die* zentrale Grablege der Herzöge von Mecklenburg, einschließlich einiger Nebenlinien. Seit dem ersten christlichen

Stammahnen, dem Slawenfürsten Pribislaw, der sich nach der Taufe 1167 Heinrich nannte, haben 59 Angehörige der Familie hier ihre letzte Ruhe gefunden. Sogar die Reformation, die in protestantischen Gebieten oft die zentrale Bruchlinie in Begräbniskontinuitäten darstellt, konnte Doberan gegenüber der Residenzstadt Schwerin nicht aus dem Felde schlagen. Die Herkunft von Herrschaft zu konstruieren, die Ursprünge von Berufung, das konnten alle die genannten Grablegen mehr oder minder leisten. Was sie nicht vermochten, war, Herrschaft eine ewige Zukunft zu geben. Museale Aufmerksamkeit hat Gebetsgedächtnisse und Legitimitätskonstruktionen verdrängt. Und selbst in Mecklenburg ist diese alte Welt mittlerweile untergegangen.

Zweiter Teil

Knochenmühle Geschichte

6. Die Leichen der Vorgänger oder: Wie man Brüche überspringt

Die Schritte der Menschheit sind langsam, man kann sie nur nach Jahrhunderten zählen; hinter jedem erheben sich die Gräber von Generationen.

Georg Büchner, Dantons Tod[90]

Der Bruch in der Dynastie: Die Schlacht am alten Apfelbaum

Im Jahr des Herrn 1066, dem Kometenjahr, tobte an der Südküste Englands eine Schlacht. Ihr wird später der Ruf einer Schicksalsschlacht anhaften als einer der bedeutsamsten Wendepunkte in der englischen Geschichte. «Hier sei's!» rief Theodor Fontane aus, als er während seiner Englandreise Hastings besuchte. Heinrich Heine dichtete:

Der lausigste Lump aus der Normandie
Wird Lord auf der Insel der Briten.

Und Leopold von Ranke beschrieb den Konflikt als «eine neue Form der universalhistorischen Entwicklung, mit der England da in Kampf geriet.»[91] Diese Auseinandersetzung leitete die zukunftsweisende Verflechtung Englands mit dem lateinischen Europa ein und löste das Inselreich aus seinen herkömmlichen Bindungen an die skandinavischen Wikinger. Jahrhundertelang von Skandinaviern besiedelt und bekämpft, war England bis dahin fest in den nordgermanischen Kulturkreis einbezogen gewesen.

Auf einem noch heute in der Kathedralstadt Bayeux aufbewahrten Teppich, einer mehr als 70 Meter langen Bildstickerei, sind Szenen dieses Kampfes mit faszinierenden Details dargestellt und mit Kommentaren versehen: «Hier thronte Harald, König der Angelsachsen; Hier befahl Herzog Wilhelm, Schiffe bauen zu lassen; Hier zogen sie [die Normannen] Schiffe zum Meer; Hier zogen sie einen Wagen mit Wein und Waffen; Hier überquerte Herzog Wilhelm das Meer in einem großen Schiff; Hier begaben sich die Krieger nach Hastings und gerieten in die Schlacht gegen König Harald; Hier hieben sich Angeln und Franzosen gleichermaßen nieder». Dann die Entscheidung: «Hier wird König Harald getötet». Und über allem schwebt das unheilverkündende Gestirn, das Jahrhunderte später dann den Namen Halleyscher Komet tragen wird.

In der Tat: Die Situation am Schlachttag, dem 14. Oktober, war dramatisch. Der Herzog der Normandie, Wilhelm, kämpfte mit König Harald II. Godwinson von England um die Krone des Inselreiches. Die Angreifer, Normannen, Bretonen und Gallier unter der Führung des Herzogs, des Bischofs Odo und des Grafen von Boulogne, bedienten sich aller Kriegskünste der Zeit. Lange Zeit hielten die kampferprobten angelsächsischen *housecarls* stand. Sie verschanzten sich in einer Defensivposition auf einem kleinen Hügel, in dessen Nähe eine bekannte Landmarkierung hervorstach, der altersgraue Apfelbaum. Hierhin hatte Harold auch nachfolgende Verstärkung beordert. Seine *housecarls* führten eine der gefürchtetsten Waffen der Kriegsgeschichte: eine langstielige Streitaxt, die, geschickt gehandhabt, in einem Hieb Roß und Reiter zu töten vermochte. Doch schwere ringgepanzerte Reiter, Bogen- und Armbrustschützen in taktischen Bewegungen, verstellte Fluchten sowie der hohe persönliche Einsatz des Herzogs Wilhelm waren jene gewichtigen Argumente, deretwegen sich die Waagschale des Sieges zugunsten Wilhelms neigte. Als König Harald schließlich an der Spitze seiner Kämpfer fiel, war die Schlacht entschieden, wie das *Carmen de Hastingiae proelio*, eine der Hauptquellen zu den Ereignissen, berichtet. Wie ein zweiter Hektor, dem es einst gelang, in das Schiffslager der Danäer einzufallen, verfolgte der Graf von Boulogne die fliehenden Angelsachsen. Der Normannenherzog erwartete als Sieger den nächsten Morgen auf der Walstatt, wo die Axt und der Speer Englands, die Lanze und der Bogen der Normandie ihr tödliches Werk getan hatten. Hier ereignete sich nun eine denkwürdige Szene von besonderer symbolischer Kraft.

Die Toten der Normannen, Bretonen und Gallier wurden an Ort und Stelle bestattet. Die gefallenen Angelsachsen aber überließ man – so das Carmen – den Würmern und Wölfen. Nur eine Ausnahme wurde gemacht. Obwohl Wilhelm der Eroberer die Schlacht bei Hastings ja siegreich geschlagen hatte, mußten die sterblichen Überreste König Haralds II. von England noch für eine besondere Inszenierung herhalten. Doch König Harald war so schwer getroffen worden, daß er nicht identifiziert werden konnte. Erst die herbeigerufene frühere Frau und Geliebte des Königs, Edith Schwanenhals, konnte die Leiche wegen nur ihr bekannter Merkmale wiederfinden. Heine dichtete dazu ergreifend:

Gefunden hat Edith Schwanenhals
Des toten Königs Leiche.
Sie sprach kein Wort, sie weinte nicht,
Sie küßte das Antlitz, das bleiche.
Sie küßte die Stirne, sie küßte den Mund,
Sie hielt ihn fest umschlossen;
Sie küßte auf des Königs Brust
Die Wunde blutumflossen.
Auf seiner Schulter erblickt sie auch –
Und sie bedeckt sie mit Küssen –
Drei kleine Narben, Denkmäler der Lust,
Die sie einst hineingebissen.[92]

Haralds Mutter Gytha bat den Herzog um eine würdige Bestattung nach königlichen Riten in ihrem eigenen Kloster. Sie wollte den Leichnam mit sich nehmen und das Gewicht ihres toten Sohnes sogar in Gold aufwiegen. Wilhelm aber lehnte ab. Der Normanne ließ für den vorher in Purpurstoffe gehüllten Angelsachsenkönig einen Grabhügel errichten und nahm auf diesem den Titel eines Königs von England an. Das Carmen überliefert:

Mit seinem Volke klagte der Herzog über den begrabenen Gebeinen,
An die Armen in Christo teilte er Gaben aus.
Den Namen des Herzogs stellte er nun zurück,
Als so der König bestattet, verließ den Ort er selbst als König.[93]

Mit dieser Handlung versuchte sich Wilhelm I. gleich zu Beginn seiner England-Herrschaft in eine magische Beziehung zu seinem Vorgänger zu setzen. Erst später, am Weihnachtstag des Jahres, wurde er in Westminster nach hergebrachtem Krönungsordo zum König gekrönt und gesalbt.

England hatte im 11. Jahrhundert eine Reihe von Herrscherwechseln erlebt, bei denen der Macht des Schwertes sowie dem Wahl- und Geblütsrecht jeweils unterschiedliche Gewichtungen zugekommen waren. Auf das Königtum König Aethelreds II. (978–1016) folgte nach der dänischen Eroberung durch Sven Gabelbart die Herrschaft Knuts des Großen (1016–1035), der England so zugleich mit Dänemark und Norwegen in ein Nordimperium einband. Durch die Heirat mit der Witwe Aethelreds versuchte Knut sogar, dynastisch anzusippen. Unter seiner Herrschaft wurde auch die axtschwingende Elitetruppe der *housecarls* geschaffen. Nach Knuts Tode übten noch einige Jahre seine Söhne die Herrschaft über England aus. Dann beriefen die englischen Earls Eduard den Bekenner (1042–1066), ein Sohn Aethelreds und Sproß der angestammten Dynastie Cerdic, zu ihrem König. Doch der regierte England mit einer normannenfreundlichen Zentralisationspolitik, gegen die eine angelsächsische Gruppierung unter der Führung Earl Godwin of Wessex stand.

Als Eduard nun am 5. Januar 1066 kinderlos starb, wurde noch am selben Tag Godwins Sohn Harald, seit Jahren schon der mächtigste Mann Englands, zum König gewählt und gekrönt. Angeblich hatte Eduard auf dem Totenbett Harald zu seinem Nachfolger bestimmt. Neben dem Normannenherzog Wilhelm meldete sich aber noch ein dritter Anwärter auf den Thron, König Harald Hardradi von Norwegen, ein Enkel Knuts des Großen. So standen die Meinungen gegeneinander. Die Waffen mußten sprechen, Schwerter und Äxte sollten entscheiden. König Harald II. Godwinson gelang es zwar, den Norweger, der mit 300 Schiffen im Norden eingefallen war, zu schlagen, den an der englischen Südküste gelandeten Normannen aber unterlag er. Englands Schicksal wurde so an einem Tag neu bestimmt.

Der Bruch, der den neuen Machthaber, Herzog Wilhelm, von der dynastischen Legitimität der Herrschaft trennte, war gewaltig. Daher suchte der Normanne seinen Herrschaftsanspruch auf so viele Rechtsargumente zu stützen, wie sich nur finden ließen: Wilhelm von der Normandie leitete seinerseits sein Herrschaftsrecht ebenfalls von einer angeblichen Designation im Jahr 1064 her. König Eduard der Bekenner, der sich einst selbst im Exil in der Normandie befunden hatte, hätte ihn zu seinem Nachfolger bestimmt. Ob Eduard die Krone Englands tatsächlich an Wilhelm übertragen hat, wird aber im Dunklen bleiben müssen. Eine breite panegyrische, pro-normannische Historiographie dürfte nach dem Sieg Wilhelms ohnehin die Spuren der konkreten

Nachfolgevereinbarungen verwischt haben. In den nach der Schlacht in großer Fülle entstandenen Lobesgesängen auf den Normannen ist selbst Iulius Caesar, der einen Vergleich mit dem zweiten Eroberer Englands aushalten muß, gegen Wilhelm in jeder Hinsicht unterlegen. Auch Agamemnon brauchte mit großer Unterstützung ja immerhin zehn Jahre, um Troia zu nehmen, meinte der Chronist Wilhelm von Poitiers. Aber dem Normannenherzog gelang ohne fremde Hilfe die Einnahme aller englischen Städte an nur einem Tag, dem Tag von Hastings. In einem Text der Zeit jedoch, wahrscheinlich ein Hoffnungsreflex gedemütigter Angelsachsen, überlebte Harald die Schlacht, weil seine Wunden in Fleisch und Seele von einer liebevollen Sarazenin umsorgt worden waren.

Zu dem vermeintlichen Herrschaftsrecht kraft der Designation fügte Wilhelm das Argument hinzu, der Papst hätte den Krieg geheiligt, mit dem er nun seinen Anspruch durchsetzte. Auch das symbolträchtige Argument einer legitimen Herrschaft, die Möglichkeit, an den Gräbern einen magischen Bezug zu seinem vermeintlichen Vorgänger herzustellen, nutzte Wilhelm gleich in doppelter Hinsicht. Das Begräbnisritual für den besiegten Harald Godwinson diente als Ausgangspunkt für die Führung des Königstitels. Darüber hinaus war die Salbung und Krönung mit jener Stätte in Westminster verbunden, die ebenfalls eine zeichenhafte staatsrechtliche Nachfolge versprach: Die Grablege Eduards des Bekenners. Hier in Gegenwart der Gebeine seines Vor-Vorgängers wurde er seinem Volk in altfranzösischer und angelsächsischer Sprache vorgestellt und erhielt durch die Krönungszeremonien die Sakralität der Herrschaft. Später soll der angelsächsische König Harald Godwinson umbestattet worden sein. Er habe seine erneute Ruhe in der Abtei Waltham gefunden, doch sei seine Grablege im Jahr 1540 zerstört worden.

Das von Wilhelm inszenierte Bestattungsritual für König Harald Godwinson ähnelt in vielen Details einigen anderen Szenen, bei denen Herrschaftsnachfolgen durch Leichenkulte bekräftigt werden sollten. Eine der auffälligsten Parallelen in den Ritualen: Die Einhüllung des Leichnams in einen purpurnen Umhang. Dieser Umhang war nicht einfach nur ein rot gefärbter Wetterschutz, er war gleichsam wie das *paludamentum* des Feldherrn das Zeichen der Befehlsgewalt, der Herrschaft und der Sieghaftigkeit schlechthin. So erinnert die Szene an Alexander den Großen, der einst den Leichnam des persischen Großkönigs Dareios, den er ja auch in mehreren Schlachten besiegt hatte, in seinen Purpurmantel gehüllt haben soll. Der Argeade beerbte seinerzeit symbolisch den Archämeniden, so wie Wilhelm der Normanne den Sohn Godwins. Beide, Alexander und Wilhelm, münzten den Mangel an dynastischer Legitimität um, der wegen ihrer Herrschaftsbegründung durch Waffengewalt entstanden war. So wurde für alle sichtbar, daß sie die Herrschaft mit Recht weiterführten. Dazu trat bei Wilhelm dem Eroberer auch der Gedanke, die Geburt eines Märtyrers zu verhindern, der Erinnerungsfokus der Besiegten hätte sein können und dessen reguläres Grab dann Gegenstand unerwünschter Ehrerbietung gewesen wäre.

Anhand der Beispiele dieses Kapitels möchte ich nun verschiedene Arten von Brüchen fokussieren, die an den Prismen der Macht auftraten und die man durch Gräber- oder Totenkulte zu überbrücken versuchte. Dabei sind die politischen, dynastischen, kulturellen, religiösen und zeitlichen Brüche nicht als Idealtypen zu verstehen, sondern die Kriterien der Brüche greifen immer mehr oder minder ineinander. So ist der Bruch Wilhelms des Eroberers eben nicht nur als ein dynastischer anzusehen. Die altfranzösisch sprechenden Normannen haben ja in ihrer Auseinandersetzung mit den in germanischen Dialekten kommunizierenden Angelsachsen auch der Kultur- und Sprachgeschichte Englands einen wichtigen Impuls gegeben, der englischen Sprache zu einer Verdoppelung der Bezeichnungen von Dingen verholfen. So könnte man den dynastischen Bruch Wilhelms zu seinen Vorgängern mit guten Gründen auch kulturell auffassen. Die folgenden Fokussierungen bestimmter Brüche sind also eher als Belege zu lesen, welcher verschiedenen Art im Grunde die an den prismatischen Wandlungen der Macht auftretenden Legitimitätsdistanzen sein konnten. Und an den Bruchstellen wird erneut in unterschiedlicher Deutlichkeit klar, wie charismatische Herrschaftskomponenten der Vorgänger im Sinne Max Webers von den selbsternannten Nachfolgern durch die Funeralrituale geradezu ‹angezapft› wurden, um einen größtmöglichen Anteil davon auf sich selbst zu übertragen.

Der Bruch in der Ideologie: Cecil Rhodes und Häuptling Mzilikazi

Cecil John Rhodes (1853–1902), der berühmte britische Kolonialabenteurer, versuchte im letzten Drittel des 19. Jahrhunderts zwischen Kapstadt und dem Sambesi eine Art Vereinigter Staaten von Südafrika zusammenzuschmieden. Das Territorium, das er für das britische Kolonialreich dafür anektiert hatte, war über zweieinhalb Millionen Quadratkilometer groß. Im Jahre 1896 hatte sich jedoch das erst drei Jahre zuvor unterworfene und zudem kriegerischste Volk dieses Gebiets, die Ndebele (Matabele), erhoben. Ihr Land sollte später über achtzig Jahre lang den Namen Rhodesien tragen.

Die Ndebele kämpften verzweifelt um ihr nationales Überleben, doch wurden sie von britischen Truppen mehr und mehr zurückgedrängt. Ihr letztes Rückzugsgebiet waren die ihnen heiligen Matopos-Berge, wo der legendäre, im Jahr 1868 verstorbene Häuptling Mzilikazi aufrecht auf einem Steinthron sitzend seine letzte Ruhe gefunden hatte. Er schaute auf das Land, das unter seiner Herrschaft in den dreißiger Jahren des 19. Jahrhunderts erst von den Shona erobert worden war und das nun sein Nachfolger Lobengula im Begriff war, an Rhodes zu verlieren. Seiner Bedeutung nach war Mzilikazi für die Ndebele zu einem mythischen Staatengründer geworden und sein Begräbnisplatz damit heilig. Mit der Wahl des Matopos als seines Begräbnisplatzes wurde an die Geister der dort schon zuvor bestatteten Häuptlinge angeknüpft. Als Rhodes bei seinen Verhandlungen mit den nach langen schweren Kämpfen gerade unterworfenen Ndebele die Nachricht erreichte, daß Soldaten die Grabstelle Mzilikazis geplündert hätten, brach er sofort unter einheimischer Führung zum Beisetzungsort hoch im Gebirge auf. Dort ließ er unter persönlicher Aufsicht die Grabanlage wiederherstellen und dann auch, der heidnischen Göttervorstellung Tribut zollend, zehn Ochsen zur Besänftigung der Häuptlingsseele schlachten.

Diese Episode erhält neben der einfachen politischen Ansippung noch ein ganz besonderes Gewicht, da Rhodes, obwohl konsequenter Vertreter der Rassentrennung, in diesem Fall die Hautfarbe des erwählten Vorgängers in den Hintergrund treten ließ. Zu allererst wollte er sich eben als Rechtsnachfolger des berühmten Häuptlings darstellen.

Um das zu unterstreichen, ging Rhodes noch einen Schritt weiter, indem er sowohl die staatsmännische Leistung Mzilikazis zu würdigen wußte als auch dessen Wahl des Begräbnisortes mit den Worten kommentierte: «What a poet this man was.» Zu seinem Begleiter äußerte er weiter: «There he lies, a conquerer alone, watching over the land that he had won. When I die, I mean to be buried here.»[94] So sollte es kommen. Als Rhodes 1902 mit 48 Jahren mitten im Burenkrieg verstarb, wurde er nach einer Reihe von Massenveranstaltungen zu seinen Ehren nahe der Grabstelle Mzilikazis inmitten der Granitfelsen der Matopos in einem Steinsarkophag beigesetzt. In mythisch-religiöser Theatralität ließ er die neue Herrschaft zeremoniell zu den Ursprüngen der alten Ordnung weisen. Die symbolische Rückkehr heiligte die Macht. Noch im Tode demonstrierte er so trotz rassistischer Vorurteile seine Oberherrschaft über die nur einige Jahre zuvor besiegten Ndebele. Der Begründer des Ndebelereiches und der letzte Überhäuptling waren damit auch im Tode auf ewig vereint. Und jene hatten die Botschaft verstanden, waren sie doch allein schon durch ihre bisherigen rituell-theatralischen Erfahrungen daran gewöhnt: Tausende der unterworfenen Ndebele begleiteten oder säumten den Zug und nahmen Abschied von Cecil Rhodes mit ihrem traditionellen Häuptlingsgruß «Bayete». Rhodes' Häuptlingsschaft war damit akzeptiert.

Doch nicht nur das: Cecil Rhodes hatte überhaupt ein feines Gespür für die Bedeutung herrschaftslegitimierender und gemeinschaftsstiftender Symbolik und die Besetzung von Orten bewiesen, an denen sie haftet. Denn die den Ndebele wichtige Heiligkeit der Matopos-Berge hatte er für seine Herrschaft und das symbolische Anknüpfen an Mzilikazi zwar schon umgewidmet. Doch plante er noch mehr. Rhodes hatte auf der Suche nach einem Platz für ein gemeinschaftsstiftendes rhodesisches Walhalla zuerst die Ruinen von Great Zimbabwe im Auge, entschied sich dann aber für das Matopos. Hierhin ließ er dann auch Gebeine der 1893 vollständig von Ndebele-Kriegern getöteten Wilson-Patrouille umbetten, die für die weiße Herrschaftsauffassung Heldencharakter besaß. Ein Gedenkmonument sollte errichtet werden. Und hier, in der Nähe des Grabes des großen Häuptlings und seines eigenen sollte für die Zukunft der Platz den großen Männern Rhodesiens als letzte Ruhestätte vorbehalten bleiben.

Das Grab von Cecil Rhodes wurde über Jahrzehnte zum Pilgerort weißer Siedler und Kulisse jährlicher Gedenkveranstaltungen. Bis 1936 wurden dort auch noch führende Persönlichkeiten Rhodesiens bestattet. Seit dem Zweiten Weltkrieg ergaben sich immer größere Diskrepanzen zwischen der wachsenden Zahl touristischer Besucher und den Intentionen, dem Ort weiter die Verehrung eines Nationalheiligtums zu erweisen. Mit der Radikalisierung des politischen Kampfes in Rhodesien seit den fünfziger Jahren verschärfte sich auch die Auseinandersetzung um die Symbole weißer Herrschaft. Benzinbomben flogen gegen die Grabstelle. Robert Mugabe, der spätere Premier Simbabwes, bekannte 1961, daß Cecil Rhodes das Land von den Afrikanern gestohlen habe und er Rhodes' Grabstelle ausgraben und die Knochen nach England senden werde.

In den siebziger Jahren entbrannte der Unabhängigkeitskampf in voller Stärke. Im Matopos verschanzten sich Guerilleros und drohten mit der Zerstörung des Grabes. Im Bewußtsein der Symbolik legte 1972 der Premier Ian Smith einen Kranz auf das Grab. Nach dem Zusammenbruch der weißen Herrschaft 1980 fielen die Statuen des Eroberers in den Hauptstraßen von Harare und anderswo. Sein Grab blieb bestehen, nicht nur weil es Bestandteil eines Nationalparks geworden war, sondern weil es von gemäßigteren Kräften als Beleg eines Veränderungsprozesses gesehen wurde, wie das Symbol einstiger weißer Kolonialherrschaft zu einem Ort historischer Bedeutung wurde, der die Geschichte des ganzen Landes betraf. Doch ist die Diskussion in Simbabwe noch immer in vollem Gange.

Im Spätsommer 1998 und im Frühjahr 2002 schlugen die Wellen besonders hoch. Inzwischen ist die Grabstelle auch noch Legitimationsargument in den innerethnischen Konflikten zwischen den Shona und Ndebele geworden. Dabei lautet die Grundfrage, wer wann das Land von wem erobert und symbolisch besetzt hat, denn schon vor den Ndebele hatten Shona-Gräber im Matopos bestanden. Einige Politiker und Publizisten fordern die Exhumierung und Versteigerung der Rhodesgebeine. Einige meinten sogar: «Kippt sie in den Sambesi! Werft sie den Krokodilen vor!» Andere argumentieren, daß auch das Grab von Cecil Rhodes Bestandteil der eigenen Geschichte ist. Doch sei es ein Monument der Vergangenheit, nicht der Zukunft und deshalb nicht mehr gefährlich. Doch scheint der Kampf um das Symbol, das das Grab darstellt, zugleich auch ein Kampf um das Land selbst zu sein. Mittlerweile muß die Begräbnisstätte aus Angst vor Zerstörungen rund um die Uhr bewacht werden. Sollten sich die Kräfte durchsetzen, die den Kolonialabenteurer Rhodes nicht zur eigenen Geschichte zählen wollen, werden mit der Exhumierung der Gebeine und der Tilgung des Gedächtnisortes auch die Erinnerungen an ihn zerstört werden.

Der Bruch zwischen Personenverbänden: Herzog Heinrich von Bayern und die Leiche Kaiser Ottos III.

Im folgenden Abschnitt möchte ich beschreiben, wie der tatsächliche Besitz des Leichnams eines Vorgängers unter fast gleichberechtigten Nachfolgekandidaten symbolisch Herrschaft legitimieren konnte, und wie die tatsächliche Materialität der Leiche und die Sorge darum einen der Kontrahenten dann schließlich hervorhob. Darüberhinaus ist mir erneut wichtig zu zeigen, wie gerade das persönliche Engagement des Nachfolgers beim Begräbnisritual in der späteren Rezeption immer größere Bedeutung erlangen konnte.

Im mittelalterlichen Römischen Reich, dem man später den Namen «Heiliges» gab, sind in den Vorgängen nach dem Tode Kaiser Ottos III. (983–1002) und dem Herrscherwechsel zu Kaiser Heinrich II. (1002–1024) Komponenten dieses Prinzips erkennbar. Darüber hinaus verweist dieser Fall auf weitere Brüche, vornehmlich auf den zwischen Hochadelsverbänden, jenen Gruppen von Mächtigen, die permanent um Positionierung auf der Skala der Macht und Ehre untereinander rangen. Es ging bei der Herrschaftssukzession eben nicht nur um einen neuen König, sondern um die Neuordnung des Macht- und Ranggefüges zwischen den Mächtigen des mittelalterlichen Reiches, den *maiores in regno*. Diese Neuordnungskämpfe gehören zu jenem Dauerringen, das jahrhundertelang die vormodernen, vorstaatlichen Gesellschaften prägte. Bis zur Ausbildung des modernen institutionellen Flächenstaates waren die aristokratischen Personenverbände Träger institutioneller Elemente von Staatlichkeit. So haben die Entwicklungen transpersonaler Staatsvorstellungen im Grunde erst eine Differenzierung in völlig verschiedene Qualitäten desselben monarchischen Leibes ermöglicht, wie sie Ernst Kantorowicz in seinem Buch über *Die zwei Körper des Königs* entwarf. Solange Machtpositionen in Gesellschaften, die aus

Personenverbänden bestanden, latent instabil blieben, mußte auch ständig um die eigene Stellung in diesen Hierarchien gekämpft werden.

Zudem dokumentiert dieser Herrschaftswechsel einen speziellen verfassungsgeschichtlichen Konflikt, der deshalb deutlich sichtbar wird, weil nach einigen Generationen praktizierter gerader, blutrechtlicher Erbfolge plötzlich eine Diffusion des Herrschaftsanspruchs auf sieben Kandidaten auftrat, ein Konflikt übrigens, der aus anderer Perspektive seit Jahrzehnten auch unter Mediävisten schwelt, mitunter sogar heftig auflodert. Bei diesem Streit geht es heute wie vor einem Jahrtausend um das Verhältnis zwischen freier Wahl und einem *ius consanguinitatis* bei der Erhebung zum römisch-deutschen König. Das Jahr 1002 kann wegen dieses Konflikts und aus Gründen, die noch zu nennen sein werden, als ein extremes Krisenjahr des Königtums im mittelalterlichen Reich gelten; es ist geradezu ein Klassiker prismatischer Verengung von Macht und Legitimation. Der Wechsel von Otto III. zu seinem Nachfolger wurde nicht zuletzt auch deshalb als ein Wandlungsprozeß gesehen und als Beginn einer neuen Ära oder sogar als «Wende» charakterisiert.

Am 24. Januar 1002 starb völlig unerwartet auf der Burg Paterno in der Nähe Roms der erst einundzwanzigjährige Kaiser Otto III. an einem *morbus Italicus*, einer unbekannten epidemischen Krankheit. Die Herrschaft des Jünglings im Sternenmantel war angefüllt gewesen von visionärem Universalismus und schwärmerischer Romliebe. Doch nun lag der junge Kaiser tot in seiner kalten Burg. Des Imperators frühes Hinscheiden schien so unerklärlich, daß in späteren Quellen immer wieder spekuliert worden ist, Gift sei im Spiel gewesen. Gleich dem Kriemhildmotiv hätte die schöne Witwe des Crescentius Rache für ihren Gatten geübt, den Otto als Aufrührer hatte hinrichten lassen. Noch in den letzten Lebenstagen des Kaisers war ein Aufstand seiner Römer gegen ihn ausgebrochen. Nur mit größter Mühe konnte sich das Heer nach Bekanntwerden des Todes unter ständigen Kämpfen in Richtung Alpen zurückziehen. Die sterblichen Überreste Ottos sollten nach Aachen, dem selbstgewählten Begräbnisort des Kaisers, gebracht werden. Der Leichenzug hatte vielleicht noch nicht einmal die Alpenpässe am Brenner hinter sich gelassen, da wurde schon am 15. Februar 1002 in S. Michele in Pavia, dem traditionellen lombardischen Krönungsort, Markgraf Arduin von Ivrea mit der eisernen Krone zum *rex Italiae* gekrönt. Die ottonische Herrschaft über Italien war zusammengebrochen.

Doch auch nördlich der Alpen war die Verwirrung groß. Da Otto III. keinen Sohn hinterließ und es auch keine anderen Vorbereitungen bezüglich der Herrschaftsnachfolge gab, schien hinsichtlich des neuen *rex Romanorum* und zukünftigen Kaisers alles offen zu sein. Seit im Jahre 919 der Liudolfinger Heinrich I. (919–936) zum König erhoben worden war, hatte es dreimal, 936, 973 und 983, eine zwar nicht unproblematische, aber doch direkte Herrschaftsnachfolge des jeweiligen ältesten Sohnes gegeben. Nun aber konkurrierten mehrere Thronkandidaten um die Nachfolge. Da die Thronbewerber tatsächliche oder gleichsam herzögliche Stellungen innehatten, erscheinen die Vorgänge des Jahres 1002 wie ein Ausscheidungskampf zwischen Kandidaten, in dem sich jeder den anderen gegenüber ein Gleicher unter Gleichen darstellte. Um die Krone stritten sich der Herzog Heinrich IV. von Bayern (995–1002), der Herzog Hermann II. von Schwaben (997–1003), der Herzog Dietrich von Oberlothringen (978–1027/32), der Herzog Bernhard I. von Sachsen (973–1011), Otto von Worms, den man Herzog von Franken nannte und der auch zweimal Herzog von Kärnten war (978–985, wieder 1002–1003), dann als quasi-Herzog der Thüringer der Markgraf Ekkehard von Meißen (985–1002) sowie der lothringische Pfalzgraf Ezzo (996–1034), der am Mittelrhein eine Machtbasis besaß und unter den Fürsten eine Rangstellung innehatte, die der eines Herzogs gleichkam.

Thietmar, Bischof von Merseburg (975–1018), überlieferte zu den Ereignissen des Jahres 1002: «Mit heiterem Antlitz und stark im Glauben schied die Krone des römischen Kaisertums am 24. Januar aus dieser Welt. [...] Die Augenzeugen hielten seinen Tod so lange geheim, bis die weit auseinanderliegenden Truppen benachrichtigt und zusammengezogen waren. Dann gab das trauernde Heer sieben Tage lang, ständig schwer vom Feinde bedrängt, der Leiche des geliebten Herrn das Geleit. Nirgends ließ sie der Feind unbehelligt, bis sie nach der Stadt Verona kamen. Als sie von dort aus den Hof Polling des Augsburger Bischofs Siegfried erreichten, empfing sie Herzog Heinrich, dessen Tränen sie wiederum tief erschütterten. Unter großen Versprechungen ersuchte er sie einzeln, ihn zu ihrem Herrn und König zu wählen. Auch übernahm er die Leiche des Kaisers und die kaiserlichen Insignien mit Ausnahme der Lanze, die Erzbischof Heribert heimlich an sich gebracht und vorausgesandt hatte. Der Erzbischof wurde vorübergehend in Haft genommen, durfte dann aber unter Hinterlassung seines Bruders als Bürgen weiterziehen und schickte die heilige Lanze bald zurück. Mit Ausnahme von Bischof Siegfried war er wie alle, die der Leiche des Kaiser folgten, damals nicht für den Herzog; er suchte das auch gar nicht zu verbergen, sondern erklärte, er werde bereitwillig dem zustimmen, dem der bessere und größere Teil des Volkes sich zuwenden werde.»[95]

Mit dem Bericht des Merseburger Bischofs haben wir zwar den seltenen Fall vor uns, daß ein Zeitgenosse – zudem als Hochadeliger, Gebildeter und vielleicht stellenweise sogar Augenzeuge – die Vorgänge schildert. Als Parteigänger des späteren Königs Heinrich, dem er die Wiederherstellung seines 981 aufgeteilten Bistums verdankte und für dessen Regierungszeit er geradezu eine Art Leitüberlieferung darstellte, dürfte Thietmar aber auch den problematischsten Text dazu verfaßt haben. Dennoch überliefert er wichtige Details aus dem Ausscheidungskampf der Bewerber und besonders aus dem Finale der Auseinandersetzungen um die Krone. Die Kandidatenzahl verringerte sich rasch: Otto von Worms gab vorzeitig auf, Ekkehard von Meißen wurde in einer Fehde ermordet, andere von den Ereignissen überrollt. Letztlich rangen nur noch die Herzöge Heinrich von Bayern und Hermann von Schwaben um die Macht. Einen ersten theatralischen Coup landete der bayerische Herzog mit der Usurpation der Leitung des Leichenzuges.

Nun wieder Thietmar: «Als der Herzog mit ihnen die Stadt Augsburg erreicht hatte, ließ er die Eingeweide des geliebten Herrschers, die zuvor sorgfältig in zwei Gefäßen verwahrt worden waren, feierlich in der Kapelle, die Liudolf, der Bischof dieser Kirche, zu Ehren des heiligen Bischofs Ulrich im Südteil des Klosters der heiligen Märtyrerin Afra hatte errichten lassen, beisetzen und als Seelgerät stiftete er 100 Hufen seines eigenen Erbguts. Dann entließ er das große Trauergefolge in Frieden und geleitete die Leiche des Caesars bis zu seinem Orte Neuburg. Schließlich nahm er von jedem Einzelnen Abschied und entließ auf dringende Vorstellungen seines Namensvetters Heinrich, dessen Schwester er noch zu Lebzeiten des Kaisers geheiratet hatte, den Zug mit der Leiche an ihren Bestimmungsort.»[96]

Effektvoll und bestimmt hatte sich Herzog Heinrich des Leichenkondukts angenommen und durch seine Sorge für ein ehrenvolles Begräbnis sein Nachfolgeansinnen öffentlich inszeniert. Um das zu unterstreichen, ließ er schon einmal die Eingeweide bestatten und knüpfte daran das Geschenk einer beachtlichen Gütermasse von hundert Hufen. Die Stiftung eines großen Seelgeräts und der damit verbundenen Sicherung eines dauernden Totengedächtnisses wurde auch hier als Pflicht des Nachfolgers angesehen. Ein anderes höchst symbolträchtiges Ritual, das bei Thietmar nicht geschildert wird, erwähnte Adalbold von Utrecht in seiner Lebensbeschreibung des Herrschers. Demnach hat Heinrich, als der Kondukt nach Neuburg kam, den Körper des Kaisers selbst auf seinen Schultern mit anderen in die Stadt getragen. Durch das persönliche Schultertragen des Leichnams habe er – so Adalbold – ein geziemendes Beispiel der *pietas* und *humanitas* gegeben.[97] Doch der fromme Totendienst sollte nicht nur als Ehrerbietung, sondern vornehmlich als ein «integrierender Akt einer hartnäckigen Thronbewerbung» zu verstehen sein.[98]

Einige Wochen später, ohne die Festsetzung eines Wahltermins abzuwarten, wurde die Wahl Heinrichs allein durch die Bayern und Franken in Mainz vorgenommen. Daran schloß sich die sofortige Krönung und Salbung am 7. Juni 1002 an. Der Bayernherzog hatte mit seiner außergewöhnlichen Erhebung eine Tatsache geschaffen, hatte durch Krönung und Salbung sakrale Herrschaft auf sich gezogen. Da er aber nur von einem Teil der Fürsten gewählt worden war, ließ er auf die Mainzer Krönung einen mehrmonatigen Umritt durch die Teile des Reiches folgen und fädelte so, wie Perlen auf eine Schnur, Huldigung und Herrschaftsrechte zu einem Collier der Macht auf. Im Juli huldigten ihm zuerst die Thüringer, kurz darauf die Sachsen. Dann zog er nach Westen und versicherte sich der niederrheinischen Bischöfe. Anfang September huldigten auch die Lothringer, und Heinrich bestieg endlich den Thron Karls des Großen. Am 1. Oktober 1002 unterwarf sich schließlich der letzte Gegenkandidat, der schwäbische Herzog Hermann, dem neuen König. Heinrich, der ehemalige Herzog von Bayern, und seine Adelsfraktion hatten gesiegt.

König Heinrich versicherte sich später in Rom der Kaiserwürde, stiftete das Bistum Bamberg und wurde nach seinem Tode sogar heiliggesprochen. Eine gewaltige Karriere, die mit einem Leichenraub begann. Die sterblichen Reste Kaiser Ottos erwiesen sich für Heinrich als ein Pfand des Schicksals; ein Wortspiel, das Walter von Châtillon im 12. Jahrhundert für den Wert des Alexanderleichnams fand. Der schnelle Zugriff auf den Leichnam des Vorgängers, das Sorgen um das *corpus senioris et consanguinei sui* war der klug inszenierte Anfang seines vom Erfolg gekrönten Wettlaufs um die Macht. Das eigene Schultertragen war, wie wenig später Wipo († nach 1046), Hofkaplan Kaiser Konrads II. (1024–1039), in seinem Bericht über die Beisetzung seines Herrn sagte, eine Verpflichtung des Sohnes gegenüber dem Vater und des *servus* gegenüber dem *dominus*.[99] Totenfürsorge zu zeigen, hieß auch, Herrschaftsbefugnisse zu übernehmen.

Der Bruch innerhalb der Familie: Das Begräbnis Constantins des Großen

Familiäre Brüche bei der Herrschaftsnachfolge gab es unzählige in der Geschichte, und sicher könnten sie sich mit der Anzahl der dynastischen Brüche ein Kopf-an-Kopf-Rennen um den Primat hinsichtlich ihrer faßbaren Anzahl liefern. Sie belegen aber ebenso Traditionsbrüche in der bisher geübten Herrschaftsnachfolge und damit auch in den Rechtssystemen, ein Umstand, der in der Geschichte nicht gerade selten ist. So greife ich also auch den folgenden Fall aus einer Fülle von Beispielen heraus. Er führt uns nach Konstantinopel, der Hauptstadt des byzantinischen Reiches, und betrifft die Bestattungszeremonien nach dem Tode Kaiser Constantins des Großen. Als Constantin nach 31 Regierungsjahren am 22. Mai 337 n. Chr., einem Pfingstsonntag, starb, hatte kein römischer Kaiser seit Augustus mehr so lange regiert. Er hatte die Grenzen des Reiches stabilisiert, das Staatswesen gefestigt und religionspolitisch neue Wege beschritten. Was nach dem Tode des Kaisers jedoch folgte, war ein Trauerstück, gespeist nicht nur aus der Trauer um den Monarchen, und in diesem Drama spielte das Begräbnis des Imperators eine zentrale Rolle. Der letzte Aufzug dieser Tragödie war dann nur noch angefüllt mit Blut und Tränen.

Eusebius (ca. 260–339) berichtet in seiner *Vita Constantini* die meisten Details vom Tod und Begräbnis des Kaisers, der ja erst am Ende seines Lebens, wie der Bischof aus Caesarea formuliert, «das unsterblich machende Siegel empfangen» hatte.[100] Noch beim Herannahen des Todes habe der Kaiser alle notwendigen Dinge geordnet und dabei seinen Söhnen die «Kaiserwürde als Erbteil gleich einem väterlichen Vermögen» übergeben. Bald darauf wurde der Herrscher zu seinem neuen Gott gerufen. «Die Bewohner der Kaiserstadt, der Senat wie auch das Volk von Rom trauerten unbeschreiblich, als sie die Nachricht vom Tod des Kaisers erhielten, die ihnen furchtbarer und schlimmer schien als die eines jeden anderen Unglücks. Die Bäder und Märkte wurden geschlossen, die Schauspiele und alles, was sonst in glücklichen Zeiten Erholung brachte. Die sonst in der Öffentlichkeit so protzenden Römer waren jetzt niedergeschlagen, und gleichzeitig priesen alle den Seligen, den Gottgeliebten, den in Wahrheit der Herrschaft Würdigen. Und dies drückten sie nicht nur in Worten aus, sie zeigten es auch durch Taten. Sie stellten sein Bild auf, um ihn wie zu Lebzeiten so auch nach dem Tod zu ehren. Sie ließen ein Bild des Himmels malen und den Kaiser darstellen, wie er unter den Himmelgewölben in den Regionen des Äthers weilte.»

Und dann kommt Eusebius wieder darauf zu sprechen, daß an alle Söhne in Hinsicht der Herrschaftsnachfolge gedacht worden war. «Seine Söhne, nur sie allein und niemand anderen, riefen sie zu Herrschern und Kaisern aus. Und laut und eindringlich baten sie darum, die Leiche ihres Kaisers bei ihnen und in der Kaiserstadt zu begraben.» Über die Bestattung schrieb er: «Die Soldaten hoben die Leiche auf und legten sie in einen goldenen Sarg. Diesen umgaben sie mit kaiserlichem Purpur und brachten ihn in die nach dem Kaiser benannte Stadt. Daraufhin stellten sie ihn in dem vornehmsten Saal des kaiserlichen Palastes auf einen hohen Sockel; sie zündeten ringsum Lichter auf goldenen Leuchtern an. Und so hatten die, die das sahen, ein eindrucksvolles Schauspiel, wie es noch von keinem jemals bei einem Toten unter der Sonne seit Anbeginn der Welt gesehen worden war. Im mittleren Saal des Palastes umstanden zahlreiche Wachen, die Tag und Nacht wachten, den im goldenen Sarg hoch aufgebahrten Kaiser, der mit kaiserlichem Schmuck, mit Purpur und mit einem Diadem geschmückt war.»

Da die Nachfolge kurz nach dem Tode noch ungeklärt schien, griffen die verantwortungsvollen Macht- und Würdenträger zu einem Trick besonderer Art: «Die Führer des ganzen Heeres aber, die Comites und die ganze Gruppe der Beamten, für die es Vorschrift gewesen war, vor dem Kaiser niederzuknien, änderten auch jetzt an dem gewohnten Brauch nichts. Sie kamen zu bestimmten Zeiten herein, um den Kaiser auf der Bahre, wie zu Lebzeiten so auch nach dem Tod, auf Knien zu ehren. Nach diesen traten auch die aus dem Rat und alle Würdenträger ein, dasselbe zu tun, nach ihnen kamen Scharen aller Völker, darunter auch Frauen und Kinder, um den Kaiser zu sehen. Dies geschah solange, wie die Soldaten beschlossen hatten, den Leichnam so zu belassen und zu bewachen, bis seine Söhne kämen, um ihrem Vater die letzte Ehre zu erweisen. So war der Selige der einzige unter den Sterblichen, der nach seinem Tod als Kaiser herrschte.»

Was sich hier bei Eusebius in seiner Darstellung der Ereignisse nach Konstantins Tod so glatt und stringent anhört, unterdrückt mehrere dramatische Wendungen: Es gab nämlich eigentlich vier vom Kaiser ernannte *Caesares.* Im System der Tetrarchie waren sie als eine Art Unterkaiser gedacht, die als praesumptive Nachfolger beim Ausscheiden der Augusti selbst zu Oberkaisern aufrückten. Neben den drei leiblichen Söhnen, Constantin II., Constantius II. und Constans führte noch ein Stiefneffe des Kaisers den Titel Caesar. Dieser Dalmatius verfügte wie die anderen über einen ihm zugewiesenen Zuständigkeitsbereich und war ebenso in den Emissionen der Münzprägeorte als Caesar vertreten. Dazu kam noch ein weiterer Stiefneffe des Imperators und Bruder des Dalmatius, Hannibalianus, der von Constantin als *rex regum et Ponticarum gentium* – ein antipersischer Reflex – zum Großkönig im nichtrömischen Großarmenien und dem Gebiet der benachbarten Bündnerstaaten erhoben worden war. Daher wäre eigentlich von einer möglichen Fünfteilung des Erbes auszugehen gewesen.

Die somit auch an der Erbschaft zu beteiligenden Stiefneffen Dalmatius und Hannibalianus kommen aber bei Eusebius, der kurz nach den Ereignissen schrieb, als erbberechtigt gar nicht mehr vor. Das Heer und der römische Senat hatten angeblich die Nachfolge auf die leiblichen Söhne beschränkt und diese drei zu Augusti ausgerufen. Im ersten Aufzug der Tragödie schieden so die beiden kaiserlichen Stiefneffen durch Heeresakklamation und Senatsberufung – zumindest bei Eusebius – aus der engeren Nachfolge aus. Aufzug Nummer zwei: Nur der ältere und der mittlere Bruder, Constantin II. und Constantius II. hatten mehrmals abwechselnd mit dem Vater das Konsularsamt inne, jenes ursprünglich höchste Staatsamt, dessen Schatten noch aus der republikanischen Zeit Roms in die Ära des monarchischen Prinzips hinüberreichte. Und nur die beiden älteren Söhne trugen Siegerbeinamen aus erfolgreich bestandenen Kämpfen: *Alamannicus, Sarmaticus, debellatori gentium barbarorum.* Sie überragten daher an Würde und Ansehen beim Heer den kleinen Bruder erheblich.

Auf eine faktische Herabsetzung des Ansehens des Constans folgte der dritte Aufzug: Von den drei ersehnten Söhnen kam nämlich nur einer rechtzeitig an den Bosporus und demonstrierte nun mit seiner Sorge um den toten Vater der Öffentlichkeit, wer allein Nachfolger des großen Constantin sein könne. Eusebius dazu: «Der zweite der Söhne ließ die Leiche seines Vaters, nachdem er in die Stadt gekommen war, beisetzen und ging selbst der Bestattung voraus. Die Abteilungen des Heeres zogen in Scharen voraus, darauf folgte eine unzählige Menschenmenge. Lanzenträger und Schwerbewaffnete umgaben die Leiche des Kaisers. Als sie in die Kirche der Apostel des Retters kamen, ließen sie den Sarg dort nieder. Und der neue Kaiser, Constantius, der seinen Vater durch die ihm zustehende Ehren auszeichnete, erfüllte, was die Frömmigkeit von ihm forderte.» Constantius II. hatte seinen älteren Bruder Constantin II. mit einem Bestattungszeremoniell, das einmalig seit Erschaffung der Welt war, wie Eusebius ja meinte, nicht nur symbolisch ausgestochen.

Letzter Aufzug: Kaiser Constantin der Große ruhte erst kurz in seiner riesigen apostolischen Gruft, da tauchte das Gerücht auf, der tote Imperator habe in seiner zusammengekrampften Hand einen Pergamentfetzen gehalten. Dieser häufige Topos erinnert in seiner Dramatik an den Tod des Marat, den Jacques-Louis David 1793 im Bild umsetzte. Doch während der erdolchte Marat ein heuchlerisches Bittgesuch seiner Mörderin hielt, sei auf dem Pergament des toten Kaisers eine Anschuldigung notiert gewesen, nach der seine Halbbrüder Iulius Constantius und Iulius Dalmatius des Giftmordes am Kaiser schuldig seien. Seine Söhne habe er zur Rache aufgerufen. Die darauf einsetzende Mordraserei kannte keine Blutsbande mehr. Zuerst wurden Iulius Constantius und sein Sohn abgeschlachtet, darauf Iulius Dalmatius und seine Söhne, der Caesar Dalmatius und Hannibalianus, «König der Könige». Dem Bluttaumel fielen später noch Schwäger, Freunde, Senatoren, ehemalige Konsuln und der Prätorianerpräfekt zum Opfer. Außer drei kleinen Knaben, darunter der spätere Kaiser Iulianus, und den drei ausgerufenen Augusti waren alle männlichen Mitglieder der Kaiserfamilie ausgelöscht worden. Aus den noch folgenden Streitigkeiten unter den drei Söhnen ging nach dem Tod seiner Brüder Constantius II. dann als Alleinherrscher hervor. Ob er hinter dem Blutbad steckte, läßt sich nicht sicher entscheiden. Eutropius (4. Jahrhundert), der Kanzleivorsteher und damit *magister memoriae* des Kaisers Valens (364–378), hat in seinem *Breviarum ab urbe condita* mit ausreichend zeitlicher Distanz ein wohl zutreffendes Urteil gefällt: Constantius II. habe das Morden mehr geduldet als angestiftet.[101] Der größte Nutznießer der Sache war Constantius aber allemal.

Jacob Burckhardt urteilte über die Zweifelhaftigkeit der Nachfolge und die *damnatio memoriae* des Dalmatius bei Eusebius: «Aber wo blieb Dalmatius? In seinem Reichsteil, in seiner Hauptstadt lag die Leiche und herrschten die Soldaten; warum wird er nicht einmal genannt, während sie ihm das Reich absprechen? Statt seiner eilt Constantius herbei und führt dann den kriegerisch feierlichen Leichenzug vom Palast nach der Apostelkirche. Hatte Constantin dem Neffen eine größere Entschlossenheit zugetraut, als er wirklich besaß? Oder war die gegen ihn geführte Intrige zu mächtig? Wir wissen es nicht. Vielleicht wurde er sofort verhaftet, vielleicht auch einige Zeit mit einem Schatten der Mitherrschaft hingehalten. Es dauerte aber wenige Monate, da brach der große Staatsstreich aus, von welchem einige Autoren vergebens den Constantius lossprechen möchten, indem er denselben mehr zugelassen als befohlen habe.»[102] In mehreren Aufzügen hatte sich Constantius von allen Mitbewerbern um die Herrschaft, von Brüdern und Verwandten abgehoben. Das Finale beherrschte dann der Mordstahl. Der Vorhang war gefallen.

Der Bruch in der Religion: Mehmed II. Fatih und die Grablege der byzantinischen Kaiser

Die nächste prismatische Brechung der Macht hat ganz unmittelbar mit dem vorhergehenden Fall zu tun. Kaiser Constantin der Große hatte in der Zeit seiner Herrschaft auf dem höchsten Punkt seiner Stadt Konstantinopel eine wahrscheinlich kreuzförmige Kirche als sein zukünftiges Mausoleum errichten lassen. Möglicherweise besitzen wir in der Mailänder Apostelkirche ein sich stark an dieses Gebäude anlehnendes Baudenkmal. In dem Zentralbau in Konstantinopel mit einem von außen vergoldeten und weithin über das Meer sichtbaren Tambour ließ der Kaiser zwölf sarkophagähnliche Denkmäler der Apostel im Kreis gruppieren. Die Mitte hatte er sich selbst vorbehalten und ist dort auch beigesetzt worden.

Bis heute ist in der Byzantinistik umstritten, ob man diese Grabanordnung, oder besser ihren Symbolgehalt, als «christusgleich» oder als «apostelgleich», anzusehen hat. Diese inszenierte Christus- oder Apostelgleichheit erregte auch bei Zeitgenossen Bedenken. So fand eine sich wandelnde Religionspolitik auch ihren Ausdruck darin, daß Constantius II. seinen Vater aus der Mitte des Mausoleums in einen neuen Anbau umbetten ließ, um durch die neue Beisetzung entweder Constantins Konzept des vielleicht anstößigen christusgleichen zugunsten eines geminderten apostelgleichen Kaisers zu mildern oder überhaupt aufzuheben. Der nun nur noch den Aposteln vorbehaltene Zentralbau, die Apostelkirche, barg unter dem Altar nach der Translation der Andreasgebeine dann auch wirklich Reliquien eines solchen. Constantin und die zukünftig im Anbau bestatteten Kaiser wurden damit zu «Türhütern der Fischer», wie Johannes Chrysostomos (zweite Hälfte des 4. Jahrhunderts) befand.[103]

Kurz vor der Kreuzfahrerkatastrophe von 1204, als das bis dahin nie bezwungene Konstantinopel unter fränkischen Schwertern und venezianischen Spießen fiel und gnadenlos geplündert wurde, besuchte der russische Mönch Antoni Konstantinopel. Der spätere Erzbischof von Nowgorod hinterließ einen Bericht, in dem er detailliert die Reliquienschätze von Zargrad – Kaiserstadt, wie die Stadt am Golden Horn von Russen genannt wurde – pries. Über die Apostelkirche notierte er: «Bei der Kirche zu den heiligen Aposteln liegt mit seiner Mutter in einer Gruft der Kaiser Konstantinos begraben. Hinter dieser Grabstätte steht Marmor, in dem sich die Fußspur des heiligen Apostels Petrus findet, als ob er in Wachs getreten sei. Dieser Stein wurde aus Rom herbeigebracht. Im Altarraum dieser Kirche ruhen der heilige Johannes, der Goldmund, und Gregorios, der Gottesgelehrte. Ringsum an den Wänden des Altarraumes liegen Reliquien von Heiligen. Hier befinden sich auch die silbernen Reliquiensärge dreier uneigennütziger Wundertäter und das Haupt des Apostels Jakobus, des Bruders des Herrn, und das des Evangelisten Matthäus, doch sein Leichnam liegt außerhalb der Stadt. In der Kirche zu den Aposteln liegen auch die Reliquien anderer Apostel. Unter dem Altar ruhen der heilige Andreas, Lukas und Timotheus. Die Apostelgewänder liegen im Altarraum in einem Reliquienkasten hinter dem Altar.»[104]

Die Kirche, deren Reliquienschätze der Mönch Antoni beschrieb, stammte aus der Regierungszeit Kaiser Justinians I. (527–565), der das Gotteshaus vollständig erneuern ließ und einen weiteren Grabbau hinzufügte. Darüber hätten sich die Apostel sehr gefreut, wie Prokopios (ca. 500 – ca. 560) in seiner Beschreibung über die Bauten vermerkte: «Sie wollten meinem Dafürhalten nach des Kaisers frommen Glauben damit anerkennen und ihm offenbar gnädig gestatten, sie zu sehen, zu ihnen zu kommen und sie zu berühren und so des daraus entspringenden Vorteils und Lebensschutzes teilhaftig zu werden.»[105]

Diese zu der Apostelkirche gehörenden Mausoleen blieben dann weiter für ein halbes Jahrtausend die Grablegen der byzantinischen Kaiser. In den hauptsächlich unter Constantin VII. Porphyrogennetos (913–959) zusammengestellten Schriften werden in einem speziellen Kapitel auch die in der Apostelkirche bestatteten Kaiser genau bezeichnet. Die Anlage war zudem Schauplatz eines Rituals, als die Kaiser alljährlich dort Prozessionen zum Fest des heiligen Constantin zelebrierten. Mit der Bestattung Constantins VIII. (1025–1028) endete die Tradition der Grablege an diesem Ort. Nach Constantin dem Großen wurden hier immerhin 31 weitere Herrscher bestattet. Trotz der Aufgabe einer zentralen Begräbnisstätte der Kaiser und einer späteren Vernachlässigung der Kirche besaßen diese Gräber nach der osmanischen Eroberung 1453 noch soviel an legitimierender Kraft für die Herrschaft über Konstantinopel, daß sie, wenn ein Neubeginn symbolisch dargestellt werden sollte, komplett ausgelöscht werden mußten.

Daher befahl Sultan Mehmed II. Fatih, «der Eroberer» (1451–1481), einige Zeit nach Einnahme der Stadt den vollständigen Abbruch der Apostelkirche und leitete an dieser Stelle den Bau einer Moschee ein. Ebenso ordnete er an, anstelle der Akropolis des antiken Byzantion einen Sultanspalast zu bauen. Damit trat Mehmed II. als Neubegründer sowohl der Stadt als auch des Reiches die Nachfolge Constantins des Großen an. Seine Moschee und sein Palast galten als Mikrokosmen, die die universelle Berufung zur Herrschaft bestätigen sollten. Die Abbrucharbeiten an der Apostelkirche waren radikal. Das Fehlen jeglicher Spuren früherer Architektur- und Bauteile in dem 1471 fertiggestellten, später noch einmal erneuerten Gebäude zeugt von dem Willen, die Erinnerung an die früheren Bauten komplett zu verdrängen und den Ort der alten Grablege symbolisch vollständig in Besitz zu nehmen.

Zur Tilgung der magischen Kraft des Ortes wurden sogar die Porphyrsarkophage der Kaiser im Stadtgebiet zerstreut. Und Mehmed II. ging noch einen Schritt weiter: Den Platz, an dem einstmals die byzantinischen Kaiser in ihren Sarkophagen ruhten, bestimmte der Sultan nun zur eigenen Grablege und brach damit gleichzeitig jene Tradition, nach der die Sultane bislang in Bursa bestattet wurden. Eine neue Ordnung erforderte jetzt auch neue Gebeine. Von den Kaisersärgen, der einstigen Sepulkralpracht aus ägyptischem Porphyr, sind heute noch vier vollständig, drei ohne Deckel sowie von einigen wenige Fragmente erhalten. Keiner der Sarkophage läßt sich mit Sicherheit einem Herrscher zuweisen. So ist die Erinnerung an die byzantinische Kaisermacht, die sich an den Gedächtnisort Grablege geknüpft hatte, vollständig gelöscht und lebt nur noch fort als eine Welt in Texten.

Der Bruch in der Zeit: Mussolini als «Augustus im Schwarzhemd»

Obschon Mussolini nur kurzzeitig für die Öffentlichkeit selbst zur Spitzhacke griff, blieb doch sein Name am tiefgreifendsten mit der Umgestaltung Roms im 20. Jahrhundert verbunden. Die zwanziger und besonders die dreißiger Jahre waren in der Ewigen Stadt mit dem Brechen von Mauern und dem Quietschen der Schuttloren erfüllt. Ganze mittelalterliche oder barocke Stadtviertel wurden bedenkenlos zerstört – entweder um Platz zu schaffen für die Bauten einer neuen Zeit oder um den Blick frei zu machen auf die Großartigkeit der Antike. So sollten die Bauten der römischen Kaiser gleichsam als ideologische Kulissen des faschistischen Staates dienen. Brutale Eingriffe ohnehin, die das Stadtbild Roms markant prägten.

Aber nicht ein pragmatischer, städtebaulicher Umgestaltungswillen hatte sich damit Gestalt gegeben, der Rom vielleicht mehr Luft und Licht bringen sollte. Der da Hand anlegen ließ an das gewachsene Rom, suchte eher die Geschichte eines ganzen Zeitalters auf seine Seite zu ziehen. Das große *Imperio Romano* sollte mythisch verbrämtes Vorbild werden, Legitimation eines diktatorischen Regimes, plausibles Argument für den Kampf um Kolonien und das *mare nostro,* Wahrnehmungskleister für Kritiker, Mobilisierungsfaktor für die Unschlüssigen, Selbstbewußtseinsstütze gegenüber anderen Mächten. Es ging um eine

Wiederherstellung Roms als *caput mundi*. Nur war leider die Herrschaft nicht geradlinig von den römischen Kaisern auf den Duce übergegangen. Zwischen den Caesaren und Mussolini lagen Jahrhunderte voll von Niederlagen, Fremdherrschaft, Zersplitterung und stadtrepublikanischem Geist: ein Zeitkollaps. Der beschworene imperiale Machtstrahl aus der Antike war mehrmals gebrochen, umgelenkt und zerstreut worden. Mussolini und das Herrschaftssystem, für das er stand, befanden sich an einem Prisma der Macht. Was aber haben Mussolini und sein bedenkenloser Abrißwahn hinsichtlich des mittelalterlichen und frühneuzeitlichen Roms mit Macht und Legitimation zu tun? Und wie ordnet sich diese Zerstörung von Stadtquartieren ein in eine Ästhetik der Moderne?

Diktatoren berufen sich gern auf eine vermeintlich große Vergangenheit und die Modernisierung zugleich. So auch der Duce. Doch während andere Diktatoren oft eine aufgeklebte Modernität zur Schau trugen, hat Mussolini selbst modernen Theorien des Urbanismus große Aufmerksamkeit geschenkt. Dabei vermied er es, sich in Positionskämpfe der Avantgarde einzumischen. Filippo Tommaso Marinetti, Sprachrohr der Avantgarde und früherer Kampfgefährte Mussolinis, prägte die Vorstellung, daß der «Faschismus die Kunst des Futurismus» sei.[106] An Mussolini, den Herrscher als obersten Bauherren, richteten sich die Architektenmanifeste, so wie einst Vitruv am Ende des ersten vorchristlichen Jahrhunderts seine zehn Bücher *De architectura* ganz auf Kaiser Augustus ausgerichtet hatte. Neue Klarheit, Neudeutung, Ordnung – das waren die Schlagworte, die auch die Architettura Razionale kennzeichnen sollten, eine Auffassung, die sich ganz im Sinne des berühmten Diktums von Le Corbusiers «Gang der Esel», den man im Gassengewirr alter Städte noch ablesen könne, verstand. Es galt, den Schorf der Vergangenheit abzukratzen und mit scharfem Skalpell harte und rücksichtslose Schnitte in die Stadtbilder zu treiben.

Die freigelegten, großen Sichtachsen oder Paradestraßen, gleichsam Startrampen neoimperialer Repräsentation, lagen dem Duce besonders am Herzen: die Via della Concillazione zwischen Neu St. Peter und dem Castell St. Angelo und die Via dell'Imperio – heute archäologisch neutralisiert als Via dei Fori Imperiali –, die die Caesar- und Augustusforen durchschneidet. Für Benito Mussolini waren die Verbindungen zwischen den symbolträchtigen Monumenten aber nicht nur Aufmarschstraßen. Eine Reihe von Bauwerken einte eine gewaltige Idee, nämlich das Vergessen zu besiegen und die Erinnerung zu bewahren.

Rom, auch die Stadt der Gräber, barg unter seinen Bauten ein Grab als Erinnerungsfokus, dessen symbolischer Gehalt für den Duce den der anderen bei weitem überstieg: Das Mausoleum des Augustus, des ersten römischen Kaisers, das sowohl die Urne seiner Asche barg als auch den unmittelbar dahinter liegenden Platz seiner Verbrennung bezeichnete. Die antike Anlage war gewaltig, hatte in den Dimensionen alle bisherigen Grabmäler der römischen Aristokratie übertroffen und wurde in den Ausmaßen erst wieder vom Hadriansmausoleum überboten: In einem quadratischen Bezirk von vierhundert römischen Fuß (ca. einhundertzwanzig Meter) Seitenlänge erhob sich auf eine Höhe von ca. fünfundvierzig Metern ein Rundbau von dreihundert römischen Fuß (ca. neunzig Meter) im Durchmesser, der eine Grabkammer umschloß. Überall leuchteten Steinverkleidungen aus Travertin und Marmor. Eine bepflanzte Böschung führte den Blick zum Mittel- und Höhepunkt der Anlage, der in einem Steineichenhain aufgestellten, in vierfacher Lebensgröße geformten Statue des Augustus. Das Augustusgrab setzte mit seinen architektonischen Besonderheiten einen Standard für kommende imperiale Begräbnisanlagen.

Für die Sepultur war ein Platz mit ebenso großer Bedeutung gewählt worden. Der *tumulus Iuliorum* lag an exponierter Stelle zwischen der Via Flaminia und dem Tiberbogen und schloß das Marsfeld, eines der ältesten heiligen Gebiete der Stadt, nach Norden hin ab. Die in ihren wichtigsten Teilen schon 27 v. Chr. fertiggestellte Anlage folgte einer einfachen Grundidee: Sie sollte einen gewaltigen, schon seit langem in der griechisch-römischen Welt vielfach verwendeten Grabhügel darstellen, in denen Heroen und Helden ruhten, wie etwa der von Alexander dem Großen bekränzte Tumulus des Achilleus in der Troas oder dem Grabhügel Philipps von Makedonien in Vergina. Außerdem schloß die Verbindung zu alten etrurischen Tumuli auch ein Hinwenden zum *mos maiorum* ein, auf den sich Augustus mit der proklamierten Wiederherstellung der Republik berief.

Als Octavian den Bau beginnen ließ, sollte die Anlage als sein Bekenntnis zu Rom als Hauptstadt des Imperiums dienen. Er wandte sich damit gegen Alexandria, jene größte hellenistische Stadt des Mittelmeerraumes, die von Marcus Antonius als Aufenthaltsort bevorzugt worden war. Als die Grabanlage schließlich die sterblichen Reste des Augustus barg, hatte sie sich durch weitere kostbare Ausschmückungen mit Friesen, Bronzetafeln, Statuen, Inschriften und Beutestücken aus den Kriegen zu einem Symbol entwickelt, das sowohl den dynastischen Anspruch der Iulier untermauerte, sichtbarer Ausdruck kaiserlicher Sieghaftigkeit und imperialer Größe war, aber auch steingewordener Beleg für die Konstruktion von Ewigkeit und den Aufstieg des Monarchen in die göttliche Sphäre. Vertieft man sich in Strabons schwärmerische Beschreibung des Komplexes, so ist man geneigt, an ein achtes Weltwunder zu denken. Zumal auch die Bezeichnung *mausoleion*, die schon in der Antike den Namen *tumulus Iuliorum* ersetzte, eine eindeutige Assoziation mit der Begräbnisstätte des legendären karischen Dynasten hervorgerufen haben dürfte.

Diesem Fastweltwunder hatten aber die späteren Zeiten übel mitgespielt. Kostbare Baumaterialien waren abmontiert und an anderer Stelle wiederverwendet worden. Im Mittelalter, als weite Teile des ummauerten stadtrömischen Gebiets Gärten und Felder waren, gehörte auch das Marsfeld zum *disabitato*. Inmitten dieser Äcker erhob sich das Mausoleum mit der kleinen Kirche S. Angelo de Augusta, diente um das Jahr 1000 dem Stadtpräfekten kurzzeitig als Festung, gehörte dann ab 1167 der Familie Colonna und verfiel später allmählich. Seit der Renaissance schmiegten sich zunehmend Wohnhäuser an die starken Mauern der Rotunde. Die umliegenden Felder wichen einem ganzen Stadtviertel. Der Begräbnisort, der Platz des Todes, gehörte nun lebendiger Urbanität. Statische imperiale Größe war von quirliger Alltäglichkeit überwölbt und verschluckt worden, die Grabesruhe wich dem Straßenlärm. Zu guter Letzt schirmte eine Metallkuppel den steinernen Zylinder, der im Innern Versammlungsmöglichkeiten bot.

Als Benito Mussolini 1922 nach dem Marsch auf Rom die Macht übertragen bekommen hatte, knüpfte das neue Regime mit seinem gesamten Symbolsystem an die Zeit der römischen Caesaren an. So wie die Liktorenbündel namengebend für die ganze Bewegung werden sollten, geriet die antike Zeit Roms zu einem Vorratslager von Symbolzitaten, die nach Gutdünken und Praktikabilität hervorgezogen und auch wieder verschwinden konnten. In dem Streben, sein neues Herrschaftssystem als ein leider unterbrochenes, aber schon vor fast zweitausend Jahren praktiziertes darzustellen, versuchte Mussolini, in großen

Inszenierungen an die Kaiserzeit anzuknüpfen. Es ging um eine Wiederausformung der vergangenen imperialen Größe Roms, um «reshaping» oder «reconfiguration of space and time», wie Katherine Verdery die Funktion des pompösen Grabrituals bei der Kosovo-Inszenierung beschreibt.[107] Eine der grundlegenden Gesten, um die Verschränkung der Person Mussolinis mit einem Imperator zu demonstrieren, war die Wiederherstellung des Grabes seines größten, angeblichen Vorgängers im Herrscheramt. Und als das faschistische Italien in den dreißiger Jahren daranging, verstärkt Eroberungs- und Kolonialpolitik zu betreiben, war die Zeit gekommen für eine imperiale Geste, die die Vergangenheit beschwören sollte: «L'isolamento dell'Augusteo».

Unter dieser Losung begannen im Oktober 1934 die Abbrucharbeiten für die Wiederherstellung des Augustusmausoleums, die die Geschichte zwischen der Antike und Gegenwart materiell auslöschen sollten. Die Ablagerungen einer schäbigen Alltagsgeschichte – gleichsam wie Korallen auf dem Felsenriff der Antike – mußten mit der Spitzhakke abgeschlagen werden. Die Niederlegung des umgebenden Viertels, die Demontage der Eisenkuppel sowie die Neubebauung mit flankierenden Gebäuden dauerte mehrere Jahre. In das neue Ensemble wurde die aus augusteischer Zeit stammende Ara pacis miteinbezogen. Zum zweitausendsten Geburtstag des Kaisers, am 23. September 1938, fand die feierliche Eröffnung statt.

Die Botschaft dieses tiefgreifenden Umbaus, die gewaltige Sorge um das Grab seines angeblichen Herrschaftsvorgängers war einfach zu verstehen. Stand nicht der Caesar Augustus auch für ein goldenes Zeitalter, ein *saeculum Augustum*? War nicht in seiner fünfundvierzigjährigen Alleinherrschaft der Pessimismus am Ende eines grausamen Bürgerkrieges einem römischen Sendungsbewußtsein gewichen, das Imperium geordnet, das Heer diszipliniert und die *plebs* zufriedengestellt worden? Mit der Wiederherstellung des Augustusmausoleums wurde der Beginn einer neuen Ära inszeniert und symbolisch an diese erste Blütezeit des römischen Imperiums angeknüpft. Ein *saeculum Mussolinum* unter dem «Augustus im Schwarzhemd» mußte bevorstehen.[108]

Eine Reihe weiterer, qualitativ völlig anderer Brüche, die die Mächtigen mit inszenierten Bestattungs- und Gräberkulten zu überbrücken versuchten, ließen sich unter zusätzlichen Perspektivenwechseln problemlos aus dem von mir ausgebreiteten Material herausfiltern. Sie erscheinen in immer neuen Kontexten, wenn man die Rituale und Kulte unter stärkerer Berücksichtigung dieses Gesichtspunktes betrachtet. An den Beispielen dieses Kapitels war es mir einerseits wichtig zu zeigen, welch komplexen Bereichen die Brüche selbst entstammen können und wie andererseits einfallslos im Prinzip und doch zugleich einfallsreich im Detail die Brückenbauer an den Gräbern ihrer Vorfahren agierten, um die legitimationsdefizitären Gräben zu überspannen. Die nun im nächsten Kapitel behandelten Gebeine der Heiligen haben in legitimatorischem Sinne einen besonderen Status inne. Sie entfalten durch numinose Aufladung eine ganz besondere Kraft. Und sie bilden durch die ihnen zugeschriebene Realpräsenz einen Sonderfall innerhalb des Repräsentationsdiskurses, ja, fallen eigentlich aus diesem heraus. Die Verlockung, sich ihrer in den Spielen um die Macht zu bedienen, ist und war immer von ganz besonderem Reiz.

7. Pfänder göttlicher Fürsprache und legitimer Ordnung: Die Knochen der Heiligen

> Ruhet wohl, ihr heiligen Gebeine,
> Die ich nun weiter nicht beweine;
> Ruhet wohl und bringt auch mich zur Ruh'!
> Das Grab, so euch bestimmet ist
> Und ferner keine Not umschließt,
> Macht mir den Himmel auf
> Und schließt die Hölle zu.
> *Johann Sebastian Bach, Johannes-Passion*[109]

Heiligsprechung, Raub und Fälschung

«Canzir, Canzir!» hallte es über das Wasser des Hafens in Alexandria. «Id est porcus, porcus», setzte der Verfasser der *Historia translationis sancti Marci* erklärend hinzu.[110] Und dann zum Glück: «Ausspeiend entfernten sie sich.» Der Aufschrei und das lähmende Entsetzen bei den Sarazenen über die Kiste mit dem verabscheuungswürdigen Schweinefleisch, in dem die Evangelistenknochen versteckt worden waren, sicherten den Dieben mit ihrer Beute die unbehelligte Abfahrt aus der Nilmetropole. Einen regelrechten Raubzug mit durchtriebenen Schmugglertricks hatten die Venezianer am Anfang des 9. Jahrhunderts organisiert, um sich die Markusreliquien aus Alexandria zu beschaffen. Forschungen zur politischen Symbolik haben ergeben, daß «das ‹Unternehmen heiliger Markus› ein hochbrisanter politischer Akt war und im Zusammenhang mit der Expansionspolitik des Frankenreiches zu interpretieren» sei.[111]

Denn das eigentlich zum byzantinischen Hegemonialbereich gehörende Venedig geriet zu Beginn des 9. Jahrhunderts in wechselnde Abhängigkeitsverhältnisse der beiden miteinander konkurrierenden Römischen Reiche. Um sich daraus zu befreien, brauchte man den Schutz und die Hilfe eines Heiligen. Dem Dogen Giustiniano Partecipazio

(827–829) gelang es durch die Übertragung der Gebeine des heiligen Markus im Jahr 828 nach Rialto, der Welt zu zeigen, daß Venedig allein rechtmäßiger Nachfolger des angeblich vom Evangelisten Markus gegründeten alten Patriarchats von Aquileia war. Mit dem politischen und wirtschaftlichen Aufstieg der Serenissima hat sich der Kult um den Evangelisten zum eigentlichen Staatskult mit seinem Höhepunkt im 13. Jahrhundert entwickeln können. Markus verhieß dem Dogen und allen Venezianern nicht nur Heil und Leben, sondern auch Sieg, wie Martin da Canal am Beginn seiner Chronik kurz nach 1275 schrieb: «Ich bitte Jesus Christus und seine süße Mutter, die heilige Maria, und den Herrn heiliger Markus den Evangelisten, die Gesundheit, Leben und Sieg dem Herrn Dogen und allen Venezianern geben.»[112] Die Lagunenstadt wurde durch das Evangelistensymbol zur Löwenrepublik. Sankt Markus – das war für fast ein Jahrtausend Venedig, und Venedig – das war Sankt Markus.

Der Akt der Überführung des venezianischen Schutzpatrons erscheint wie eine Wiederholung derjenigen Begebenheiten, mit denen Athen über eintausenddreihundert Jahre zuvor real und symbolisch begann, sich hinaus auf die hohen Wogen der Weltpolitik zu wagen und deren nähere Umstände schon im ersten Kapitel eine Rolle spielten. Auch ist hier erneut die Errichtung eines Kultortes zu beobachten. Durch die Perpetuierung des Rituals wurden diese neuen Grablegen zu Gemeinschaft und Gruppenidentität stiftenden Erinnerungs- oder Gedächtnisorten. Wie für Athen war auch für Venedig die Translation von existenzieller Natur. So wie sich die Athener nach der Heimholung selbst mit Theseus identifiziert hatten, so daß sie sich seit dem 5. Jahrhundert v. Chr. auch als die «Thesianer» bezeichneten, war der Markuslöwe immer mehr zum Synonym für Venedig selbst geworden.

Der Markuskult aber war nicht nur als politische Ideologie in Venedig besonders wirksam, sondern da er eine originär venezianische Lebensform charakterisierte, konnte er auch als solides Fundament venezianischer Kolonialpolitik dienen. Er legitimierte und sakralisierte Herrschaft so wirkungsvoll, bot dabei den Bürgern in Ritualen so bindende Werte, ermöglichte als Identifikationspunkt so enge soziale Kooperation, war gleichsam das *summum bonum* aller Venezianer, daß sich berechtigt fragen ließe, ob das Patronat des Evangelisten vielleicht jene politische und soziale Selbstzerfleischung verhindert haben könnte, die zahlreiche andere italienische Kommunen ruiniert hat.

Seit vielen Jahrhunderten wurde und wird in die sterblichen Überreste von Heiligen eine gewaltige magische Kraft hineingedeutet. Heiligen Gebeinen ist damit eine ganz besondere Wirkmächtigkeit zu eigen. Auch sie können nach politischen Brüchen oder in Zeiten von Umorientierungen neuen gesellschaftlichen Entwicklungen eine beträchtliche Stabilität verleihen, um diese gleichsam als schon immer existente Gegebenheiten erscheinen zu lassen. Heilige Knochen wirken nun aber nicht aus sich oder sind von jedem beliebigen Verwahrort aus aktivierbar. Erst die tatsächliche Verfügungsgewalt über die Knochen vermag in Ordnungsprozessen Vorteile zu verschaffen, denn durch die Vorstellung einer Realpräsenz der Heiligen in ihren Knochen schrieb man jenen das Vermögen zu, Legitimation zu sichern, Heilung zu spenden und Wunder zu bewirken. Doch um davon wirksam profitieren zu können, war es notwendig, die Überreste der Heiligen erst einmal bei sich zu haben, sie von ihren ursprünglichen Bestattungsorten herbeizuholen. Dabei mußte man sich über grundlegende Vorstellungen von Tod und Grab hinwegsetzen und zum Beispiel die Grabesruhe stören, die Gebeine berühren oder gar küssen oder nun innerhalb der Stadtmauern und sogar in Kirchenräumen bestatten. Nach antikem Sakralrecht schien das zuvor alles undenkbar. Graböffnungen sowie Leichenentnahme wurden ja als regelrechte Grabschändungen betrachtet und standen zeitweise unter Todesstrafe. Jacques Le Goff bezeichnete diesen mentalen Wandel als die «große Revolution der christlichen Bestattungsideologie».[113]

Fassungslos und irritiert sah die pagane Umwelt dem Treiben der frühen Christen zu. Der Platoniker Eunapius von Sardes (ca. 345–420 n. Chr.) notierte am Ende des 4. Jahrhunderts kopfschüttelnd: «Sie sammeln die Knochen und Schädel von Leuten, die bei mannigfaltigen Verbrechen zur Hinrichtung geführt worden waren, Menschen, die die städtischen Gerichtshöfe bestraft haben, erklären sie zu Göttern, trieben sich bei den Knochen herum und dachten, besser zu werden, da sie sich an den Gräbern verunreinigten. ‹Märtyrer› wurden sie nun genannt und ‹Diakone› und ‹Botschafter› der Gebete zu den Göttern.»[114] Was Eunapius nicht mehr wußte, war, daß auch bei der Herausbildung der Heroenkulte – wie man am Beispiel Athens sehen kann – dringend Knochen gebraucht und deshalb ebenfalls Gräber geöffnet worden wa-

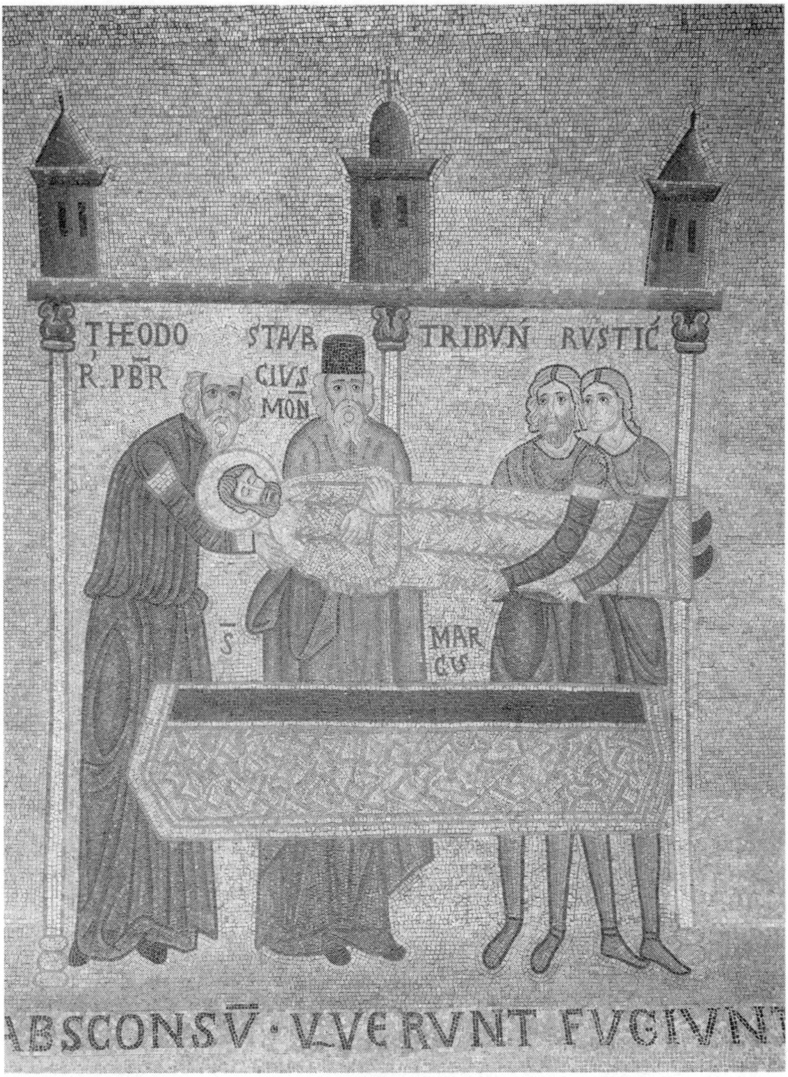

Diebstahl der Knochen: Der Priester Theodorus und der Mönch Stauriacus übergeben heimlich den in Alexandria erhobenen Leichnam des heiligen Markus an zwei venezianische Kaufleute, die die kostbaren Gebeine in die Lagunenstadt schmuggeln sollen. Detail aus einer Serie von Mosaiken, die im 12. und 13. Jahrhundert geschaffen wurden; sie illustrieren die Markustranslation als einen staatsnotwendigen Gründungsakt. Venedig, San Marco, Capella di San Clemente.

ren. Als Bezugsquelle für Heroengebeine hatten die Griechen auf die viele Jahrhunderte älteren mykenischen Gräber zurückgegriffen, oder besser: in sie hineingegriffen, um sich mit ersehntem Gebein zu versorgen.

Wichtigstes Motiv bei den Heiligenerhebungen war es, ein konkretes, materielles Unterpfand – *pignus* als Synonym für *reliquia* – der Anwesenheit des jenseitigen Fürsprechers zu besitzen, dem auch tatsächlich die Kraft des Heiligen innewohnt. Die Erhebung und Verlegung, die feierliche Einholung und erneute Bestattung in einer *translatio* ist zwar ein über mehrere Jahrtausende zu beobachtendes Phänomen, hat aber durch das Christentum eine besondere Konnotation erhalten. Relativ schnell entwickelte sich die Verbindung von Altar und Reliquiengrab, «kein Altar blieb mehr ohne Reliquien; wenigstens Partikel wurden in ein speziell ausgemeißeltes Sepulcrum eingelegt».[115] Der Wunsch, ein solches materielles Pfand zu besitzen, führte in vielen Fällen immer wieder zum regelrechten Raub von Reliquien. Hugo, Bischof von Lincoln († 1200) wünschte sich so verbissen Teile des Armknochens der heiligen Maria Magdalena, daß er, als ihm die Reliquie im Kloster Fécamp an der Seine gezeigt wurde, zubiß und so zwei Stückchen herausbrach.

Gab es nichts zu rauben, dann wurde gefälscht. Aber die Gebeine wirkten auch nicht anonym. Geschichten mußten her. Der burgundische Mönch Rodulfus Glaber († 1047) überlieferte in seinen Historien, daß ein Markgraf Manfred (von Ivrea) beschloß, in den Alpen ein Kloster errichten zu lassen. Zum Schutz des Monasteriums suchte auch er die Kräfte von Heiligengebeinen zu nutzen. Ein Reliquienhändler war dabei zufällig zur Stelle, der zu seinen gefälschten Knochen gleich die Namen, Taten und Leidenswege mit dazu erfand. Woher er denn das alles wisse, wurde er gefragt. Allnächtlich habe er die Geschichten von einem Engel erfahren, der ihn an seinem Bett aufsuche, ohne daß seine Frau davon etwas merke. Reliquienfälschungen nahmen später derart überhand, daß sich bereits 1215 die zum IV. Lateranum versammelten Konzilsväter damit beschäftigten und ein dagegen gerichtetes Dekret Eingang in das *Corpus Iuris Canonici* fand: «Weil bestimmte Leute Reliquien von Heiligen zeigen und zum Kauf anbieten und dadurch die christliche Religion verunglimpft wird, legen wir im folgenden Dekret fest, daß Reliquien aus alter Zeit von nun an nicht mehr außerhalb eines Reliquiars gezeigt noch zum Kauf angeboten werden. Neu gefundene Reliquien darf solange niemand im voraus verehren, bis sie nicht durch die Autorität der Römischen Bischöfe anerkannt worden sind. Die Prälaten lassen zukünftig nicht zu, daß diejenigen, die ihre Kirchen aus Gründen der Verehrung aufsuchen, durch lügenhaft Erfundenes und falsche Dokumente betrogen werden, so wie es an sehr vielen Orten, aus Gründen Gewinn zu machen, Gewohnheit geworden ist.»[116]

In den folgenden Beispielen möchte ich aus dem komplexen System der Ordnungsfunktionen des Reliquienkultes einige unterschiedliche Aspekte hervorheben: eine Differenz in den religiösen Vorstellungen des antiken und christlichen Denkens, die sich anhand der Toten im Tempel zeigen läßt, zudem eine Veränderung in der Rezeption eines Heiligen, die von gesellschaftlichen Wandlungen ausgelöst wurde sowie die Konstruktion von Wertabstufungen innerhalb der Heiligengebeine, um dadurch erfolgreich und plausibel Nachahmungen wirksam in Szene setzen zu können.

Babylas gegen den Dämon

Als ein erstes Beispiel für jene besondere Kraft heiliger Gebeine möge auch gleich die früheste aus schriftlichen Quellen belegbare Überführung von Reliquien eines christlichen Heiligen dienen. Die Kirchenhistoriker Theodoret, Bischof von Kyrrhos bei Antiochia, Sokrates aus Konstantinopel und Sozomenos aus Gaza und Advokat am Goldenen Horn haben in ihren aus dem 5. Jahrhundert stammenden Werken eine hochinteressante, im Jahr 354 angesiedelte Geschichte überliefert, die von der magischen Kraft, oder besser, von dem magischen Glauben an diese Kräfte handelt. Hören wir zuerst Sozomenos: Er berichtet von einem herrlichen und berühmten Kultplatz in Daphne, einem etwa acht Kilometer südlich gelegenen Vorort von Antiochia in Syrien, dem heute zur Türkei gehörenden Antakya, und führt aus: «Es gab dort ein überaus schönes Standbild des daphnischen Apoll und einen großartig erbauten Tempel. Man sagt, der Tempel sei von Seleukos gegründet worden, Vater jenes Antiochos, von dem Antiochia seinen Namen empfing.»

Ammianus Marcellinus, selbst aus Antiochia stammend, wußte in seiner *Römischen Geschichte* sogar zu berichten, daß die Apoll-Statue dem Standbild des Olympischen Zeus nicht nachgestanden haben soll. Angeblich war sie aus Elfenbein und Gold gefertigt. Und zu den eigentlichen, für uns interessanten Ereignissen wieder Sozomenos: «Nun aber wählte Gallus, Bruder des Iulianus, und von Constantius zum Cäsar ernannt, Antiochia zur Residenz. Da er Christ war und jene unermeßlich verehrte, die wegen des Glaubens das Martyrium erlitten hatten, beschloß er, den Ort von dem Irrwahn der Heiden und den Schandtaten ungezügelter Menschen zu reinigen. Er meinte, daß dieses um so leichter zu erreichen sei, wenn er eine Kirche gegenüber dem Apolltempel gebaut haben würde. Den Sarg des Märtyrers Babylas, desjenigen, der einst zum höchsten Lobe der Kirche in Antiochia vorstand und einem ruhmreichen Martyrium erlag, überbrachte er nach Daphne. Seit dieser Zeit, sagt man, sei dem Dämon die Gabe Orakel auszugeben, abhanden gekommen.»[117] Nicht die fehlenden Opfergaben, so führte er weiter aus, hätten das Orakel zum Schweigen gebracht, sondern die Anwesenheit des Märtyrers.

Wenig später allerdings sollte sich das Blatt noch einmal grundlegend wenden. Constantius Gallus war Ende 354 aus politischen Gründen hingerichtet worden. Kaiser Flavius Claudius Iulianus (361–363), wie sein Halbruder Gallus ebenfalls ein Neffe des Kaisers Constantius II., hatte 361 die Gesamtherrschaft über das Imperium Romanum übernommen. Für die Zeitgenossen war er einerseits der kaiserliche Held, ein neuer Achill, wie für Ammianus Marcellinus, oder ein neuer Alexander, wie er sich selbst gern sah, und andererseits galt er als verabscheuungswürdiger Christenfeind, als Apostata. Iulianus, der bärtige Philosoph unter den glattrasierten Kaisern, bekannte sich mit einer demonstrativen Abkehr von den durch Constans und Constantius II. verfügten Unterdrückungsmaßnahmen gegen die traditionellen Kulte zu einer heidnischen Erneuerung des Reiches. Das war für die Zeit um so bemerkenswerter, da ausgerechnet der erste christlich erzogene und bereits als Kind getaufte römische Kaiser vom christlichen Glauben wieder abgefallen war.

Doch obwohl Iulianus überall versuchte, die ehemaligen Götterkulte wiederzubeleben und wie Jacob Burckhardt in seinen historischen Fragmenten über *Die Aussicht einer Herstellung des Heidentums* meinte, «noch gar nicht alles entschieden war», konnte er dennoch nicht die kultische Kraft der alten Götterwelt zurückholen.[118] Selbst die gewaltigen Schlachtopfer – mitunter Hunderte von Stieren – blieben wirkungslos. Ammianus Marcellinus notierte, daß Iulianus deshalb die Altäre mit Strömen von Blut übergossen habe. Aber im Grunde war es ein romantisches Heidentum, ein ohne Wirklichkeitsbezug gemachter Versuch, eine verklärte Vergangenheit Gegenwart werden zu lassen.

Über Iulianus den Abtrünnigen schrieb Sokrates: «Als der Kaiser die heidnischen Tempel in Antiochia zu öffnen befohlen hatte, bemühte er sich mit allem Eifer ein Orakel des Apoll in Daphne zu erlangen, einem in der Nähe befindlichen Ort. Aber der in dem Tempel wohnende Dämon antwortete nicht aus Angst vor seinem Nachbarn – dem Märtyrer Babylas. Der Körper des Märtyrers wurde nämlich in der Nähe in einem Sarg verwahrt. Nachdem der Kaiser den Grund erfahren hatte, befahl er, sofort den Sarg von der Stelle zu schaffen. Als das den Christen aus Antiochien bekannt wurde, strömten sie mit allen Frauen und Kindern heraus und brachten den Sarg aus Daphne vor Freude tanzend und Psalmen singend in die Stadt. Die Psalmen aber betäubten die Götter der Heiden und diejenigen, die jenen Göttern und ihren Abbildern Glauben schenken.»[119]

Bei Theodoret können wir ähnliches lesen, aber mit anderen Details: «Als Iulianus gegen die Perser zu Felde ziehen wollte, schickte er die ergebensten seiner Diener zu allen im römischen Reiche befindlichen Orakeln; er selbst aber bat den Pythius in Daphne flehentlich, ihm doch die Zukunft zu offenbaren. Allein dieser erwiderte, die in der Nähe bestatteten Toten stünden dieser Weissagung hinderlich im Wege; erst müßten diese an einen anderen Ort verbracht werden, dann erst könne er die Vorhersagung bekannt machen. ‹Denn ich kann nicht wohl etwas kundgeben, solange der mir geweihte Hain nicht vollständig gereinigt ist.› Es ruhten damals an diesem Orte die Reliquien des siegreichen Märtyrers Babylas und der Jünglinge, welche mit ihm das Martyrium bestanden hatten, und es war klar, daß der Lügenprophet um des Heiligen willen an seiner gewohnten lügenhaften Wahrsagerei gehindert wurde. Das sah auch Iulianus ein, denn er kannte von seinem früheren christlichen Leben her die Macht der Märtyrer; darum ließ er auch keinen anderen Leichnam von dort entfernen, sondern befahl nur den Verehrern Christi, die Reliquien der siegreichen Märtyrer hinwegzubringen. Diese aber begaben sich mit Freuden in den Tempelhain, luden den Reliquienschrein auf einen Wagen und gingen alle miteinander vor demselben her, bildeten Chöre und sangen die Psalmen Davids und antworteten zu jedem Verse: ‹Zuschanden werden sollen alle, die Götzenbilder anbeten!› Denn sie betrachteten die Übertragung des Märtyrers als eine Niederlage des Teufels.»[120]

Kaiser Iulianus bekam aus christlicher Sicht schnell die Quittung für seine Tat: Nicht nur, daß am folgenden Tag ein Blitz den hölzernen Tempel und das Standbild des pythischen Apolls in Asche verwandelte, auch er selbst kam in einer Schlacht mit den Persern im Juni des Jahres 363 um. Ammianus Marcellinus allerdings wußte nichts von einem Blitzschlag. Er glaubte eher an Brandstiftung oder Unachtsamkeit.

Die beiden Translationen des Babylas fokussieren geradezu idealtypisch einige Aspekte innerhalb der Auseinandersetzungen zwischen Heidentum und Christentum, die im Gefolge der Constantinischen Wende das 4. Jahrhundert prägten. Es sind zwei Aufzüge aus dem unendlich scheinenden Drama *Der Kampf der Heiligen mit den Dämonen*. Die Überführungen verweisen zudem auf zwei gegensätzliche politische Situationen, die jeweils als Prozeß des Neu- oder Umordnens die Kräfte eines Heiligen erforderlich machten: Einerseits ist es der Versuch, die Neutralisierung eines heidnischen Orakelortes durch heilige Gebeine zu bekräftigen oder überhaupt erst zu ermöglichen. Und andererseits konnte, da die Kraft des Heiligen ja tatsächlich zu wirken schien, eine Wiederbelebung der alten Kulte nur durch den Abtransport des Bannmittels ermöglicht werden. Doch die Götterwelt, die Iulianus beleben wollte, war vom Tode gezeichnet. Die christlichen Einwohner Antiochias nutzten die Überführung des Heiligen zur Demonstration ihrer Haltung in dem immer weiter eskalierenden Konflikt mit Kaiser Iulianus.

Zwei diametrale Weltsichten und damit Sinnanlagerungen an die Gebeine werden in den Texten faßbar. Die Schweigsamkeit des *Dämons* hatte aus christlicher Anschauung allein mit dem Märtyrer Babylas zu tun. Die Heiligkeit der Gebeine, das Sakrale, das dabei etwas anderes verkörpert als sich selbst, ist dabei das überaus wirksame Mittel. Denn der Märtyrer Babylas war in dieser Zeit sehr populär. Johannes Chrysostomos, der ebenfalls aus Antiochia stammte und einer der größten Prediger der griechischen Kirche und Patriarch von Konstantinopel war, hat allgemein mit seinem, aus der zweiten Hälfte des 4. Jahrhunderts stammenden, umfangreichen Werk und speziell mit einer Homilie unter dem Titel *De sancto Hieromartyre Babyla* dazu beigetragen. Darüber hinaus wurde ihm ein *Liber in sanctum Babylam contra Iulianum et contra gentiles* zugeschrieben. Später erhielt Babylas im Westen einen eigenen Eintrag in einem Kalendarium aus der Karolingerzeit, das durch seine weite Verbreitung ein tatsächlicher *Reichskalender* war und zum 24. Januar den Geburtstag des Märtyrers überliefert: «*Natalis sancti Babillae episcopi martyris*».[121]

Aus antik-heidnischer Sicht ist die Heiligkeit des Märtyrers dagegen völlig ohne Belang. Theodoret führt uns auf die Spur, was aus dieser Perspektive zum Verstummen des Orakels geführt haben soll. Apoll gab selbst den Grund seines Schweigens an, denn er bleibe solange stumm, bis der ihm geweihte Hain wieder gereinigt sei. Das antike Sepulkralrecht verbot eine Bestattung, egal welcher Art, in Tempelanlagen. Durch Beerdigungen innerhalb eines Fanum wurde dieses verunreinigt. Die Bestattung an sich in seinem ihm geweihten Hain, nicht die Qualität, die Sakralität der Gebeine, hatte Apoll daher die Sprache verschlagen.

Der heilige Mohr

Ein anderes Beispiel dafür, wie sich im Laufe der Rezeption die Stellung eines Heiligen gegenüber anderen veränderte, ist der heilige Mauritius, der in seiner Verehrungsgeschichte, im Kult und seinen legitimierenden Funktionen ganz unterschiedlich aufgefaßt und differenziert betrachtet werden muß. Am Beginn der Geschichte um den heiligen Mohr steht das Martyrium einer ganzen Legion, oder genauer, einer Vexillation der Legio II Traiana Fortis und ihres Anführers, das sich während des Bagaudenkrieges in Gallien in den Jahren 285 und 286 zugetragen haben soll. Dieser Krieg richtete sich gegen den Aufstand aus Armut Verzweifelter, die Theodor Mommsen in seinen Vorlesungen als «outlaws» charakterisiert hat.[122] Die gegen sie ursprünglich aus der Thebais in Oberägypten herangezogene Truppe ist wegen ihres unbeirrbaren christlichen Bekenntnisses auf Anordnung des Oberbefehlshabers mehrmals dezimiert worden. Die Tötung jedes zehnten Mannes bis zur völligen Vernichtung geschah in der Nähe von Agaunum im Wallis – heute St-Maurice d'Agaune. Schon in der Spätantike setzte eine Verehrung der Märtyrer ein, wobei dem Hauptmann noch keine herausgehobene Verehrung galt. Einheiten der Legion hatten den Rhein entlang bis nach Xanten gestanden, und einige der Legionäre wurden zunehmend als Stadtpatrone verehrt, wie St. Gereon in Köln oder St. Viktor in Xanten. Im Laufe von Jahrhunderten formte sich dann aber durch eine bestimmte politische Interessenkonstellation ein spezieller Kult um Mauritius aus.

Der später selbst als Heiliger verehrte König Sigismund von Burgund stiftete 515, einige Jahre vor dem Einfall der Franken in das Burgunderreich, an der Stelle der Märtyrergräber in St-Maurice d'Agaune eine Abtei, die heute als das älteste noch bestehende Kloster des Abendlandes gilt. Später wurde eine der Kirchen auf dem Klosterkomplex dem König zur eigenen Grablege. Im 8. und 9. Jahrhundert ehrten mehrmals karolingische Herrscher den Ort durch ihre Anwesenheit. Aber nicht die sich entwickelnde Pilgerstätte, die verschiedenen Berichte seiner Leidensgeschichte oder die Königsbesuche verhalfen Mauritius zu seiner Popularität, sondern ein Wandel innerhalb der Gesellschaft im 7. und 8. Jahrhundert. Ein sich immer mehr ausdifferenzierender Kriegerstand fand in einem christlichen Kriegsmann ein zunehmend aktuelleres Symbol und Vorbild als etwa in einem weltabgewandten Asketen, also jemandem, der die Einsamkeitstechniken als Aufmerksamkeitsübungen praktizierte. Heilige dienten immer mehr dazu, die sozio-politische Ethik einer Familie symbolisch zu übersetzen, und halfen deren Mitgliedern, sich selbst zu identifizieren. Ein Wüstenmönch wie Antonius, der für mehrere Jahrzehnte in der Einöde verschollen war, löste andere symbolische Einträge, und damit ein anderes Image aus als ein heiliger Krieger. Und andererseits wurde Mauritius schlagartig durch Akte großer Herrschaftsträger hochpolitisch: Nach dem Tode Karls III., des letzten Karolingers in direkter Linie, im Jahr 888, rief kurz darauf eine Bischofs- und Grafenversammlung Rudolf von Burgund in der Abtei zum König aus. Mauritius, der schon in den karolingischen *Laudes regiae* erschien, wurde Patron Burgunds. Fortan hatten Machtinteressen am Königreich Burgund direkt auch immer mit Mauritius zu tun – und der ihm zugeschriebenen Lanze.

Mit dem Erwerb der Mauritiuslanze hatte König Heinrich I. (919–936) dem Kult um den Märtyrer schon einen kräftigen Impuls verliehen. Als Heinrich und vor allem sein Sohn Otto der Große

(936–973) nach Burgund griffen, mußten sie sich aber mehr noch als der Lanze des Wohlwollens des Trägers selbst, des heiligen Legionsführers, versichern. Kaiser Otto I. richtete nun in Magdeburg, seinem Lieblingsaufenthaltsort, ein Mauritiuskloster ein und stellte später das neubegründete Erzbistum unter den Schutz des Thebäers. Mit verstärkten Reliquiensammlungen versuchte er, das neue Erzstift so auszustatten, daß es neben den anderen Metropolitansitzen würdig und angemessen erschien. Die Mauritiuskirche in Magdeburg wählte Otto zudem zur eigenen Grablege und inszenierte damit eine *sepultura ad sanctos*. Damit wies Otto der Elbmetropole den Weg, nicht nur zur vielleicht angesehensten Grablege des Reiches zu werden – eine Wertschätzung, die später Speyer zukam –, sondern sogar Aachen des Ostens zu sein. Und Mauritius verwies geradezu januskopfig auf beanspruchte Herrschaft zugleich im Südwesten und Nordosten des Reiches.

Der sich entfaltende Mauritiuskult blieb unter den großen Herrschaftsträgern des Reiches aber auch nicht unwidersprochen. Widukind von Corvey († nach 973) versuchte in seinem Werk zu Beginn der sechziger Jahre des 10. Jahrhunderts Mauritius zugunsten des heiligen Vitus zurückzudrängen. Vergeblich, der Legionsführer setzte sich durch, obwohl, wie Widukind meinte, gerade Vitus durch persönliche Präsenz die Saxonia von einer Sklavin zur Herrin der Völker gemacht habe. Der Märtyrer Mauritius gewann zudem immer mehr die Dimension eines Reichsheiligen. Für seinen ersten Italienzug rief Heinrich II. (1002–1024) im Februar 1004 augenfällig den Beistand des Heiligen als Sieghelfer an. Er tat dies, indem er in Magdeburg einen nicht geringen Teil der Mauritiusreliquien, wie es heißt, bei strengem Frost barfuß durch Eis und Schnee vom vor der Stadtmauer liegenden Kloster Berge in die Stadt trug und auf dem Altar des Domes niederlegte. Die Reliquien stammten aus der königlichen Kapelle, und die Übergabe an Magdeburg bedeutete auch ein Anknüpfen an die Politik Ottos I. Als Kaiser Heinrich II. dann 1015 gegen Polen zu Felde zog, bat er erneut zuvor in Magdeburg den heiligen Mauritius um den Sieg.

Einige Jahrzehnte später ist in einer Urkunde Kaiser Heinrichs IV. (1056–1106) für das Kloster Niederaltaich aus dem Jahre 1079 direkt vom *sanctus Mauritius regni patronus* die Rede. Und noch einige Jahrzehnte später bestimmte sogar der Ordo für die Weihe und die Krönung des Kaisers in Rom aus der ersten Hälfte des 12. Jahrhunderts den Mauritiusaltar und nicht den des heiligen Peter zur Stätte der Krönung. Hier wurde auch der Kaiser mit dem Schwert umgürtet, und den Abschluß der Krönungsmesse bildete das Anlegen der Sporen des heiligen Mauritius. Auch das erinnert an Venedig, wo der neugewählte Doge einen Stab vom Altar des heiligen Markus empfing, der ihn in den Dukat investierte. Der thebäische Märtyrer war ein allpräsenter und «flächenwirkender», in vielen Kirchen durch Fest und Kult verehrter Schutzheiliger des Reiches geworden, der in einem «geschlossenen Mauritiuskultraum» seine Bedeutung entfaltete.[123]

Erst in der frühen Neuzeit sank seine Bedeutung wieder ab, doch hatte der heilige Mohr bis dahin auch in vielfältigen bildlichen Darstellungen eine enorme ikonographische Verbreitung gefunden. Im Magdeburger Dom existiert die vielleicht bekannteste Mauritiusskulptur mit negriden Zügen. Und die Mauritiusreliquien? Theodor, erster Bischof vom Wallis, dürfte, als er um 380 die Gebeine erhob, die Überreste der Soldaten schwerlich identifiziert haben können. Nach der römischen Militärvorschrift wurden hingerichtete Meuterer unbekleidet in Massengräber geworfen. Ob und wer nun von den vielen Besitzern von Mauritiusreliquien tatsächlich Gebein des Anführers des Banners sein eigen nennen darf, bleibt offen. So hat ein Großteil der gesamten Truppe ganz materiell zum alleinigen Ruhm ihres Hauptmannes beigetragen.

Fürsten der Heiligen: Die Apostel

Von allen Gebeinen der Heiligen kommt denen der Apostel besondere Bedeutung zu. Denn die Knochen der Weggefährten Christi haben sich als besonders wirkungsvoll für die Ausprägung von Großgruppenidentitäten wie auch zur Artikulation und Bekräftigung politischer Ansprüche erwiesen. In frühchristlicher Zeit, als an einen ausgeprägten Hegemonialanspruch des Papsttums noch nicht zu denken war, existierte eine Pentarchie der fünf Patriarchen von Rom, Alexandria, Jerusalem, Antiochia und Konstantinopel. Die Stadt am Goldenen Horn, in der Rangfolge der kirchlichen Traditionen und Würden das Schlußlicht, begann seit der Mitte des 4. Jahrhunderts mit den anderen Patriarchensitzen gleichzuziehen. Dafür suchte man dort ebenfalls die Kraft der Heiligen zu nutzen, darunter auch die eines besonderen Apostels. Später, nach der arabischen Eroberung des Nahen Ostens und der damit verbundenen existenziellen Bedrohung der dortigen Patriarchensitze, kam es zu einer Bikephalität: Konstantinopel und Rom rangen seitdem für Jahrhunderte um den Primat in der rechtgläubigen Welt.

Kaiser Constantius II. (337–361), Sohn Constantins des Großen (306–337), rechnet man eine *translatio* der Gebeine des Apostels Andreas, des heiligen Timotheus und des Evangelisten Lukas nach Konstantinopel in den Jahren 356 und 357 zu. Das *Chronicon Paschale* überliefert zum Jahr 356 und der 284. Olympiade: «Konsuln waren Constantius Augustus und Julian Caesar. Unter deren Konsulat am ersten Tag des Monats Panemos wurden die Gebeine des Hl. Thimotheus, Schüler des Apostels Paulus und erster ernannter Bischof von Ephesus in Asien mit allen Ehren nach Konstantinopel gebracht und bei den Heiligen Aposteln unter dem heiligen Altartisch in Verwahrung gegeben.» Und zum nächsten Jahr: «Am dritten Tag des Monats Dystros wurden die Gebeine der heiligen Apostel Lukas und Andreas durch die Bemühungen des Augustus Constantios mit Eifer unter Gesang frommer Psalmen und Hymnen nach Konstantinopel gebracht und bei den heiligen Aposteln hinterlegt.»[124] Es war offensichtlich die Idee der apostolischen Gründung des Bischofssitzes, die Konstantinopel hinter Rom zurücktreten ließ, und es bedurfte eines einleuchtenden Argumentes, diesen Rückstand in einen Vorsprung umzuwandeln.

Daß Konstantinopel gerade die Gebeine des Apostels Andreas brauchte, hatte seine besondere Bewandtnis: Nach dem Evangelium des Johannes war es Andreas, der seinen Bruder Simon Petrus zu Jesus mitbrachte und als erster von den beiden den Messias erkannt hatte. Da er den Apostelfürsten Petrus erst dem Herrn zugeführt habe, war damit die Priorität des Neuen Rom vor dem alten gewissermaßen bewiesen. Noch heute trägt Andreas in der griechisch-orthodoxen Kirche den Titel *Protókletos* – der Erstberufene. Und als durch den Herrn von Fischfängern zu Menschenfischern berufene Apostel waren die Brüder ohnehin besonders christusnahe. Über die Legenden, die sich um den Apostel ranken, geben die Andreasakten Auskunft, von denen allerdings schon Eusebius von Caesarea in seiner in der ersten Hälfte des 4. Jahrhunderts verfaßten Kirchengeschichte meinte, daß sie Fiktionen von Häretikern seien. Diese romanhaften Schilderungen von Missionsreisen und Wundertaten transportierten aber das Wissen um den Apostel Andreas. Da sie ja zum großen Teil als Tatsachen aufgefaßt wurden, wirkten sie auch begründend für Handlungen mit seinen Reliquien. Als Predigtgebiete des Apostels Andreas galten Skythien und Achaia, weshalb er Patron von Rußland und Griechenland wurde. Auch er erlitt einen Märtyrertod an dem nach ihm benannten Andreaskreuz.

Der Senatorensohn Pontius Meropius Paulinus (353–431), der im Jahr 409 Bischof von Nola wurde und als der größte christliche lateinische Dichter nach Prudentius (348–ca. 405) gilt, hat in einem seiner zahlreichen Carmina einen Hinweis auf die Translationsgründe gegeben. Er sang: «Denn als Constantin die Stadt seines Namens gründete und als erster der Könige römischen Namens das Christentum hegte, empfing er im Geiste den göttlichen Ratschluß – weil er damals mit großartigem Werk Mauern erbaute, die den Mauern der Stadt Rom gleichkamen –, daß er auch mit diesen Gaben der Romulischen Stadt folgen sollte und ihre Mauern freudig mit den Körpern der Heiligen befestige. So verbrachte er Andreas aus Achäa und Timotheus aus Asia [Paulinus verwechselt hier Constantin mit seinem Sohn Constantius]; und so steht Konstantinopel mit Zwillingstürmen als Haupt gleichwertig neben dem großen Rom, nämlich um so wahrhaftiger durch diese Erhöhung den Römischen Mauern ähnlich, da Gott mit gleichem Eifer ihr [Konstantinopel] den Petrus und Paulus aufwog, weil sie sowohl den Schüler des Paulus als auch den Bruder des Petrus wert war.»[125] Den Gebeinen der Heiligen maß man also dieselbe Wehrhaftigkeit zu wie den stärksten Türmen in der Mauer. Und es ist immerhin die Sicht des Westens auf die Dinge, die der später in seiner Kirche selbst als Heiliger verehrte Bischof hier beschrieb.

Eusebius hatte die apostolische Gründung der führenden Bischofssitze Jerusalem, Alexandria, Antiochia und Rom beschrieben und ihre Oberhirten dadurch besonders hervorgehoben. Dazu kam, daß zwar sowohl in Alexandria als auch in Rom sogar die Gebeine der Gründungsapostel verwahrt wurden, die Tiberstadt aber mit zwei Apostelgräbern und einem daraus resultierenden Doppelursprung die andere zu überragen begann. In einer Jahrhunderte später entstandenen Vita des heiligen Adalbert kann man über die herrschaftsbegründende Kraft der Tiberstadt lesen: «Rom allein, die das Haupt der Welt und die Herrin der Städte ist und so genannt wird, macht die Könige zu Kaisern, und da sie den Leib des Fürsten der Heiligen in ihrem Schoße birgt, verdient sie es, den Fürsten des Erdkreises einzusetzen.»[126]

So wurden Antiochia und Alexandria schon bald in dem Streben um den Status der angesehensten Metropole der Christenheit von Rom zurückgedrängt, so daß Konstantinopels wirklicher Gegner allein Rom hieß. Wichtigster Hintergrund der *translatio* der Andreasgebeine war somit ein Kampf mit Rom, in welchem Konstantinopel nicht länger nur Hauptstadt eines niedergeworfenen Heidentums sein wollte, sondern in einer apostolischen Nachfolge Kapitale des Christentums. Weil die Stadt am Bosporus ja *Nea Roma* sei, sprach im Jahr 381 das Konzil von Konstantinopel im dritten Kanon dem Oberhirten der Stadt einen Ehrenprimat vor allen anderen Bischöfen mit Ausnahme Roms zu. Hier im Osten sei ja auch Christus geboren worden, gaben Gregor von Nazianz und die Konzilsväter dem Westen zu verstehen.

Das alte Rom reagierte sofort: Papst Damasus I. (366–384), der nicht nur zwei Basiliken errichten ließ und sich um seine und die Grablegen seiner Amtsvorgänger besonders bemühte, hinterließ einen gewaltigen Komplex von Inschriften. In den Katakomben und Kirchen Roms kündeten sie vom Ruhm der Märtyrer und gleichzeitig von der Weitsicht des Dichters und Stifters, wie der *Liber pontificalis* überliefert. Zählte man vor der Zeit des Damasus im *Depositium martyrum* aus dem Jahre 354 an gefeierten Blutzeugen zweiundfünfzig Personen, so betrug am Anfang des 5. Jahrhunderts, also siebzig Jahre später, die Zahl der in einem öffentlichen Kult Verehrten einhundertdreißig. Diese beinahe Verdreifachung der verehrten Märtyrer – zu einer Zeit, in der ja keine Blutzeugen mehr starben – ist im Zusammenhang mit einem Wettbewerb der Städte zu sehen, möglichst viele Heilige zu besitzen. Denn der Reigen der Märtyrer war zugleich der Ruhm der Metropolen.

Unter den vielen Epigrammen, die Damasus von seinem Hofkalligraphen Philokalus in Stein setzen ließ und die dazu dienten, sowohl auf die Gräber der Heiligen zu verweisen als auch auf den Papst als Dichter und Stifter, ragt eines besonders hervor. Es ist ein Zeugnis eben jener Rangstreitigkeiten der christlichen Metropolen, besonders der zwischen dem alten und dem neuen Rom. Jahrhundertelang nahm man an, die Apostelfürsten Peter und Paul hätten in Rom auch einmal im Coemeterium Sebastiani eine Ruhestätte gehabt. Für diesen Ort hatte Damasus eine Inschrift herstellen lassen: «Wisse, hier hatten die Heiligen ehedem ihre Wohnung; fragst Du nach ihren Namen: Petrus und Paulus! Der Orient sandte diese Jünger, das gestehen wir willig zu, aber um des Verdienstes ihres Blutes willen darf Rom sie vielmehr als seine Bürger verteidigen, nachdem sie Christus über die Sterne folgend in den Schoß des Himmels und ins Reich der Frommen enteilt sind. Dies will Damasus zu Eurem Lobe verkünden, Ihr neuen Sterne!»[127] Hier sprach Damasus deutlich aus, mit welchem Recht Rom die Apostel für sich in Anspruch nehmen durfte: Der Martertod. Und von Rom aus, nicht aus dem Osten, leuchten die neuen Sterne der Christenheit der ganzen Welt.

Rom konnte später noch ein weiteres Mal triumphieren: Im Verlauf der Kreuzfahrerkatastrophe von 1204, als die bis dahin nie bezwungene Metropole am Bosporus gnadenlos geplündert wurde, kamen die Andreasgebeine nach Amalfi. Unter Papst Pius II. (1458–1464) wurde das Haupt des Apostels 1462 nach Rom transferiert. Nun verfügte die Ewige Stadt über drei Apostelreliquien; ein Legitimationsvorsprung, der uneinholbar war. Papst Paul VI. (1963–1978) veranlaßte jedoch 1964 die Überführung der Kopfreliquie ins griechische Patras, dem vermeintlichen Sterbeort des Apostels.

Aber nicht nur Städte und ihre Gemeinden wie Venedig, Konstantinopel oder Rom bedienten sich der Apostel, sondern sogar ganze Staatswesen bedurften ihrer. Der Forschungsstreit «Santiago formte Spanien» oder «Spanien schuf sich Santiago», der unter spanischen Historikern über die Rolle des Apostels Jakobus für die Entstehung des modernen Spaniens seit Jahrzehnten schwelt, zeigt, wie ungeheuer wichtig der Landespatron überhaupt war und ist. Der Kult um Jakobus, der im 8. Jahrhundert in Asturien entstanden war, zog erst die Grabentdeckung nach sich, an deren Stelle möglicherweise ein älterer heidnischer Kult christianisiert worden ist. Durch den Jakobus-Kult wurde der Heilige gleichsam das Numen der Spanier. Bei dem Historikerstreit geht es im übrigen nicht um den *Jacobus peregrinus*, der ja mit den Wallfahrten nach Santiago de Compostela ein europäisches Phänomen ist, sondern um den *Jacobus strenuissimus miles*, den *Matamoros*, den Maurentöter.

Die Erweiterung des Jakobusbildes als Heiliger und Missionar um das des Kriegers und Schlachtenhelfers hatte in Kastilien im 9. Jahrhundert in einer außergewöhnlichen politischen und religiösen Krisenzeit stattgefunden. Von nun an ritt Jakobus auf weißem Pferd als *miles*

Christi und Krieger für Spanien den siegreichen Truppen voran. Der *Matamoros* hatte nicht nur in der Schlacht von Clavijo im Jahr 844 gegen die feindlichen Muslime in höchster Not eingegriffen, kämpfte nicht nur für Spanien in der neuen Welt gegen die Indios, sondern ist noch 1937 von General Franco für seine politischen Ziele bemüht worden. Mit dem Dekret Nr. 325, das den nationalen Kult fördern sollte und auch Abgaben für die Kathedrale von Sankt Jacob im Sternenfeld betraf, aktivierte Franco den seit geraumer Zeit in den Hintergrund gedrängten Landesheiligen.

Dessen Landespatronat in den *regna Hispaniarum* war in den Jahrhunderten zuvor von vielfältigen Brüchen gekennzeichnet gewesen, und im 17. Jahrhundert hätte eine weibliche Konkurrentin, die heilige Teresa von Avila, Jakobus beinahe aus seiner Stellung verdrängt. Aber Apostel sind stets auch dankbar für Aufmerksamkeiten: Vier Tage nach dem Erlaß des Dekrets, am 25. Juli 1937, seinem eigenen Festtag, hat Jakobus und niemand anderer den Truppen Francos in Brunete zum Siege verholfen. Das Dekret, in dem Franco ganz bewußt an mittelalterliche Traditionen anknüpfte, ist im übrigen bis heute in Kraft. Und auch der amtierende König Juan Carlos I. wollte sich der Unterstützung des Heiligen versichern, als er 1976, kurz nach seinem Amtsantritt, das Treuegelöbnis des Landes gegenüber Jakobus sprach.

Knochen von christlichen Heiligen wurden seit der ersten nachweisbaren Überführung, der *translatio* des Babylas, auch immer wieder zur Bannung und Zurückdrängung des Heidentums verwendet. Gut ein halbes Jahrtausend nach den Ereignissen von Antiochia schienen sehr viele Reliquientranslationen aus Frankreich und Italien nach Sachsen nötig; auch deshalb, weil sich noch in der ersten Hälfte des 9. Jahrhunderts das einfache Volk, wie ein Bischof schrieb, nur schwer vom heidnischen Irrtum lösen wollte. Während der Gegenreformation, als es wieder um den rechten Glauben und eine *imitatio Romae* ging, schwoll die Zahl der Translationen verehrungswürdiger Gebeine erneut an, als die Katakomben-Heiligen den neu entstandenen barocken Kirchen von ihrer Kraft abgeben sollten. Sie wurden als Garanten oder als Signa der Tradition empfunden. Es nimmt nicht wunder, daß sich auch die Romantik mit ihren antiaufklärerischen Ideen nach der Zeit zurücksehnte, als noch jene verehrt werden durften, die heilig waren, als noch «die himmlischen Menschen», wie Novalis schrieb, «zu göttlichen Ehren gelangt und nun schützende, wohlthätige Mächte ihrer lebenden Brüder, willige Helfer in der Noth, Vertreter menschlicher Gebrechen und wirksame Freunde der Menschheit am himmlischen Throne geworden waren.»[128]

Wurden heilige Gebeine abtransportiert, dann war auch die überkommene und gewohnte Ordnung in Gefahr. Über die Translation des heiligen Vitus von Saint-Denis nach Corvey an der Weser beklagte sich ein Bote des entmachteten westfränkischen Königs Karl (893–923/929), mit dem Beinamen *simplex*, der Einfältige, beim ostfränkischen König Heinrich I. (919–936). Nach Widukind soll er ausgeführt haben, daß der Märtyrer Vitus, der ja erst im 8. Jahrhundert seinen Weg aus Süditalien ins Frankenreich genommen hatte, die Westfranken nun zu ihrem Verderben verlassen habe, aber zu ewigem Frieden nach Sachsen kam. Und weiter: «Denn seit sein Körper von uns weggeführt wurde, haben innere und auswärtige Kriege nicht aufgehört; ja, im selben Jahr drangen Dänen und Normannen in unser Gebiet ein.»[129]

Die Gebeine des 1523 heiliggesprochenen Benno, Bischof von Meißen (1066–1106) hingegen waren zugleich Objekte und Seismographen gesellschaftlicher Umbrüche, als sie ihrerseits selbst in die reformatorischen Strudel gerissen wurden. Die feierliche Erhebung war ein Protest gegen das verhaßte Luthertum. Luther selbst wetterte 1524 mit einer Schmähschrift dagegen: «Widder den newen Abgott und allten Teuffel, der zu Meyssen sol erhaben werden». Die Katholiken sahen in der Erhebung eher einen «Mahnruf Gottes an die wankende Glaubenstreue». Der vorletzte Abt des Klosters Altzella schrieb 1524 «Wyder das wild Geyffernd Eberschwein Luthern, so ynn dem weyngartten des herren der krefften wuelet, grabet und sich understehet mit seynem besodelten Ruessel umbzustossen die Canonizacion Divi Bennonis und aller heyligen ehr erbietung zu vertilgen».[130] Die Gebeine Bennos waren Zentralisationspunkt katholischer Glaubenstreue geworden. Als mit dem Regierungsantritt Herzog Heinrichs 1539 die Reformation in Sachsen um sich griff, war das Grab Plünderungen ausgesetzt. Man verbarg die Gebeine zuerst in der Burg Stolpen, später in der Wurzener Kirche. Der Herzog von Bayern, Albrecht V., holte die Knochen Bennos, der in Bayern als Landespatron und als Schutzheiliger der Stadt München verehrt wurde, 1576 an die Isar, wo ihnen ein prachtvoller Empfang galt. Der Jesuit Johann Rader, ein Augenzeuge des Empfangs, berichtet in seinem

Leben des heiligen Benno, daß Tausende von Verehrern singend und betend die Gebeine durch einen extra errichteten Triumphbogen begleiteten, bevor die Reliquien in der Frauenkirche ihre letzte Ruhe fanden.

Das Reale der Heiligen und das Ende der Repräsentation

Alle diese Beispiele belegen: Kaiser, Könige, Päpste, Patriarchen und Bürgerschaften, ja selbst Nationen, stützten sich besonders gern auf die Hilfe der Heiligen, um Legitimität für ihre Herrschaft zu erlangen, Identitätsbewußtsein auszuprägen und Distinktionsvorteile gegenüber anderen zu konstruieren. Es war eine immer wieder in Unordnung geratene Welt, die nun an den Prismen der Macht nach Neu- oder Umordnung verlangte und in der es galt, Autorität und Macht zu sichern. Geordnet wurde diese Welt durch politisches Handeln, in denen Zeichen und Symbole eine gewaltige Rolle spielten, Zeichen und Symbole, die verstanden wurden und die Stabilität verhießen. Zu diesen Zeichen gehörten die Kulte um die numinos aufgeladenen Gebeine. Sie waren wirkungsvolle Pfänder legitimer Herrschaft, denn sie heiligten die neu gewonnene Ordnung geradezu, sie schufen Zusammenhalt und sie grenzten Gruppen voneinander ab. Die Heiligen fanden Gottes Gehör und konnten sich als Fürsprecher verwenden. Staatliche Gewalten haben sich des auf vorchristlichen Reliquienkulten beruhenden populären Phänomens bemächtigt, das sakrale und gesellschaftliche Werte miteinander verband, und so wurde die Überführung von Märtyrern zu einer sakralen Institution eines neuen christlichen Staatswesens, zum charakteristischen Ausdruck für die «Vorstellung von ‹Staatlichkeit› im ersten Jahrtausend überhaupt».[131]

Dadurch aber, daß man in der Verehrung die tatsächliche Realpräsenz der Heiligen in ihren Knochen annahm, müssen die Kulte um die Heiligen aus den Repräsentationsdiskursen ausscheiden. Man vermag hier nicht mehr zu fragen, welche Repräsentationsstrategie benutzt wurde. Reliquien sind nicht, wie die Königseffigies im Bestattungsritual Englands oder Frankreichs im späten Mittelalter, Abbild, sind nicht Stellvertretung, sind nicht Vorstellung. Die Reliquien wurden als die Heiligen selbst angesehen, real und faßbar, so wie gemäß des Transsubstantiationsdogmas die geweihte Hostie den blutenden Körper nicht symbolisierte, sondern er selbst war.

Der Besitz der Gebeine kann auch bei den Heiligen, oder vielleicht gerade bei ihnen, zur materiellen Grundlage eines Prozesses werden, in dessen Verlauf sich Gründungsmythen von Großgruppen ausprägen, ja gleichsam als fundierende Geschichte erfunden werden müssen. Dabei ist das Erfundene auch hier wieder durch die fortdauernde Erinnerung erst Wirklichkeit geworden. In Bezug auf die Funktion der jeweiligen verehrten Gebeine ähneln sich dabei Athen, Venedig und Spanien auf faszinierende Weise. Die kostbaren Knochen können aber auch hier wieder als Medien gesehen werden, die eine bestimmte Art der Kommunikation ermöglichen und die damit der Ausbildung sozialer Systeme dienen. Zum anderen aber ist es eine immer wieder in die Gebeine hineingelesene außermenschliche Kraft, die die numinosen Knochen für das symbolische Handeln so attraktiv und so begehrt machte. Dieses Agieren mit heiligen Gebeinen weist daher nicht nur einerseits auf den Wandel der Wahrnehmungen hin, sondern auch auf den Einfallsreichtum hinsichtlich kultureller Lösungsstrategien. Zudem zeigen die Beispiele immer wieder, daß sich ein unendliches Erinnern immer an Konkretem festmachen muß. Nicht nur, daß das Andreashaupt 1964 aus Rom nach Patras gegeben wurde, auch Markus hatte noch nicht seine letzte Ruhe gefunden. Am 24. Juni 1968 landete in Kairo ein Flugzeug mit Markusreliquien, die der koptische Patriarch von Kairo, Kyrillos VI., vom Patriarchen von Venedig, Giovanni Urbani, zurückgefordert hatte. Der Papst vermittelte, und so konnte am 26. Juni in der Markuskirche, im Kairoer Stadtteil Abassiyah, in feierlicher Liturgie die Beisetzung von Reliquien unter dem Hochaltar stattfinden. Nur, daß die Venezianer ihre Markusgrablege für die Rückgabe nicht einmal geöffnet haben, evoziert die Frage: Was, oder besser wen haben die ägyptischen Christen eigentlich bekommen? Daß die Vervielfältigungen von verehrten Gebeinen nicht nur im christlichen Reliquienkult – wie etwa beim heiligen Mohr – beobachtbar sind, sondern auch im weltlichen Bereich vorkommen können, zeigt die wundersame Verdoppelung der Gebeine Friedrich Schillers. Die sterblichen Reste des 1805 verstorbenen Dichterfürsten sind zweimal in einer städtischen Gruft in Weimar gesucht und auch gefunden worden. Was oder wen allerdings das deutsche Bildungsbürgertum bislang am Sarg Schillers anzustaunen meint, ist immer noch unklar. Hieran wird deutlich, daß die Totenrituale oft einem Strukturmodell folgen. Die Verehrungen kostbarer Knochen, diese vielen ins Weltliche gekehrten Nachahmungen, haben deutliche Anleihen bei der Heiligenverehrung und den Reliquienkulten der Kirche genommen, ja sie erscheinen irgendwie mitunter als profane Mutationen.

8. Alexander der Große – Reichsgründer und Zankapfel

Wir wissen, daß die Toten mächtige Herrscher sind.
Sigmund Freud, Totem und Tabu[132]

Der Makedonenkönig und der größte Held des Troianischen Krieges

Laue frühsommerliche Winde des Jahres 334 v. Chr. spielten in der weiten Ebene der Troas. Sie beugten die hohen Gräser im Rhythmus ihrer Böen. Tausende von Blüten bedeckten das Land, die Sonne strahlte umgeben vom Azur des Himmels. Sanft führte der Skamandros seine Wasser dem Meer entgegen. Aus dem flachen Land, ungeschützt vor dem Spiel der Winde, erhob sich ein Hügel. Dort lag eine ärmliche kleine Stadt, die offenbar einstmals bessere Zeiten gesehen hatte. Es ist ein Ort, an dem sich über Jahrtausende Schicksale kreuzten: Troia. Eine Burg mit einer Stadt an ihrem Fuße, um die einst die homerischen Helden schier endlos gerungen hatten. Ein Hügel auch, in dem noch heute die Schützengräben des Ersten Weltkrieges sichtbar sind, angelegt, als die Entente-Flotten die Durchfahrt nach Istanbul erzwingen wollten. Denn Troia liegt dicht an den Dardanellen, dem Tor zwischen Mittelländischem und Schwarzem Meer, der Brücke zwischen Asien und Europa. Wer, mit welchen Absichten auch immer, zum anderen Kontinent aufbrach, mußte hier vorbei. Und auch in den Köpfen geistert der Ort durch sein besonderes legitimatorisches Gewicht seit Jahrhunderten umher, denn die Troia zugeschriebenen mythischen Vergangenheiten machten die Stadt nicht nur in der Antike zu einem Erinnerungsort von herausragender Bedeutung.

An jenem Frühsommertag nun erblickten von ferne die Bewohner von Ilion – wie Troia als griechische Kolonialstadt hieß – einen prachtvollen Zug, der sich langsam ihrem Ort näherte. Unruhe und Aufregung machten sich breit, denn es hieß, ein König namens Alexander sei im Anmarsch. Mit wenigen Schiffen, getrennt von seiner Hauptmacht, habe er die Überfahrt vom thrakischen Chersonnes gewagt. Auch sei er in glanzvoller Rüstung als erster an Land gesprungen, den Speer hineintreibend in die Erde Asiens, gleichsam als Zeichen der Inbesitznahme. Denn speergewonnenes Land war von den Göttern geschenktes Land. Doch was mochte er im ärmlichen Ilion wollen? Sicherlich doch die sterblichen Überreste seines Namensvetters ehren, des homerischen Alexander, der als Paris die Lyra meisterhaft beherrscht hatte. Deshalb legten die Einwohner das vermeintliche Originalinstrument schon bereit, um es dem König zu zeigen und ihn milde zu stimmen. Doch als Alexander endlich angelangt war, machte sich Erstaunen breit, denn den Makedonen hatte offenbar etwas ganz anderes an diesen Ort gezogen: Er entkleidete und ölte sich wie ein Athlet in Olympia. Dann lief er mit einem Gefährten zu den nahegelegenen Tumuli, dessen einer angeblich die Gebeine des Achill umschloß. Sein Begleiter Hephaistion wandte sich dem Grabhügel des Patroklos zu. Gemeinsam ehrten sie die Toten durch Kränze. Am Grabe des Achill, den einst das Blut der schönen Polyxena gesättigt haben soll und den viele Jahrhunderte später britische Schiffsgranaten durchpflügten, soll von Alexander gemäß einer Überlieferung des Cicero dann der schon im Prolog erwähnte Satz gerufen worden sein: «Oh glücklicher Jüngling, der du ja für deine Heldentaten einen Homer als Herold hattest.»[133]

Nach Ilion zurückgekehrt, opferte Alexander an den Altären des Zeus und der Athene. Der Göttin übergab er seine Rüstung und empfing von den Priestern Schild und Waffen, die noch aus der Zeit des troianischen Krieges stammen sollten. Das war eine weitere Anlehnung an den Helden, hatte doch auch der homerische Achill vor seinem Aufbruch göttliche Waffen erhalten. Alexander ließ diese Waffen durch seine Hypaspisten – eine Art Eliteleibwache – in seinen Schlachten vorantragen. Mit diesen Ritualen, der Grabehrung und der Waffenentnahme, zeigte er der Welt: Ich, Alexander, bin Achill! Ich bin nicht nur wie er, sondern ich bin es selbst! Und wir Makedonen sind jene Archäer, die einst Troia niederwarfen! Wenig später zog Alexander zu seinem sich sammelnden Heer nach Arisbe und weiter zu seiner ersten Entscheidungsschlacht, bei der sich zeigen sollte, ob auf den Waffen aus Troia göttliche Gnaden ruhten: Granikos.

Der Mantel des Feldherrn

Vielleicht genial und pathologisch zugleich: Alexander der Große gilt als einer der faszinierendsten Akteure der Weltgeschichte. Johann Gustav Droysen konstruierte Alexander im Hegelschen Sinne als einen Geschäftsführer des Weltgeistes und setzte mit dem Tod des Makedonen den Anfang des Hellenismus. Eine gehörige Menge Gelehrtentinte ist seitdem bereits geflossen, um seine Feldzüge, seine Politik, sein Wesen, sein Wollen, seine Wirkung, eben den ‹wahren› Alexander zu beschreiben. Aber auch die Geschichte Alexanders des Großen ist eigentlich die Geschichte immer wieder umgeformter Legenden. Vieles, was wir über Alexander wissen oder zu wissen glauben, ist ein Produkt von vielfältig ausgedeuteten Gedächtnisspuren; ja gerade beim Makedonenkönig treten diese Umformungs- und Neuschöpfungsprozesse von konstruierter Geschichte besonders plastisch hervor. Diese Gedächtnisspuren stellen in Bezug zu den sepulkralen Legitimationen nun ebenfalls besonders knotenreiche Konstrukte dar, denn viele der sich um den Makedonen rankenden Legenden haben auch mit Toten- und Gräberritualen zu tun. Da ich am Beispiel des Makedonen detaillierter zeigen möchte, wie sich die Erinnerungen umformen können, sind einige Bemerkungen zu der Überlieferungslage nötig.

Zeitgenössische Geschichtswerke über Alexander den Großen haben wir bis auf wenige Fragmente nicht mehr. Wir wissen aber, es gab so etwas wie ein Tagebuch oder Hofjournal des zehnjährigen Feldzuges, dessen Reste heute gerade noch vier Druckseiten füllen. Wir kennen auch Personen aus seiner engsten Umgebung, wie etwa den Bautechniker Aristobulos, Ptolemaios, den späteren Pharao, oder den Flottenkommandant Nearchos, die Darstellungen über ihn verfaßt haben müssen, weil ihre Erinnerungen von späteren Autoren verarbeitet worden sind. Der wichtigste von diesen Schreibern war sicher Arrian (ca. 95–175), ein aus Nikomedien stammender Offizier, der mit militärischem Blick die umfangreichste Vita verfaßt hat. Den ebenfalls griechisch schreibenden Plutarch (ca. 45–125) interessierte vor allem der biographische Vergleich großer Männer, und er verknüpfte in seiner Darstellung den Römer Caesar mit dem Makedonen Alexander. Diodor aus Sizilien (1. Jahrhundert v. Chr.) verfaßte eine griechische Weltgeschichte, in der

Alexander breiten Raum einnimmt. Doch schon Theodor Mommsen hielt den antiken Historiker wegen seiner «unglaubliche[n] Einfalt und noch unglaublichere[n] Gewissenlosigkeit» für den «elendesten aller Scribenten».[134] Quintus Curtius Rufus (1., vielleicht auch 2. Jahrhundert n. Chr.) überschritt mit seinem Werk schon die Grenze zum Roman und blieb zumindest in der Antike völlig unbeachtet. Iustinus nun exzerpierte im 3. vielleicht auch erst im 4. Jahrhundert n. Chr. lediglich eine Weltgeschichte des Pompeius Trogus (Ende 1. Jahrhundert v. Chr.). Das ist im Grunde die ganze Textbasis aller Alexanderdeutungen. Es läßt sich nun schon allein aus der zeitlichen Distanz dieser späteren Autoren zu dem Welteneroberer erahnen, wie mannigfaltig die Umformungsprozesse in jenen Texten sein können, ganz abgesehen von der Vielfalt der individuellen Beweggründe für das Schreiben selbst.

Die Alexanderrezeption der späteren Jahrhunderte verwandelt den legendären Alexander dann immer mehr in einen Mythos, der für den Aspekt der Öffentlichkeit besonders aussagekräftig ist. Denn die identitätsstiftenden Mythen geben ja darüber Auskunft, welche Daten erinnerungswürdig waren und welche man immer wieder dazuerfinden mußte, damit zum Zeitpunkt des Umformens eine Handlungsabfolge schlüssig erschien. Für einen ägyptischen Pharao war es zum Beispiel von unschätzbarem Legitimationsvorteil, wenn er von einem zuvor regierenden Pharao abstammte. Deshalb konnte sich die Legende bilden, daß Alexander nicht vom makedonischen König Philipp II. (359–336 v. Chr.) gezeugt wurde, sondern von Nektanebos II. (360–343/42 v. Chr.), dem letzten eingeborenen Pharao vor der Perserherrschaft in Ägypten. Das Nilland, so die mythische Botschaft, kann beruhigt sein, denn der Befreier vom Joch der Perser ist eigentlich ein Ägypter.

Für die Bestandteile des sich immer mehr ausformenden Alexander-Mythos ist der griechische Alexanderroman eine grundlegende Quelle und in seinen mythischen Aussagen so falsch wie wahr. Er ist nicht mehr nur Zeugnis für die erinnerte Geschichte Alexanders selbst, sondern nun schon für die Geschichte der Alexanderrezeption. Der griechische Alexanderroman wurde aus verschiedenen Quellen wahrscheinlich im 3. Jahrhundert n. Chr. in Alexandria kompiliert und ist durch seine zahlreichen Übersetzungen und Abwandlungen zu einem der am weitesten verbreiteten Werke der Weltliteratur geworden. Das Werk wurde in seinem Ursprung Kallisthenes – deshalb auch Pseudo-Kallisthenes –

zugeschrieben und stellt eine der Hauptquellen des mittelalterlichen Alexanderbildes dar. Immer und immer wieder wurde der Alexanderstoff aufgegriffen, verändert, dem Zeitgeschmack angepaßt. Mitunter wurden wieder ganze Passagen neu erfunden.

Als bekannteste Bearbeitungen des Mittelalters seien hier nur die des Archipresbyters Leo, der Anfang des 10. Jahrhunderts schrieb, der *Alexander* des Pfaffen Lambrecht, die *Historia de preliis Alexandri Magni* oder die über fünftausend Hexameter umfassende *Alexandreis* des Walter von Châtillon aus dem 12. Jahrhundert genannt. Die Nachwelt schuf sich in all diesen Werken nach ihren Vorstellungen, Wünschen und Phantasien ihren eigenen Alexander, der nichts oder nur wenig mit dem zu tun haben mußte, der einst den Bukephalos ritt. Um diese Wandlungen in den Rezeptionen zu verdeutlichen, greife ich auf das Beispiel der Begegnung Alexanders mit Dareios zurück, das nicht zeigen soll, wie es eigentlich gewesen, sondern wie man sich zu unterschiedlichen Zeiten vorstellte, daß es gewesen sei. Hierbei ist es gleichgültig, ob sich Details faktisch nachweisen lassen, oder ob nicht diese oder jene Begebenheit später dazu erfunden wurde, um der Nachwelt die Vergangenheit plausibler erscheinen zu lassen.

Als Alexander der Große im Sommer 330 v. Chr. nach dem dritten siegreichen Kräftemessen mit dem persischen Großkönig Dareios III. Kodomannos (336–330 v. Chr.) und einer wilden Verfolgungsjagd den so heftig Bekämpften endlich einholte, fand der Makedone nur noch den durch Mitglieder aus der eigenen Gefolgschaft verstümmelten Leichnam vor. Was genau berichten nun die heute bekannten antiken Autoren dazu, die ja fast alle erst viel später aus ursprünglicheren, aber heute größtenteils verlorenen Textquellen schöpften? Pompeius Trogus, ein Zeitgenosse des Augustus, berichtet gemäß des Auszuges des Iustinus, Alexander habe, als er den Leichnam des Verstorbenen sah, Tränen über dessen unwürdiges Ende und zu seinen Ehren vergossen und den Befehl erteilt, «seinen Leib nach Königsbrauch zu bestatten und seine Überreste im Grabmal seiner Vorfahren beizusetzen».[135]

Diese Totensorge, den persischen Großkönig nach Königsart zu bestatten, spielt auch bei den anderen Autoren eine Rolle. «Ganz wie auch die Könige vor ihm, in den königlichen Grabstätten» sei Dareios zu bestatten, überliefert Arrian.[136] Alexander sandte also möglicherweise die einbalsamierte Leiche nach Persien und ließ die sterblichen Überreste des persischen Großkönigs mit allem Pomp in den Königsgrabanlagen von Persepolis zur letzten Ruhe betten. Die zwei weiteren kaiserzeitlichen Autoren, die ebenfalls ungefähr 400 Jahre nach Alexander ihre Werke verfaßten, haben noch etwas Besonderes zu bieten. Bei Plutarch und bei Curtius Rufus ist im Ritual von einem weiteren Detail die Rede, welches wegen seines immensen Symbolgehalts in späteren Berichten hätte geradezu erfunden werden müssen, weil es – wie bei Wilhelm dem Eroberer schon erwähnt – gleichsam schulbildend geworden ist: Demnach habe der siegreiche Makedone beim Anblick des toten Gegners seinen Mantel abgenommen, sich niedergebeugt und ihn über den Leichnam gebreitet. So hüllte der König den König und nicht der Sieger den Besiegten, der Nachfolger den Vorgänger und nicht der Triumphator den Erniedrigten ein, lautete die Botschaft. «Und als er sich wieder erhob, da war er selbst gleichsam zum Großkönig, zum Achämeniden, zum Perser geworden, der nun Persertreue belohnen und Perserschande rächen würde», interpretierte Fritz Schachermeyr noch in die Szene.[137]

Wie sehr Alexander sich schon als persischer König gesehen haben muß, zeigen die Berichte über die spätere unehrenhafte Bestrafung des Bessos, der es gewagt hatte, Hand an einen Amtsvorgänger Alexanders zu legen. Plutarch berichtet: «Als er später des Bessos habhaft wurde, ließ er ihn ‹zerschleudern›, nämlich zwei gerade Bäume nach einem Punkt hin zusammenbiegen, den Körper an beide befestigen und sie dann loslassen, so daß jeder Baum beim Emporschnellen den an ihn gebundenen Körperteil mit sich riß.»[138] Alexander hat hier eben schon als Nachfolger im Amt handeln wollen und nicht als ehemaliger Gegner. Folgerichtig legte Pompeius Trogus noch dem sterbenden Perserherrscher die Worte in den Mund, daß Alexander, was die Rache betreffe, nicht mehr in Dareios' Angelegenheit zu handeln habe, sondern daß der Fall beispielhaft und ein alle Könige angehendes Verbrechen sei.

Wie dachten nun die spätantiken und mittelalterlichen Autoren über den Tod des persischen Großkönigs? Die Symbolik der Totensorge für Dareios ist ihnen völlig geläufig. Und damit die ganze Geschichte stimmiger, noch dichter erscheint, wurden nun einige nicht unerhebliche Veränderungen vorgenommen. So erschien es eben in der Herrschernachfolge einleuchtender, wenn Alexander Dareios verwundet zwar, aber noch lebend anträfe, um im Dialog die Machtübertragung zu sichern: Der Makedone, nachdem er die persische Königsstadt Susa erstürmt hatte, «kam in das Gemach, da Darius halbtot lag. Alexander sah ihn, und Mitleid ergriff ihn; er warf das Herrschergewand von sich, bedeckte Darius und legte die Hände auf seine Wunden. Er weinte bitterlich und sprach ‹Erhebe dich, Herr Darius, erheb dich, und wie du einst Herr deines Reiches warst, so sei es auch jetzt. [...] Herr Darius, sage mir doch, wer deine Mörder waren, daß ich an ihnen Rache nehme.› Da Alexander unter Tränen dies sprach, streckte Darius seine Hände nach ihm aus, umschlang ihn, küßte ihm Brust, Haupt und Hand und sprach: ‹Alexander, mein Sohn, [...] blicke mich an und erkenne, wer ich gestern noch war und wer ich heute bin – elendiglich bin ich erniedrigt und in den Staub geworfen; Herr war ich fast der ganzen Welt und habe nun Gewalt über mich selbst nicht mehr. Von Herzen bitte ich dich: Bestatte mich liebevoll mit deinen eigenen Händen; zu meinem Begräbnis sollen Perser und Makedonen gemeinsam kommen; vereinigt werde das Persische Reich mit dem makedonischen [...].› So sprach er und gab in Alexanders Armen seinen Geist auf. Wie es die Sitte bei Herrschern gebietet, ließ Alexander seinen Leichnam beisetzen, er selbst trug ihn mit großem Gepränge – bewaffnete Makedonier und Perser schritten ihm voran. Alexander selber beugte sein Haupt und trug die Bahre mit den Persern gemeinsam; und da er schritt, weinte er bitterlich. Die Perser aber waren von Alexanders Hingabe noch mehr gerührt denn von des Darius Tod. Und so senkten sie ihn ins Grab.»[139]

In dieser abgewandelten Konstruktion muß der Nachwelt Alexanders Herrschaftsnachfolge bedeutend logischer erscheinen: In seinen Armen stirbt der König der Perser und nennt ihn seinen Sohn, von dem er nur noch den Wunsch habe, eigenhändig begraben zu werden. In einer Strategie der Herablassung gelang nun durch die Verschleifung der Distinktion gerade Distinktion neu zu setzen. Und während Alexander nach den antiken Texten nicht einmal bei der Beisetzung persönlich anwesend gewesen sein soll, trug er nach den mittelalterlichen Vorstellungen sogar selbst mit die Bahre. Die Wirkung scheint zwingend: Die Perser sind von dem Verhalten ihres neuen Königs gerührter als vom Tode ihres alten.

Diadochengezänk: Der entführte Alexander

Der griechische Geograph Strabon (ca. 63 v. Chr.–19 n. Chr.) berichtet beiläufig in seiner *Landeskunde* der Antike, als er auf Alexandria zu sprechen kommt, der Leichnam Alexanders des Großen sei entwendet worden aus Habsucht und – «um Ägypten zu gewinnen».[140] Als Alexander im Jahr 323 v. Chr. im Alter von erst 32 Jahren starb, hatte er in einem Jahrzehnt ununterbrochener Kämpfe ein Weltreich erobert. Dieses Reich von den waldigen Hügeln Makedoniens bis zum Indus wurde hauptsächlich durch seine Person und das makedonische Heer zusammengehalten. Vor den diszipliniert operierenden Phalangen mit ihren scheinbar unüberwindbaren Sarissen, den baumlangen Stoßlanzen, hatte fast der gesamte bekannte Erdkreis seinen Nacken gebeugt. Das unerwartete Ableben des jungen Königs stürzte sein Riesenreich in eine tiefe Krise. Sofort nach dem Hinscheiden Alexanders begannen die Streitigkeiten um die Ordnung seines Erbes.

Alexander hinterließ keinen direkten handlungsfähigen Nachkommen. Zwar gab es aus einer illegitimen Verbindung einen Knaben namens Herakles und einige Wochen nach Alexanders Tod gebar Roxane einen Sohn, auch Alexander geheißen, der später zusammen mit der Mutter Opfer politischer Intrigen wurde. Außerdem existierte noch ein geistig behinderter Halbbruder, Philipp III. Arrhidaios († 317 v. Chr.). Er und der kleine Alexander trugen sogar eine Zeitlang den offiziellen Königstitel. Doch sie alle waren eigentlich nicht in der Lage, ein Erbe wie das des großen Alexander weiterzuführen – abgesehen davon, daß sie alle im Laufe der Zeit im Ränkespiel der Macht ermordet wurden. Obwohl anfangs das Heer mit seinem Festhalten am Herrscherhaus die Einheit des Reiches eine geraume Zeit aufrecht erhalten konnte, setzte sich doch nach einiger Zeit der Machthunger und politische Ehrgeiz der Generalität durch. Es begannen die mit Unterbrechungen gut zwei Jahrzehnte dauernden Kriege der Diadochen.

Ihre Herrschaftsbegründung nach dem Tode Alexanders war von vielen Faktoren abhängig. Dazu gehören die frühere Nähe zu Alexander und die damit verbundene Feldzugsteilnahme, persönliche Eigenschaften wie militärische Qualitäten und Verhandlungsgeschick sowie Machtfülle, die aus der persönlichen Rechtsstellung und der Größe der zugeteilten Satrapie erwachsen konnte. Dennoch: Mochten die ehemaligen Alexandergeneräle in den langen Kriegsjahren über ausreichend Truppen verfügen, mochten sie auch genügend militärische Erfahrung und Geld in die Waagschale des Schicksals werfen, an einem litten sie alle großen Mangel, und das war Legitimität in der Alexandernachfolge. Ihre Ausgangssituationen waren annähernd gleich, und deshalb war es wichtig, wer von ihnen ein weiteres erfolgverheißendes, gewichtiges Legitimationsargument in die Hände bekam, um die anderen Konkurrenten zu übertrumpfen. Eines dieser potentiellen Legitimationsargumente in den Auseinandersetzungen war der Leichnam Alexanders des Großen. Daß in der hellenistischen Vorstellungswelt der Gedanke überhaupt geläufig war, aus den Gebeinen großer Vorfahren Macht, Legitimation und Identität zu schöpfen, zeigen die Beispiele der Heroenkulte einzelner Poleis, die schon in vorherigen Kapiteln zur Sprache kamen.

Doch welche Rolle spielte nun genau der Leichnam Alexanders im Streit um die Beute? Quintus Curtius Rufus berichtet, als es bei der Nachfolgeregelung in Babylon 323 v. Chr. zu Tumulten kam: «Hierdurch erschreckt, gebot Perdikkas, den Saal, wo der Leichnam Alexanders lag, zu verrammeln. Bei ihm waren 600 Männer von erprobter Tapferkeit; auch Ptolemaios hatte sich ihm angeschlossen.» Hier ist schon derjenige genannt, der später den Kampf um die Leiche gewinnen sollte: Ptolemaios. Lapidar erzählt Curtius Rufus den Ausgang: «Übrigens wurde dessen [Alexanders] Leichnam von Ptolemaios, dem Ägypten zugefallen war, nach Memphis und von da einige Jahre später nach Alexandria überführt, wo seinem Andenken und Namen jegliche Ehre erwiesen wird.»[141] Doch wie hatte Ptolemaios den Leichnam überhaupt in seinen Besitz bringen können?

In den Beratungen der Teilhaber der Macht im Todesjahr des Königs, 323 v. Chr., der sogenannten Reichsordnung von Babylon, wurden verschiedene gewichtige Entscheidungen getroffen: Philipp Arrhidaios wurde als König anerkannt, Alexanders noch ungeborener Sohn als Mitkönig in Aussicht genommen. Antipatros, Perdikkas und Krateros bildeten eine Art Triumvirat der Reichsverweser. Dazu wurden einzelne Herrschaftsbereiche festgelegt, indem die ranghöchsten Militärs die Satrapien unter sich aufteilten. Außerdem entschied man, daß die Leiche Alexanders in der Oase Siwah in Ägypten beigesetzt werden sollte. Das hatte einen einleuchtenden Grund, da Alexander seit seiner Expedition zu diesem Amunheiligtum als Sohn des Gottes galt. Für den Transport war der Somatophylax Arrhidaios – nicht zu verwechseln mit Philipp Arrhidaios – zuständig; er sollte Alexanders Gebeine in einem prunkvollen Leichenzug überführen. Die Vorbereitungen, vor allem die Anfertigung des gigantischen und auf das kostbarste ausgestatteten Leichenwagens, dauerten fast zwei Jahre. Durch Diodor von Sizilien ist eine detaillierte Beschreibung des Vehikels überliefert, die immer wieder Forscher zu Rekonstruktionsversuchen animierte.

Die Fertigstellung des Wunderwagens fiel genau in die Zeit, als das Konfliktpotential zwischen den Alexandergenerälen um die Rangfolge immer mehr anschwoll. Perdikkas, der mächtigste Mann in Babylon und ganz Vorderasien suchte als erster aus der Beisetzung des Königs einen Legitimitätsvorsprung zu ziehen. Er hatte ja schon unmittelbar nach Alexanders Tod die Einbalsamierung und eine dreißigtägige Aufbahrung angeordnet. Perdikkas befahl Arrhidaios in Widerspruch zu dem Versammlungsbeschluß von Babylon, den Leichenzug nach Aigai, dem Ort der traditionellen makedonischen Königsgräber, zu führen. Seit Menschengedenken fanden dort die makedonischen Könige ihre letzte Ruhe, und für jeden königstreuen Makedonen war Aigai der ehrwürdigste Ort identitätsstiftender Memoria. Aigai war für sie ein Gedächtnisort, angereichert mit Erinnerung an die eigene Geschichte, wie es schon das Theseion für die Athener gewesen war. Die Bestattung Alexanders neben seinem Vater, König Philipp II. (359–336 v. Chr.), hätte eine Stärkung des Fortbestandes des makedonisch beherrschten Reiches bedeutet. Außerdem wäre der Prestigegewinn für Perdikkas von kaum zu überschätzendem Gewicht gewesen. Mit feiner politischer Witterung hatte der königsambitionierte General die Bedeutung der Beisetzung für die eigene Herrschaft genau gespürt. Einem Nachfolger im Regiment oblag eben auch die Sorge um eine königsgerechte Bestattung. Gleichzeitig warb Perdikkas um die Hand Kleopatras, der Schwester Alexanders des Großen. Wie klein war von hier aus der Schritt zu der Akklamation als neuer König durch das makedonische Heer?

Wie wichtig die Leichenfrage für Perdikkas gewesen sein muß, wurde deutlich, als sich ein anderer des Zuges bemächtigte. Ptolemaios, ebenfalls nach Autorität und legitimer Nachfolge dürstend, vermochte es, die Route, die Arrhidaios nahm, zu ändern. Als der Begräbniszug in Syrien ankam, erwartete der Sohn des Lagos bereits an der Spitze eines

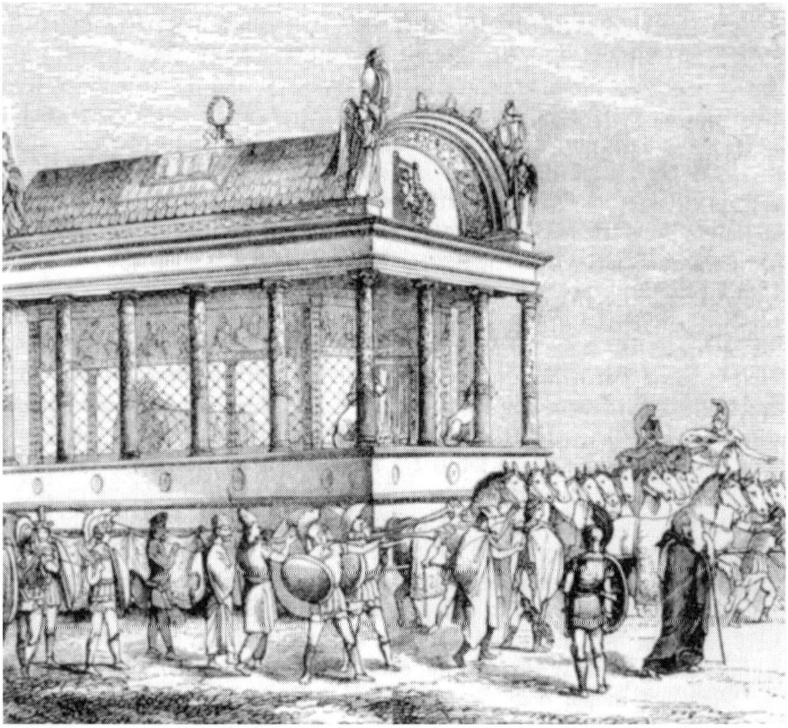

Entführung des Gottkönigs: Mit einem angeblich von 64 Maultieren gezogenen Prunkwagen, dessen Herstellung zwei Jahre gedauert hatte, sollte Alexanders Leichnam eigentlich von Babylon nach Siwah in Ägypten überführt werden. Einer der Nachfolger wollte ihn jedoch lieber nach Aigai, dem Begräbnisort der makedonischen Könige, holen. Aber Ptolemaios Lagos, ein anderer Erbe, nahm sich des Zuges an und brachte den einbalsamierten Herrscher in die ihm unterstellte Satrapie nach Memphis; später gelangte er nach Alexandria. Holzstich aus dem 19. Jahrhundert.

Heeres den Leichnam. Zu wertvoll schien der Tote, als daß ein kleines Kommandounternehmen für die Entführung ausgereicht hätte. Legendenhafte Ausschmückungen dichteten dem Coup auch noch den heimlichen Austausch mittels kopierter Mumie an. Auf jeden Fall: Ptolemaios wollte sichergehen. Als Perdikkas von der Entführung des Alexanderleichnams erfuhr, zog er seinen stärksten Trumpf: Krieg! In einem Arrian-Fragment ist sogar ausdrücklich die Leiche als Motiv für den

Feldzug genannt. Perdikkas sei 321 gegen Ägypten gezogen, um den Leichnam Alexanders an sich zu bringen.[142]

Die neuen Pharaonen

Aber auch Ptolemaios hatte die Gebeine Alexanders nicht entführt, um den Beschluß von Babylon zu erfüllen. Wie Perdikkas suchte auch er das Andenken an den König mit der Stabilisierung seiner eigenen Herrschaft zu verknüpfen. Denn Ptolemaios war ja noch nicht der neue Pharao Ägyptens, sondern das Nilreich lag nur treuhänderisch zu seinen Füßen. Nach ägyptischer Weltsicht handelten die Götter als Herren des Irdischen und nahmen einen Pharao erst nach einer Reihe von Riten als ihren legitimen Repräsentanten an. Daher strebten der Eroberer Alexander und auch Ptolemaios danach, soviel wie nur irgend möglich an Legitimität für sich zu gewinnen und sich bestmöglich in die altägyptische Königsideologie einzupassen. Alexander war das zum einen durch seine ‹Doppelabstammung› vom Pharao Nektanebos II. und dazu vom Gott Amun gelungen, zum anderen aber auch durch die Erfüllung einer pharaonischen Aufgabe, der Vertreibung des Chaos, als das die verhaßte Perserherrschaft empfunden wurde.

In Luxor ist in einem aus älterer Zeit stammenden Tempel nachträglich ein Alexandersanktuar geschaffen worden, das bis heute erhalten ist. Es zeigt auf seinen Wänden immer wieder den Pharao Alexander, wie er vor seinem Gottvater Amun Kulthandlungen vollzieht. Hieroglyphenbeischriften erläutern das Geschehen: «Es ist der vollkommene Gott, der Herr der Zeremonien Alexander erschienen als König von Ober- und Unterägypten auf dem [Horus]thron der Lebenden [ewig, ewig].» Dann spricht Amun zu Alexander, der Gott zum Gottessohn: «Ich habe Dir alle Stärke verliehen wie Re. Ich habe dir meinen Sitz und meinen Thron auf Erden verliehen.» Und etwas später: «Ich habe dir Sieg wider [alle] Fremdländer verliehen.»[143] Alexander wurde – das zeigt das Beispiel des Tempels in Luxor ganz deutlich – von der Priesterschaft als legitimer Pharao akzeptiert, und ihm fiel die Rolle eines Heilskönigs zu. Als Pharao verkörperte Alexander nun die Inkarnation des höchsten Gottes.

Nach Alexanders Tode zählten in dem stark königsorientierten Ägypten die Priester in den Königslisten nach dem Pharao Alexander folgerichtig nur legitime Nachfolger auf. So folgten auf den Denkmälern und in den Papyri die Namen der zwar abwesenden und nie gekrönten, dafür aber rechtmäßigen Pharaonen Philippos (III.) für die Jahre 323–316 v. Chr. und Alexander (IV.) für die Jahre 316–304 v. Chr. Obwohl Ptolemaios nicht über die Scheinkönige verfügte, blieben sie offiziell die Herrscher, sogar dann noch, als durch die Ermordung des kleinen Alexander 311 v. Chr. eigentlich ein Interregnum eingetreten war. Der Wunsch nach einem legitimen König war in Ägypten so stark, daß er als Pharao in den Königslisten weitergeführt wurde. Wenn Ptolemaios legitimer Pharao werden wollte, mußte er an diese Dynastie irgendwie öffentlich anknüpfen und seine Nachfolge göttergewollt und plausibel inszenieren. Jan Assmann schreibt zu den Thronbesteigungs- und Krönungsriten des Königtums: «Jeder ägyptische König spielt auf seinem Weg zum Thron den Osiris-Horus-Seth-Mythos nach, indem er sich durch Bestattung seines Vaters bzw. Vorgängers und seinen Thriumph über ‹Seth› als wahrer Horus legitimiert.»[144] Im Hinblick auf die traditionsbewußte ägyptische Priesterschaft bekommt damit des Ptolemaios Streben nach und die Totensorge um den Alexanderleichnam ein ganz besonderes Gewicht. Da der ägyptische Gottesdienst und die Stellung des Pharaos darin unauflöslich miteinander verbunden waren, und weil die Tempelpriester als Stellvertreter des Pharaos galten, deshalb ist der Tempeldienst zugleich auch als Königsdienst verstanden worden. Wenn man in der Priesterschaft nun ein Beharrungsvermögen des alten ägyptischen dramatischen Weltbildes, das einer fortwährenden Inganghaltung bedarf, voraussetzt und den Thronbesteigungsritus als Ritual solcher Inganghaltung ansieht, dann folgt daraus: ohne Bestattung des Vorgängers keine Pharaonenherrschaft und ohne Pharaonenherrschaft Gefahr für den kosmischen Prozeß. Gefahr für die Zukunft aber mußte man abwenden.

Nachdem Ptolemaios den Leichnam Alexanders nach Ägypten gebracht hatte, blieb dieser eine Weile in Memphis, Hauptstadt und zugleich kultisches Zentrum der Satrapie. Was hier geschah, wissen wir nicht genau. Pausanias, der in der zweiten Hälfte des 2. Jahrhunderts n. Chr. seine *Reisen in Griechenland* schrieb, vermerkt als einziger Autor, daß Alexander in Memphis nach «makedonischer Sitte» bestattet worden sei.[145] Was könnte er gemeint haben? Ist der Hinweis von Pausanias deshalb erwähnenswert, weil die Ägypter, die ihre Toten unverbrannt bestatteten, mit der «makedonischen Sitte» der Leichenverbrennung konfrontiert worden waren? Oder bedeutet es nur, daß die Begräbnisrituale einfach anders, eben nicht ägyptisch waren? Die sterblichen Überreste des Makedonenkönigs und Pharaos müssen später nach Alexandria gelangt sein, wann genau, ist unbekannt.

Dort wurde neben dem lokalen Kult des Stadtgründers noch ein Reichskult des Gottes Alexander begründet. Kultort war das als Grabstätte erbaute Heiligtum, und als Priester handelten hohe Beamte und die Ptolemäer selbst. Unter Ptolemaios IV. Philopator (222/1–204 v. Chr.) wurde dann eine Grabanlage geschaffen, die die Ptolemäergräber einbezog. Man muß sich den Komplex wohl als ein umgekehrtes ägyptisches Saint-Denis vorstellen, das ikonographisch die Herrschaft begründete und in die Zukunft weitertrug. In Saint-Denis liefen die Stränge oder Wurzeln der Herrschaft auf die in der Mitte bestatteten Leichen des Großvaters und Vaters des Schöpfers der Anlage zu. Hier in der Nilmetropole lag in der Mitte Alexander, der Ursprung der Macht, und um ihn herum gruppierten sich in kleinen Pyramiden die ptolemäischen Pharaonen.

Aus Strabons Bericht über Alexandria wissen wir von einer angeblichen Gruft der Könige, die ein Teil des am Meer gelegenen ptolemäischen Palastes gewesen sein soll. In dieser Gruft habe auch zu seiner Zeit Alexander in einem gläsernen Sarg gelegen, da der ursprünglich goldene schon vor Zeiten geraubt worden war. Wo dieser Palast genau lag, ist bislang unklar, obwohl Teile davon wahrscheinlich in den letzten Jahren mit Hilfe der Unterwasserarchäologie lokalisiert worden sind. Doch auch Strabons Bericht muß nicht stimmen, und so gibt es bisher 131 Lokalisierungsversuche des Grabes, die sich alle als Irrwege erwiesen haben. Überlegungen, welche die Grabanlagen nicht im Palastbezirk, sondern auf dem Gelände eines alten lateinischen Friedhofs oder unter der Moschee vermuten, die zu Ehren des Propheten Daniel errichtet wurde, sind die vielleicht prominentesten Theorien dazu.

Für den Zusammenhang von Grab und Herrschaft ist es wichtiger, darauf zu verweisen, wie geschickt die neuen hellenistischen Pharaonen durch Neuschaffung eines Kultes in Kooperation mit der ägyptischen Priesterschaft ihre Herrschaft zu begründen vermochten. Das Heiligtum und die darin einbezogene spätere Grablege der ptolemäischen Dynastie wirkte als ein symbolisch besonders aufgeladener

Erinnerungsort. Der Ptolemäerfeind Lukan (39– 65 n. Chr.) dichtete in seinem Epos über den Bürgerkrieg: «Letzter Sproß des Lagidenhauses! Verkommener, dem Untergang geweihter Bube! [...] Während du in heiliger Gruft den Makedonen bewahrst und unter hochgetürmten Steinhaufen die Reste der Pharaonen liegen, während Pyramiden und Mausoleen die Manen der Ptolemäer und die ganze schnöde Dynastie, die solche Ehren nicht verdient hat, umschließen».[146] Die Grablege, der Palastkomplex, die Stadt – sie zogen Besucher an; darunter auch viele römische Caesaren, wie ich später noch genauer zeigen werde. Alexandria war ja nicht irgendeine Stadt, sondern entwickelte sich unter den ersten Ptolemäern rasch zu einer der angesehensten Metropolen der hellenistischen Welt.

Die Tat des Ptolemaios, sich der Alexandergebeine anzunehmen, schien von Anfang an auch offenbar gottgefällig zu sein. Wie gottgefällig sie war, zeigte sich schon kurz nach der Bestattung des Leichnams in Memphis. Als Perdikkas 321 v. Chr. mit seinem Heer in Ägypten erschien, um, wie Arrian sagt, sich der Leiche Alexanders zu bemächtigen, spürte er das Mißfallen der Götter nur zu deutlich. Kein Nilübergang seiner Truppen gelang, eine versuchte Festungserstürmung geriet zum Debakel. Zu guter Letzt fand Perdikkas in seinem Feldherrnzelt durch die Hand der eigenen Leute den Tod; der Feldzug war gründlich mißglückt. Der Tod des Perdikkas bezeichnet auch in dieser Hinsicht einen Einschnitt in der Entwicklung: Mit ihm fiel ein Anhänger der Reichseinheitsidee und mit Ptolemaios siegte ein Partikularist. Und auch ein zweiter Versuch, die Machtkonstellationen neu zu ordnen und damit die Reichseinheit zu festigen, war mit der Reichsordnung von Triparadeisos im Sommer 320 v. Chr. zwar artikuliert worden, blieb aber nur Episode. Diese Veränderung zeigt sich auch in dem Selbstbild des Lagiden. So entsteht in dieser Zeit ein neues Münzbild des Ptolemaios, und auch der Abschluß von halbsouveränen Verträgen mit kyprischen Stadtkönigen zeugt von einem neuen staatsrechtlichen Selbstverständnis.

Die späteren Überlieferungen zeigen, daß Ptolemaios sogar selbst aktiv an ihm genehmen Konstruktionen der Geschichte beteiligt war. Aus seiner Feder stammt eine Alexandergeschichte, die heute leider bis auf wenige Fragmente verloren ist. Aber sie ist so stark von Arrian benutzt worden, daß sich Teile daraus rekonstruieren lassen. An einigen Stellen der Anabasis nennt Arrian ihn auch als Quelle. Eine Episode, die auf Ptolemaios zurückgeht, schildert die Orientierungslosigkeit des Makedonenkönigs und zukünftigen Pharaos in der Wüste auf dem Weg zur Amun-Oase. «So geriet denn auch das Heer Alexanders in die Irre, und selbst die Wegführer waren im unklaren, in welche Richtung man weiterzuziehen hätte. Aber wie Ptolemaios, Sohn des Lagos, erzählt, setzten sich zwei Schlangen an die Spitze des Zuges und gaben Laute von sich, worauf Alexander den Führern befahl, auf die Gottheit zu vertrauen und diesen Tieren zu folgen, die sie in der Tat dann auch den Weg zum Heiligtum und dann wieder zurück führten.»[147] Die Episode sollte offenbar belegen, daß Alexander schon vor dem Orakel als ein Gottessohn handeln konnte. Daß gerade Ptolemaios diese Geschichte überliefert hat, darf nicht verwundern. Denn er hatte sich, bevor er diese Zeilen niederschrieb, in den Besitz der sterblichen Überreste des Gottessohnes gebracht. In Wort und Tat hatte Ptolemaios ein gutes Gespür für göttliche Zeichen.

Wie dachte die Nachwelt über den Verbleib des Leichnams, und welche Rolle spielte Ptolemaios dabei? Eine durchaus plausible Erklärung zu den Vorgängen um die Alexandergebeine und ein exzellentes Verhalten des Leichenräubers Ptolemaios überliefert der griechische Alexanderroman: «Da gerieten die Perser mit den Makedonen in Streit: Sie wollten Alexander in ihr Land überführen und als den Gott Mithras verehren; die Makedonen aber wehrten ihnen, da sie ihn nach Makedonien bringen wollten. Da sagte Ptolemaios: ‹Es gibt ein Orakel des Babylonischen Zeus, von dem werden wir eine Weissagung über den Leichnam Alexanders einholen, wohin wir ihn bringen sollen.› Und das Orakel des Zeus offenbarte ihnen: ‹Ich rate, was allen nützt: Es liegt eine Stadt in Ägypten, ihr Name ist Memphis; dort errichtet ihm seine Ruhestätte!› Nach diesem Spruch redete niemand mehr dawider. Sie überließen es Ptolemaios, nach Memphis zu ziehen und den Leichnam einbalsamiert in einem Sarg aus Blei hinzuführen. Ptolemaios setzte ihn auf einen Wagen und marschierte von Babylon nach Ägypten. Als die Einwohner von Memphis davon hörten, zogen sie dem toten Alexander entgegen und geleiteten ihn in die Stadt. Doch der Oberpriester des Tempels in Memphis sagte: ‹Bestattet ihn nicht hier, sondern in der Stadt, die er in Rhakotis gegründet hat. Denn in welcher Stadt auch immer dieser Leichnam ruht, sie wird von Kriegen und Aufständen durchtobt sein.› Da führte Ptolemaios ihn sogleich nach Alexandria und erbaute ein Grab in dem Heiligtum, das danach ‹Alexanders Leib› genannt wird. Dort setzte er den Leichnam bei.»[148]

Für den Zusammenhang von Leichenbesitz und Herrschaftsbegründung scheinen mir in dem Text mehrere Bemerkungen von Belang zu sein: erstens, daß den Persern nachgesagt wird, sie hätten den Leichnam eigentlich behalten wollen, und zweitens, daß ein Orakel die später verwirklichte Bestattung in Ägypten voraussagt. Noch wichtiger aber dürfte sein, daß drittens alle Aktivitäten von Ptolemaios ausgehen, er von Anfang an der die Bestattung besorgende Handelnde ist und eigentlich nur einen orakelten göttlichen Willen vollstreckt, und viertens, daß aus dem angeblichen Begräbnisort ein Heiligtum wird; was später tatsächlich geschehen ist.

Dem Mittelalter waren dann andere Dinge wichtig. Die Reden von Orakeln oder Persern, die Alexander für einen Mithraskult verwenden wollten, treten zurück. Auch der Umweg über Memphis war eher unwichtig geworden und bedurfte keiner Erwähnung mehr. Und so berichten der Archipresbyter Leo und die auf ihn aufbauende *Historia de preliis*: «Dann ordnete er [Alexander] an, Honig aus dem Land Nisiotia und Myrrhe aus dem troglodytischen Land zu holen, und befahl, daß nach seinem Tod sein Körper damit eingerieben werde, weil, wie man sagt, menschliche Körper auf diese Weise unverweslich gehalten werden.» Die *Historia de preliis* setzt noch hinzu: «Darauf befahl er seinem Bruder Philipp, der auch Arrhidaios genannt wurde, daß er zehntausend Pfund Goldes nähme, das sind zweihundert Talente, und in Alexandria ein Grabmahl errichten ließe, wie es denn auch geschah. Als aber der so bedeutende und ruhmreiche König verschieden war, hoben seine Fürsten seinen Leib auf, hüllten ihn in königliche Gewänder, setzten ihm eine Krone aufs Haupt, hoben ihn auf seinen Wagen und brachten ihn von Babylon nach Alexandria. Ptolemaios aber schritt vor dem Wagen einher, klagte mit heller Stimme und sprach: ‹Weh mir, Herr Alexander, tapferster Mann! Du hast in deinem Leben nicht so viele getötet, wie du nach deinem Tod niedergemacht hast.› Die Fürsten aber und all seine Soldaten folgten ihm unter Wehklagen bis Alexandria, wo er begraben ward.» Ein schönes Bild: Ein mumifizierter Alexander wird in fürstlicher Eintracht unter wehklagender Führung des Ptolemaios direkt von Babylon nach Alexandria gebracht und in einem mit großem Aufwand geschaffenen Grabmal beigesetzt. In Zukunft kein Streit mehr, kein Krieg, keine Opfer – jedenfalls nicht wegen des Besitzes der Alexanderleiche. Walter von Châtillon hingegen war sich offenbar über den symbolischen Wert des Alexanderleichnams durchaus im klaren. Er nannte um 1184 in seiner Dichtung den Alexanderleichnam, den Ptolemaios nach Alexandria brachte «*depositum fati* – Pfand des Schicksals».[149] Ahnte auch er dessen eigentliche Bedeutung?

Waren nun die Auseinandersetzungen zwischen Perdikkas und Ptolemaios um den Alexanderleichnam einzigartig? Waren sie der einzige Zwist um eine Königsleiche in der kampfreichen Diadochenzeit, oder gab es noch weitere «Unterpfänder des Schicksals»? Zwei weitere Beispiele seien noch kurz angerissen. Als König Philipp Arrhidaios – wir erinnern uns, es war der Halbbruder Alexanders – mit seiner Frau Eurydike im Jahr 317 ermordet worden war, spielten auch die königlichen Leichen im Legitimationsspiel Kassanders eine wichtige Rolle. Der Jüngste der Diadochen strebte nach der Herrschaft in Makedonien und nahm sich auch deshalb der Toten an. Nur ein Ort kam für eine königliche Bestattung in Frage: Aigai. Aus dem Akt der respektvollen Bestattung des Königspaares schöpfte nun Kassander ein Stück Legitimität für seine neubegründete Herrschaft. Und auch Antigonos Monophthalmos wandte dieses Mittel an. Als 308 v. Chr. Kleopatra, Alexanders Schwester und letzte Angehörige des argeadischen Königshauses, ihre vielumworbene Hand Ptolemaios reichen wollte, konnte Antigonos diesen Legitimitätsvorsprung des Nilsatrapen nicht zulassen; einäugig mochte er zwar sein, aber nicht einfältig. So ließ er die Braut kurz vor der Abreise zu ihrem zukünftigen Gemahl von ihren Sklavinnen ermorden und tötete danach die Beteiligten der Bluttat, um den Verdacht von sich abzulenken. Danach befahl er, Kleopatra mit allen königlichen Ehren zu bestatten. Einen Teil der Legitimität konnte der Einäugige so an sich ziehen. Und mit Ausnahme des Bräutigams konnten auch die übrigen Diadochen zufrieden sein. Die Argeadendynastie war erloschen. Auf königliches Blut mußte keine Rücksicht mehr genommen werden. Der Kampf tobte zwischen den Diadochen noch lange weiter. Erst die Schlacht von Ipsos 301 v. Chr., über zwanzig Jahre nach Alexanders Tod, entschied die Frage um die Herrschaft in dem Riesenreich und zersplitterte es nun auch staatsrechtlich in eine Anzahl von Teilreichen.

Die zweifache Bedeutung der Alexanderleiche für Ptolemaios möchte ich noch einmal deutlich hervorheben: Die Leiche des Alexander – als Reichsgründer ja ein Symbol der Einheit – hat im Diadochenzwist ausgerechnet dem exponiertesten Partikularisten wirksam als Legitimationshilfe gedient. Die Reichsidee wurde dadurch geradezu konterkariert. Die Machtposition des Ptolemaios war gegenüber jener der anderen Diadochen ursprünglich nicht einmal hervorgehoben. Im Gegenteil. Denn die Diadochen, die nach Alexanders Tod den Ton angaben, waren andere, Perdikkas und Antigonos etwa. Ptolemaios agierte eher in der zweiten Reihe. Alexander hatte auf dem Totenbett den Besten zum Nachfolger bestimmt. Eine Art der *imitatio Alexandri* hieß es daher, in dem hellenistischen Kriegsspiel siegreich und damit der Erste zu sein. Überhaupt gehörte bei dem charismatischen Charakter der hellenistischen Königsherrschaft die Sieghaftigkeit zu den grundnotwendigen Eigenschaften eines Monarchen: im Krieg, bei der Jagd, im Auftreten. Und der Siegreichste der Siegreichen war eben Alexander. Mußte nicht derjenige, der den Siegreichsten würdig bestattete, ebenfalls siegreich sein? Zeichnete nicht der Besitz der Leiche des Allersiegreichsten den Besten aus? Hob sie nicht Ptolemaios gegenüber den anderen Diadochen als den wahren Erben empor?

Aber nicht nur wegen des Prestigegewinns gegenüber seinen früheren Waffengefährten war Ptolemaios in der Leichenfrage so energisch. Denn noch wichtiger und geradezu unverzichtbar waren die Gebeine des legitimen Pharaos Alexander für die Integration der eigenen Person in die priestergesteuerte ägyptische Königsfolge. Der Abstand zwischen Amun und Ptolemaios war in der Herrscherabfolge einfach zu groß, wenn sich nicht noch das Zwischenglied des Amunsohnes Alexander dazwischenschieben ließ. Deshalb hat der Lagide den Leichenzug mit Heeresmacht in Syrien abgefangen. So bekommt die oben zitierte beiläufige Bemerkung Strabons einen handfesten, logischen Sinn, Ptolemaios hätte den Leichnam aus Habsucht an sich gebracht und um sich Ägypten anzueignen. Dazu kommt, daß Ptolemaios in seinem aus verschiedenen Völkern bestehenden ägyptischen Reich einen einenden Mittelpunkt schaffen und sie ideologisch verbinden mußte. Nichts war dafür so geeignet, wie der Kult um Alexander den Großen – als König, Pharao und Gott. Zu ihm konnten sich alle Untertanen bekennen. Für die Ägypter war der pharaonische Alexander Befreier von dunkler persischer Fremdherrschaft, für die Griechen und Makedonen der größte ihrer Könige. Die späteren ptolemäischen Pharaonen mußten weiter an einer Janusköpfigkeit ihres Königscharakters festhalten. Gegenüber den griechischen und makedonischen Untertanen präsentierten sie sich als griechische Herrscher mit dem Königsdiadem, gegenüber den ägyptischen Untertanen als Pharaonen mit der Doppelkrone Ober- und Unterägyptens.

Die Anstrengungen, um sich in den Besitz der Alexanderleiche zu bringen, sollten sich auszahlen. Der autoritätsstabilisierende Faktor des Besitzes der Alexanderleiche und der öffentlichen Sorge darum machte den Weg frei zu neuer Herrschaftsbegründung. Ptolemaios Lagos, der einstige jugendliche makedonische General und Weggefährte Alexanders, ist als Pharao Ptolemaios I. Soter, der Erlöser, in die Geschichte eingegangen. Als Ptolemaios I. Soter 280 v. Chr. mit fast achtzig Jahren starb, hinterließ er ein festgefügtes Staatswesen, gehörte Ägypten mit seinen Nebenländern, der Kyrenaia, Kypros und Koile Syria, zu den am besten verwalteten Monarchien aus der Erbmasse des Alexanderreiches. Das Zeitalter des Erlösers war für Ägypten auch eine Zeit der Blüte; zum Teil auch dank der Entführung und späteren Sorge um den Alexanderleichnam, dieses Pfand des Schicksals. Für zweieinhalb Jahrhunderte beherrschten die Ptolemäer – oder auch Lagiden genannt – das Reich am Nil. Nach Kleopatra VII. Philopator (47–30 v. Chr.), der letzten Ptolemäerin, die sich bekanntlich mit Caesar und Marcus Antonius verbunden hatte, ging Ägypten dann – wie die anderen hellenistischen Reiche auch – in einer neuen Großmacht auf: Rom.

Alexander, die römischen Caesaren und der Traum vom Orientsieger

Die Namen der großen und berüchtigten Römer sind es, die die Überlieferungen und Legenden mit Alexandernachahmungen und Grabwallfahrten zum Alexanderleichnam in Verbindung bringen: Pompeius, Caesar, Augustus, Caligula, Nero, Caracalla. Namen, die nach Ehrgeiz, Macht und Schlachtenruhm klingen, aber auch nach Überspanntheit und geistiger Verwirrung. Daß es gerade Römer waren, ist deshalb umso erstaunlicher, weil ihre Kriege einen Großteil der hellenistischen

Staaten zerschlugen, die als Erbmasse aus dem Alexanderreich hervorgegangen waren. Makedonien selbst hatten 168 v. Chr. römische Legionen die Eigenstaatlichkeit genommen. Die *imitatio Alexandri* der Caesaren war also nicht ein Bemühen um politische Kontinuität, sondern dürfte wohl ausschließlich auf eine Nachahmung des Unbesiegbaren gezielt haben. In einem Gemenge aus Namengebungen, Inszenierungen und großen Posen, die in den Zeiten der römischen Imperatoren den Geist des unbezwingbaren Welteneroberers beschworen, war der Begräbnisplatz Alexanders auch häufig als Ort sinnstiftender Rituale mit einbezogen.

Pompeius (106–48 v. Chr.), der bedeutendste Feldherr neben Caesar in der ausgehenden Republik, verband den nun für Alexander aufkommenden Beinamen *magnus* auch gleich mit seinem Namen. In seinen Triumphzügen erschienen Elefanten, Reichtümer und unterworfene Völker; die schillernde Buntheit des Orients zeigte: Hier ist ein neuer Alexander ertstanden, der sogar einen ‹Originalmantel› des Makedonen sein eigen nannte. Da er mit seinen Triumphen über Europa, Afrika und Asien – wie Plutarch meinte – die «ganze bewohnte Erde unter sein Joch gezwungen zu haben» schien,[150] suggerierte der Feldherr, er habe die gesamte Welt gefangengenommen; eine Leistung, die nicht einmal dem großen Alexander gelungen war.

Mit Caesar (100–44 v. Chr.) beginnt die lange Reihe der römischen Alexanderimitatoren, die persönlich dem Makedonenkönig in Alexandria in das mumifizierte Antlitz geschaut haben sollen. Lukan beschrieb in seinem Bürgerkriegsepos den Caesar-Besuch in Alexandria und überliefert, der Feldherr «läßt sich aber durch keine Sehenswürdigkeit beeindrucken, weder durch den Goldschmuck der Götterstatuen noch durch die Stadtmauern, sondern steigt ungeduldig in das zu einer Gruft ausgebaute Gewölbe hinab».[151] Octavian, der spätere Augustus (63 v. Chr.–14 n. Chr.), soll in seinen Besichtigungswünschen ebenso selektiv wie Caesar gewesen sein. Sueton (ca. 70–ca. 130 n. Chr.) notierte in seiner Kaiserbiographie: «Um dieselbe Zeit nahm er den Sarg und die Leiche Alexanders des Großen in Augenschein, die er aus ihrer Gruft heben und vor sich hatte bringen lassen, und bezeigte seine Verehrung durch eine goldene Krone und durch Blumen; als man aber bei ihm anfragte, ob er vielleicht auch die Gruft der Ptolemäer in Augenschein zu nehmen wünsche, gab er zur Antwort, einen König, nicht Leichname habe er zu sehen gewünscht.» Cassius Dio (ca. 155–ca. 235 n. Chr.) berichtet noch von einer Peinlichkeit: «Hierauf ließ er sich Alexanders Leiche zeigen und berührte sie sogar, wodurch ein Stück der Nase abgebrochen sein soll.»[152] War das die Häme eines späteren, unter anderen gesellschaftlichen Bedingungen schreibenden Autors?

An die Beschreibung von Caesars Gruftabstieg hatte Lukan einen Exkurs über Alexander eingeschoben. Manfred G. Schmidt hat in seinem Lukan-Kommentar nachgewiesen, daß «Lucans Interesse an Alexander kein philosophisches, vielmehr ein politisches» gewesen sei. Und: «Das historische Exemplum des Weltherrschers ist Chiffre eines politischen Protests, der – vordergründig auf Caesar – letztendlich aber auf den lebenden Weltenherrscher zielt. [...] Indem Lucan das Fortbestehen des Grabes und der darin liegenden Mumie mit der Zeit der Tyrannenherrschaft in eins setzt, kennzeichnet er den lebenden Herrscher als Erben dieser politischen Ideologie, und er trifft in der *vituperatio Alexandri* vor allem diesen.»[153] Der Tadel an Alexander wurde so zur Kritik am regierenden Monarchen.

Die Alexandernachahmung verbunden mit der Inszenierung als Orientsieger nahm bei einigen der nervlich überreizten Caesaren unglaublich alberne Züge an. Caligula (37–41 n. Chr.) – das Stiefelchen –, hatte einige davon zu bieten. Nicht nur, daß er seinen Vorgänger Tiberius vergiftet und dann eine pompöse Bestattung für diesen inszeniert haben soll, er entwendete auch aus dem Grab Alexanders einen Brustpanzer, ganz so wie einst Alexander Achills Waffen an sich nahm. In diesem Panzer überquerte er dann auf einer riesigen Schiffsbrücke seinen Hellespont, vor sich eine Geisel namens Dareios führend. Aber Caligula war nicht auf dem Weg nach Asien, oder wie einst Xerxes, von dort kommend, sondern bewegte sich zwischen zwei Landspitzen im Golf von Neapel. Als der neue Alexander später den Plan hatte, sein Lieblingspferd Incitatus zum Konsul zu machen, hatten die Gardetribunen von dessen Exzessen genug. Sie erschlugen ihn.

Der vielleicht nicht minder wahnsinnige Nero (54–68 n. Chr.) hatte neben seiner Sangeskunst und der großen Griechenlandtournee noch den genialen Einfall, eine makedonische Phalanx aufzustellen, deren Soldaten 1,77 Meter messen sollten. Der berühmte Kitharöde inszenierte sich auch mit einer riesigen Statue, dem Koloß des Nero, in Rom in einer Heliosadaption als Alexander. Die Alexandromanie der Caesaren fand dann ihren unbestreitbaren Höhepunkt unter Caracalla (211–217 n. Chr.). Er war zugleich der letzte Kaiser, von dem überliefert wird, daß er die Mumie Alexanders gesehen habe. Ein unbekannter Epitomator, der um die Wende zum 5. Jahrhundert aus den Kaiserbiographien des Sextus Aurelius Victor (320–um 390) abschrieb und noch einiges hinzufügte, bemerkte zu Caracalla: «Nachdem er den Körper Alexanders des Makedonen betrachtet hatte, befahl er, daß er nun selbst als ‹der Große› und als ‹Alexander› anzureden sei.»[154] Sein persönliches Vorbild äffte er bis in die Kopfhaltung nach, und für einen Feldzug gegen die Parther, seinen Orientfeldzug, stellte auch er eine Phalanx auf, die mit historischen Waffen und Kostümen ausgerüstet wurde.

Cassius Dio überliefert: «Er war ein so leidenschaftlicher Verehrer Alexanders, daß er sich gewisser Waffen und Trinkgefäße bediente, von denen er glaubte, daß sie einmal jenem gehört hätten; außerdem ließ er viele Bildnisse von ihm sowohl in den Heerlagern als auch in Rom selbst aufstellen. Dazu formierte er eine Phalanx, die, etwa sechzehntausend Mann stark, lediglich aus Makedoniern bestand, gab ihr den Namen ‹Phalanx des Alexander› und stattete sie mit Waffen aus, welche einstmals unter ihm in Gebrauch gewesen waren. [...] Indes selbst dies genügte Antoninus [Caracalla] noch nicht, er nannte vielmehr Alexander auch noch den Augustus des Ostens, und einmal schrieb er sogar dem Senat, daß Alexander wieder in den Leib des Augustus eingetreten sei, auf daß er, nachdem er seinerzeit nur so kurz gelebt habe, erneut, und zwar für längere Zeit, in ihm lebe.»[155] All diese Inszenierungen waren Ausdruck einer symbolisierten Beziehungskette: Alexander – Imperium – Kaiser – Weltherrschaft. Und Caracalla nahm die Vollenderrolle ein.

Auch Kaiser Iulianus Apostata (361–363), der für Ammianus ein neuer Achill war, sich selbst aber als Alexander sah, kann man in diese Reihe stellen. Unbesiegbar wie Alexander wollten sie alle sein, und alle Nachahmer führten oder planten ihren eigenen Orientkrieg. Der Geist Alexanders sollte sie befähigen, Persien niederzuwerfen, wie Sokrates in seiner Kirchengeschichte von Iulianus bemerkte. Zudem trug das Bedürfnis, die sichtbaren Vertreter staatlicher Macht mit gottgegebenen Hilfs- und Schutzpotenzen zu verknüpfen, dazu bei, mit der Aufnahme des hellenistischen, dann des römischen Herrscherkultes, eine für die griechisch-römische Welt neuartige sakrale Legitimation der politischen Ordnung zu etablieren, als deren zentrale Figur Alexander erschien. Allerdings konnten die spätantiken Imperatoren nicht mehr von der Leibhaftigkeit des Alexanderleichnams profitieren, denn schon vom Ägyptenaufenthalt von Caracallas Vater, dem Imperator Septimius Severus (193–211 n. Chr.), wird berichtet: Er nahm «aus fast allen Heiligtümern sämtliche Bücher geheimnisvollen Inhalts, so viele er nur davon finden konnte, mit sich weg und ließ auch das Grabmal Alexanders schließen, alles Maßnahmen, damit in Zukunft niemand mehr dessen Leiche zu sehen bekomme oder lese, was in jenen Büchern geschrieben stand.»[156] Seit der Zeit verschwand die Leiche im Dunkel der Jahrhunderte.

In diesem Kapitel, das Legitimations- und Rezeptionsmechanismen beschrieb, lag das Gewicht auch auf den Veränderungen und Ausschmückungen von Grabritualen, die man mit der Leiche Alexanders in Verbindung brachte. Sie belegen die Wandlungen in den Details und die vielfältigen Bezüge, die sich im Laufe der Zeit einstellten. Zudem scheinen sie besonders aussagekräftige Beispiele für die Übertragung oder Versachlichung des Charismas zu sein, oder besser dafür, wie man jenes durch Ableiten auf sich zu übertragen suchte. Dieses regelrechte Abzapfen des Charismas ist zudem an einem geradezu idealtypischen Prisma der Macht zu beobachten. Im nächsten Kapitel, in dem es um den langen Atem der Rezeption am Beispiel Karls des Großen gehen soll, möchte ich hingegen zeigen, wie die Wandlungen des Karlsbildes insgesamt das Anknüpfen an ihn mit unterschiedlichen politischen Ambitionen überhaupt erst ermöglichen konnten. Dieser Perspektivenwechsel nimmt somit nicht die Neu- und Umformulierung des beschriebenen Helden in den Blick, sondern die darüber hinausgehende Veränderung der legitimatorischen Anknüpfungsmöglichkeiten.

Von einer solchen Veränderung der legitimatorischen Anknüpfung können wir allerdings schon von Caracalla hören, und so schließt sich mit einem erneuten Besuch des antiken Erinnerungsortes Troia und dem in der Nähe befindlichen Grabmal des Achill der Kreis der Imitatoren. Cassius Dio berichtet: «Nach seiner Ankunft in Thrakien [214 n. Chr.] kümmerte sich Antoninus nicht mehr weiter um Dakien, sondern überquerte nicht ohne Gefahr den Hellespont und ehrte Achilles durch Opfer und Waffentänze, die er und seine Soldaten [um den Grabhügel] ausführten. Und als hätten sie tatsächlich etwas Großes geleistet und wirklich das alte Ilion selbst erobert, schenkte der Kaiser ihnen deshalb Geld und ließ von Achilles selbst ein ehernes Standbild errichten.»[157] Doch der inkarnierte neue Alexander, der nun auch noch selbst Achill sein wollte, starb so ganz unheroisch ohne Pfeil in der Ferse: Als er im April 217 bei seinem Asienzug in Syrien «auf halbem Weg zwischen Carrhae und Edessa [...] vom Pferd gestiegen war, um seine Blase zu entleeren», stieß ihm ein Reitknecht den Dolch in die Seite.[158] Sein menschlicher Drang zur Notdurft war dem neuen, fleischgewordenen Gott Alexander zum Verhängnis geworden.

9. Der lange Atem der Rezeption: Der heilige Karl

Herr Karl, stolz geherrsch't in Kaiserpracht,
Nun ruht sein Leib, gehüllt in Grabes Nacht;
Der Kaiser ist, der ruhmgekrönte, tot:
Nun, Roma, wehe dir in deiner Not;
Italia, schöne, mußt nun einsam sein;
Weh dir und all den stolzen Städten dein.
Wohl traf der Franken Land viel Prüfung schwer;
Doch solches Weh ersah es nimmermehr,
Als da sie Karl, den Kaiser reich und groß,
Zu Aachen senkten in der Erden Schoß.

Totenklage eines unbekannten Mönchs aus dem oberitalienischem Kloster Bobbio[159]

Die vielen Gestalten des Kaisers oder: Ein Chamäleon der Erinnerungen

Kaum eine historische Person der abendländischen Geschichte umgeben eine solche Aura des Ruhms und ein so langandauernder Atem der Rezeption. Kaum eine Figur ist so fest in das kulturelle Gedächtnis der Europäer eingeschrieben; vergleichbar ist sie vielleicht nur mit Alexander dem Großen oder Caesar. Doch während die früher so weitverbreitete Alexanderrezeption fast bedeutungslos geworden ist, bleibt Karl der Große in politisch-legitimatorischer Hinsicht in einer gesamteuropäischen Perspektive bis heute aktuell. Seine Herrschaft über ein ständig größer werdendes Reich dauerte fast ein halbes Jahrhundert; die Herrschaft seiner Legenden über Europa währt nun schon weit über ein Jahrtausend. Mit nur wenigen Gestalten scheinen zudem einerseits so viele hochinteressante, legitimations- und autoritätsstärkende Kulte verbunden, die wiederum eingebettet sind in filigrane, sich immer wieder neu ausformende Legendenbildungen, die der Figur bis heute nachschweben. Zum anderen evoziert der Name selbst ein breites Spektrum an unterschiedlichen Traditionsösen, in die einzuhaken viele Legitimationsstrategen bis heute nicht müde werden – Kaiser Karl der Große (768–814). Schon sein Name dient ja als *Краль, Korol, Král* oder *Krol* in der ganzen slawischen Welt zur Bezeichnung des Königsamtes, so wie einst Caesar zum Begriff der höchsten Herrscherwürde, der des Kaisers, geworden war. Daß ein Personenname Amtsbezeichnung wird, ist ein seltener Fall eines Rezeptionshöhepunktes. Und was ist Karl selbst, dessen Bild in den Jahrhunderten immer neue Farbaufträge erfuhr, nicht alles gewesen: rechtgläubiger Kaiser und neuer Constantin, Heidenmissionierer und Gesetzgeber, Kreuzfahrer und heiliger Bekenner, Gründer der Pariser Universität und des deutschen Kurfürstenkollegs, eine Art ‹Mustergermane›, ein antimuslimischer Heros, Wegbereiter der karolingischen Bildungsreform, ein idealer Herrscher, ja geradezu Vater und damit Begründer Europas.

Die Legenden um Karl den Großen beginnen wie bei Alexander bereits mit den Lebensbeschreibungen der Zeitgenossen. Nach dem Tode des Kaisers verfaßte der zu Karls Hof gehörende Einhard (um 770–840) seine *Vita Karoli magni*. Das um 830 entstandene Werk stand in bester Sueton-Tradition und belebte das Genre der antik-klassischen Kaiserbiographie neu. Ein Einhardschüler meinte anderthalb Jahrzehnte später in einem Brief, diese Biographien lieferten das Resümee imperialer Tugenden, wie etwa bei Traian oder Theodosius, und seien *ad imitandum* zu lesen. Jedem Zug des langen Rezeptionsatems nachzuspüren, ist hier nicht der Ort, deshalb müssen wenige Bemerkungen über die Transformationsprozesse genügen. Obwohl die literarische Tradition des Frankenkaisers bereits mit Einhards Kaiserbiographie begann, haben erst die *Gesta Karoli* eines Notker Balbulus von St. Gallen (um 840–912) oder die um 1100 entstandene *Chanson de Roland* als fundamentale Ecksteine eines episch gespeisten Wissens vom Idealkaiser gewirkt. Begleitet von weiteren Wandererzählungen und immer neuen Legenden hat der Stoff um den Kaiser große volkstümliche Popularität entfaltet und eine – wie Bernd Schneidmüller einschätzte – weitverbreitete «Sehnsucht nach Karl dem Großen» erzeugt. So besingt zum Beispiel noch heute das Fürstentum Andorra seinen mythischen Ursprung von Karl dem Großen in der Nationalhymne. Oder als handfester Beleg dieser Sehnsucht: Bei einer im Jahr 1999 vorgenommenen Restaurierung des angeblichen Sarkophags Karls des Großen, eines spätantiken Marmorstückes aus dem dritten nachchristlichen Jahrhundert, das bis zur Erhebung der Gebeine 1165 als erster Knochenbehälter gedient haben soll, erwies dessen geradezu specksteinartiges Aussehen und die Abgegriffenheit des Materials, daß es sich um eine Berührungsreliquie handelt. Zudem fanden die Restauratoren hinter den erhabensten Teilen des Proserpina-Frieses Münzen aus ganz Europa, darunter auch Pfennige der DDR. Der direkte Kontakt mit dem Sarkophag verhieß offensichtlich bis heute Hilfe für die Verehrer Karls des Großen.

Besonders die Zeiten des Werdens Deutschlands und Frankreichs seit dem Hochmittelalter sind mit einer Vielzahl von Wandlungen der Legenden um Karl angefüllt. Bevor sich jedoch Deutsche und Franzosen um Karl streiten konnten, haben die Sachsen den Franken das Karlserbe streitig gemacht. Spätere Legendenbildungen verliefen zu großen Teilen in Deutschland und Frankreich gegenläufig und führten im Grunde zu einem geteilten Gedächtnis in beiden Ländern. Aus dem politischen Nachlaß Karls des Großen wurden ja auch zwei unterschiedliche Erbstücke tradiert, gleichsam Prunkpokale legitimatorischen Glanzes: Das werdende Frankreich konnte den Namen der Franken auf seine Seite ziehen, der nun zum Namen der Nation wurde, Deutschland hingegen sicherte sich die Würde des Imperium Romanum.

Darüber hinaus ist zu bedenken, daß in Frankreich der Kaiser in erster Linie als eine literarische Person erinnert wurde, im Reich hingegen spielte er auch als Repräsentant staatsrechtlicher Handlungen und als Lokalheiliger eine Rolle. Diese unterschiedlichen Einträge in das kulturelle Gedächtnis der Franzosen und Deutschen haben solche, heute abstrus anmutenden Debatten erst möglich gemacht wie die des 19. und der ersten Hälfte des 20. Jahrhunderts, wessen Nationalgeschichte der Kaiser eigentlich zuzurechnen sei. Noch in den achtziger Jahren des vergangenen Jahrhunderts geriet ein deutscher Botschafter in Paris in großes Erstaunen, als er vom damaligen Direktor des Deutschen Historischen Instituts an der Seine aufgeklärt wurde, «daß Karl kein Deutscher gewesen sein könne».[160]

Zwei Karlsbilder aus der Zeit des Nationalsozialismus sollen belegen, wie grundlegend gegensätzlich die in den Kaiser hineinprojezierten Vorstellungen sein und wie sie sich innerhalb kürzester Zeit umformen konnten. Im Jahr 1935 erschien ein Buch mit dem Titel *Karl der Große oder Charlemagne? Acht Antworten deutscher Geschichtsforscher.* Diese Schrift war jedoch nicht als Reflex auf eine französische Vereinnahmung des Karolingers gedacht, sondern als Verteidigung von Reich, Nation und deutscher Geschichte gegenüber einer völkischen Geschichtsvorstellung, die hauptsächlich auf Alfred Rosenberg und Houston Stewart Chamberlain zurückging. Diese Konstruktion sah in Karl dem Großen den Vernichter germanisch-sächsischer Freiheit, den ‹Sachsenschlächter› schlechthin – eine Anspielung auf das Blutbad bei Verden an der Aller, eine Strafexekution während der Sachsenkriege Karls, der 4500 Mann zum Opfer gefallen sein sollen. In einem ersten «Dreissigjährigen Krieg unter germanischen Brüdern», so hatte schon Chamberlain bemerkt, hätten die Germanen, wie auch im zweiten Dreijahrzehntekrieg «untereinander gegenseitig sich vertilgen» lassen. In seinem berühmt-berüchtigten Buch *Die Grundlagen des neunzehnten Jahrhunderts,* einem rassistischen Bestseller der 1899 erschien und viele Auflagen erreichte, legte er auch dar, daß Karl der Große «nicht aus eigenem Antrieb, sondern dank dem Einfluss Roms» die Sachsen unter Widukind niedergeworfen habe. «Dieser verhängnisvoll eifrige Römling war aber dennoch ein guter deutscher Mann.»[161] Der gute deutsche Mann war nur, so meinte man, ‹verwelscht› worden.

Alfred Rosenberg spann in dem 1930 publizierten Buch *Mythus des 20. Jahrhunderts* den Gedanken weiter, Karl habe als römisch-christlicher Kaiser versucht, die germanische Art zu vernichten. «Widukind kämpfte zwar für sich, aber zugleich für die Freiheit aller nordischen Völker. Er unterlag; aber kein Zweifel darf heute mehr darüber bestehen, daß wir zu den Kräften stehen, die ihn leiteten und nicht zu denen, welchen Karl der Große zum Siege verhalf.»[162] In einer sogenannten *Weltgeschichte auf rassischer Grundlage* von 1936 kann man lesen «Kaiser Karl ist das warnende Beispiel eines nordischen Menschen, der, durch die artfremde Lehre der Kirche aus den Angeln gehoben und umgeworfen, seine Kraft für wesenswidrige Ziele einsetzt und so eine Welt gestaltet, in der der Arier verkümmern muß. Hervorzuheben ist auch das deutliche Auftreten der Juden als Schützlinge des Kaisers.»[163] Karl galt in diesen völkisch-rassistisch geprägten Geschichtsvorstellungen als ein Germanenvertilger, irgendwie sogar als eine Art Brudermörder, der gegen die eigene ‹Stimme des Blutes› handelte und sich nun auch mit Juden umgab. Sein Bild, zudem mit der

Orientierung auf das universalistische Rom, war eindeutig negativ konnotiert.

Adolf Hitler hingegen sah das anders: «Was in diesen Jahrhunderten fiel, es mußte fallen», ließ er die Massen auf dem Parteitag 1935 wissen.[164] Beim Abendessen im Führerhauptquartier in der Wolfsschanze gab er gelegentlich in kleinerem Kreis seine Auffassung über den Frankenkaiser, die denen Rosenbergs und Himmlers entgegenstand, zum Besten: «Karl der Große war einer der größten Menschen der Weltgeschichte, da er es fertiggebracht hat, die deutschen Querschädel zueinander zu bringen.» Er, Hitler, habe Rosenberg sogar ausdrücklich davor gewarnt, «einen Heroen wie Karl den Großen als Karl den ‹Sachsenschlächter› zu bezeichnen». In einer Ansprache vor jungen Offizieren sinnierte er: «1200 Jahre sind vergangen seit der Geburt des Mannes, der zum erstenmal in ganz großem Ausmaße unter Anlehnung an geschichtliche und historische Gegebenheiten die deutschen Stämme mit blutigen harten Kämpfen im Innern zusammenfaßte in einem gewaltigen Reich: Karl der Große. Auch unsere neueste Geschichtsschreibung hat zum Teil den Sinn dieses Prozesses nicht begriffen. Es mußte Härte angewendet werden, um Härte schaffen zu können.»[165]

Zu dem Bild Karl den Großen als eines ersten Einers der Deutschen bemühte Hitler auch noch jenes, das den Franken als legendären abendländischen Abwehrkämpfer zeichnete. Für verdiente Angehörige der aus französischen Freiwilligen bestehenden SS-Division, seit September 1944 als Division «Charlemagne» bezeichnet, ließ er 80 Exemplare eines Gedenktellers aus Porzellan herstellen. Den einzigen heute bekannten Teller fand man übrigens 1945 in den Trümmern von Hitlers Anwesen auf dem Obersalzberg. Es war offenbar jenes Exemplar, das dem Führer selbst gehört hatte. Auf der Rückseite des Tellers ist die Aufschrift zu lesen: «Imperium Caroli Magni Divisum Per Nepotes Anno dcccxliii Defendit Adolphus Hitler Una Cum Omnibus Europae Populus Anno mcmxliii – Das Reich Karls des Großen, geteilt von den Enkeln im Jahre 843, verteidigt Adolf Hitler zusammen mit allen Völkern Europas im Jahre 1943.»[166] Mit solcherart Gaben inszenierte sich Hitler als eine Art Bewahrer und Vollender des karolingischen Reiches, der Europas Völker, vor allem die Frankreichs und Deutschlands als Kern des Abendlandes, im Kampf gegen Asien, gegen den ‹Bolschewismus› führte, denn die SS-Division wurde hauptsächlich an der Ostfront im Krieg gegen die Sowjetunion eingesetzt. Vater Europas – Kreuzzugskaiser – Sachsenschlächter – Abwehrkämpfer: ist das immer derselbe Karl der Große?

Die Einträge über Karl den Großen in die kulturellen Gedächtnisse sind so vielfältig, bieten ein so überaus breites Angebot an Projektionsflächen, daß die unterschiedlichsten Vorstellungen mit seinem Namen in Verbindung gebracht werden konnten. Sie ermöglichten, daß sich von den vielen mittelalterlichen literarischen Überlieferungen, den Reliquienbehälterstiftungen der Staufer und Luxemburger, den Bildern Albrecht Dürers, Alfred Rethels und Wilhelm von Kaulbachs bis hin zu den Kongressen der modernen französischen und deutschen Geschichtswissenschaft die Memorialprozesse auf dieselbe Person beziehen können, und daß die emsig nach Vordenkern der heutigen Europaidee suchenden Forscher nun in Karl dem Großen einen gefunden zu haben glauben. Daß die differenzierten Reflexionen auf die «Grundfigur der europäischen Monarchie» bis in die jüngste Gegenwart reichen, hat eine weitere Ursache – so resümiert Joachim Ehlers – «denn nach den beiden großen Kriegen unseres Jahrhunderts, die Europa verändert, zu großen Teilen zerstört und in seiner Substanz nachhaltig verletzt haben, war die Rückbesinnung auf diesen Vater ein mächtiger therapeutischer Anstoß. Besonders in Deutschland machte man davon gern Gebrauch, um mit den neuen Kleidern einer alten abendländischen Autorität weniger seine Wunden als vielmehr jene Schandflecken zu bedecken, die seit dem großen Exzeß nicht verblassen wollen.»[167]

Seit sich Kaiser Otto III. (983–1002) im Jahr 1000 als erster an der Leiche Karls zu schaffen machte, haben anlehnungssüchtige Potentaten immer wieder versucht, durch handgreiflich-materielle Berufung auf ihn eine Traditionslinie zum Imperator herzustellen. Wirkmächtige Fürsprache bei Gott durch den Heiligen, kaiserliche Hegemonie über die Christenheit, napoleonische Macht über unterworfene Staaten, heldenmütiger abendländischer Abwehrkampf, Westbindung Deutschlands an Frankreich, Ost-Erweiterung Europas – unterschiedlichste Zielvorstellungen suchten Legitimationshilfe bei seiner Person. Hierbei spielte Aachen mit dem Begräbnisort als Gravitationszentrum der Erinnerungen eine herausgehobene Rolle. Einige Akteure haben wegen des sichtbaren symbolischen Rückgriffs das Grab und die Knochen in ihre Inszenierungen eines Karlskultes mit einbezogen und fügten die auf

Karl bezogenen Rituale wie zu einem buntschillernden Legitimationsmosaik zusammen.

Falls jemand die Symbolik nicht verstehen wollte, dann wurde auch wörtlich ausgesprochen, was gemeint war. Napoleon I., der 1804 die Karlsgruft in Aachen aufsuchte, schrieb zwei Jahre später an den Gesandten Frankreichs in Rom, Kardinal Fesch: «Pour le Pape, je suis Charlemagne.» Und wie Karl der Große wollte auch er Einfluß auf das Papsttum nehmen: «Für den Papst bin ich Karl der Große, weil ich wie Karl der Große die Krone Frankreichs mit der lombardischen vereinige, und weil mein Reich an den Orient grenzt! Ich verlange daher, daß man sein Benehmen gegen mich nach diesem Gesichtspunkte richte! Wenn man sich gut aufführt, will ich nichts an dem äußeren Schein ändern, im anderen Falle aber werde ich den Papst zu einem römischen Bischof herabsetzen!»[168] Der kleine Korse, der glaubte, aus legitimatorischen Gründen sei es von Vorteil, in viele Häute, darunter auch die des großen Franken, zu schlüpfen, imitierte den berühmten Kaiser in seiner für das Papsttum existenziellen Macht. Die nun folgenden Beispiele sollen zeigen, wie bei mehreren symbolischen Rückgriffen auf die Person des Kaisers, bei der Fokussierung von Legitimationskräften, dessen Grabstelle und Gebeine hochbedeutsam einbezogen wurden.

Die Graböffnung Ottos III., eine «alte Gewohnheit der Römer»?

Das erste auf Karl den Großen bezogene Grabritual, das man literarischen Zeugnissen entnehmen kann, ist das des Kaisers Otto III. zur ersten Jahrtausendwende. Er, der Knecht Christi, hatte von Rom aus kommend, getrieben von Endzeiterwartungen und in rastlosem Sehnen nach Buße und göttlicher Fürsprache, eine Pilgerfahrt über die Alpen unternommen. Am Pfingstfest des Jahres 1000 ließ er in der Marienkirche in Aachen das Grab öffnen. Warum? Etwa um eine «*antiqua Romanorum consuetudo* – eine alte Gewohnheit der Römer» wieder neu aufzunehmen, wie Thietmar von Merseburg (975–1018) vermutete?[169] Was für eine alte Gewohnheit der Römer könnte Thietmar gemeint haben? Hatte er etwa die bei Lukan und Sueton überlieferten Grabbesuche der Caesaren beim Makedonenkönig in Alexandria im Sinn? Oder benutzte er eine schwammige Formulierung, um etwas zu verschweigen? Die Graböffnung des Jünglings im Sternenmantel ist wahrscheinlich in einem viel größeren politischen Zusammenhang inszeniert worden, als es auf den ersten Blick scheint. Es ging dabei vordergründig nur um eine Heiligenerhebung und um eine Bistumsgründung, in weiterem Zusammenhang aber sogar um die Verselbständigung einer Landeskirche und um einen Königsthron.

Erstaunlicherweise sind die ausführlichsten Berichte über die Graböffnung gar nicht in dem näheren geographischen Umfeld, sondern an sehr entfernten Orten, zum einen in Oberitalien, zum anderen in Aquitanien, entstanden. Das Zeugnis aus Aquitanien, ein Bericht, der auf Ademar von Chabannes in Angoulême (989–1034) zurückgeht, mit den Anfängen des Frankenreiches beginnt und bis 1028 reicht, überliefert: «Zu jener Zeit wurde der Kaiser Otto in einem Traum dazu ermahnt, er möge den Leib Karls des Großen erheben, der in Aachen begraben war, wo aber aufgrund der langen Zeit der genaue Ort der Bestattung in Vergessenheit geraten war. Nach dreitägigem Fasten wurde er an jenem Ort gefunden, den der Kaiser aus seinem Traumgesicht kannte: in einer Gruft innerhalb der Marienkirche wurde er auf einem goldenen Thron sitzend und von einer mit Edelsteinen besetzten Krone gekrönt gefunden; er hielt ein Szepter und ein Schwert aus purem Gold, und der Körper selbst wurde unverwest gefunden. Nach seiner Erhebung wurde er dem Volk gezeigt. [...] Der Leib Karls wurde in das rechte Schiff der Kirche beim Altar des heiligen Johannes des Täufers gebracht, eine wunderbare goldene cripta wurde über ihm hergestellt und begann durch viele Zeichen und Wunder zu erstrahlen. Dennoch wurde ihm außer des üblichen Gedenkens am Todestag Verstorbener keine Feier erwiesen. Den goldenen Thron schickte der Kaiser Otto dem König Bolesław für Reliquien des heiligen Märtyrers Adalbert. König Bolesław aber schickte dem Kaiser, nachdem er das Geschenk angenommen hatte, einen Arm vom Leib jenes Heiligen, den der Kaiser freudig empfing.»[170]

Eine Fülle Verwunderung auslösender Details ist in den Text eingewirkt: eine notwendige Vision, um den Bestattungsplatz finden zu können, der dann aufgefundene, sitzende Kaiser, unverwest und mit den Insignien der Macht versehen, der Austausch von Gaben mit dem Herrscher der Polen, für dessen Ehrerhöhung Kaiser Otto kurz zuvor ein gewichtiges Ritual vollzogen hatte, wie noch zu berichten sein wird.

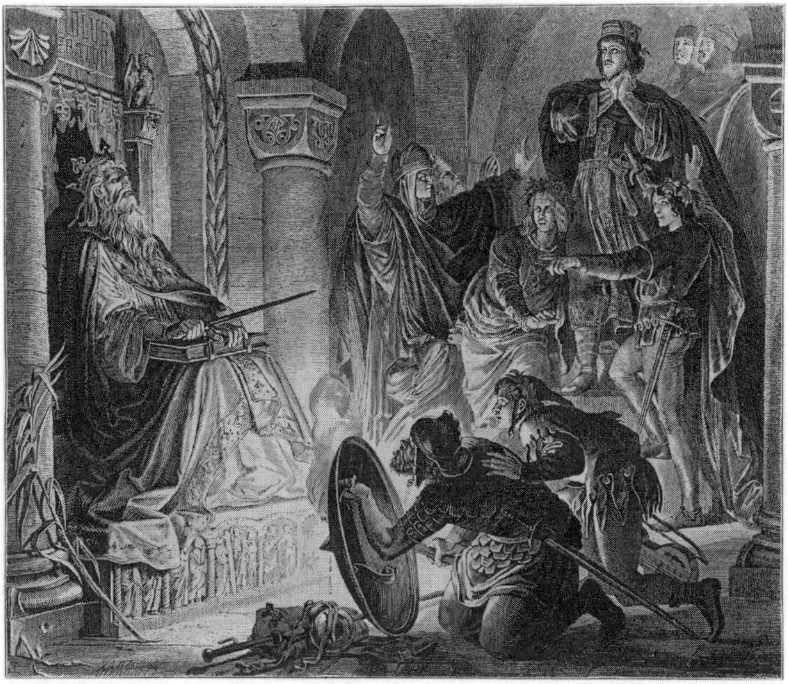

Versuchte Heiligsprechung oder tödlicher Grabfrevel? Zu Pfingsten des Jahres 1000 ließ Otto III. die Gruft Karls des Großen in Aachen öffnen und fand den Kaiser angeblich sitzend und unverwest vor. Otto ließ den Leichnam in weiße Gewänder hüllen und entnahm einen Zahn als Reliquie. Spätere Chronisten sahen im frühen Tod Ottos eine Strafe für die Graböffnung. Holzstich nach einem heute verlorenen Fresko von Wilhelm von Kaulbach (1805–1874) im Germanischen Nationalmuseum in Nürnberg.

Ebenso dramatisch und plastisch wirken die Einzelheiten, die in dem aus Oberitalien stammenden Zeugnis verwoben wurden. Der Bericht der Chronik von Novalesa, einer piemontesischen Abtei nahe bei Susa, enthält die Erzählung des Pfalzgrafen Otto von Lomello, die als Augenzeugenbericht formuliert ist: «Nach vielen Jahren kam Kaiser Otto III. in die Gegend, wo Karls Leichnam geziemend begraben ruhte, stieg an den Ort von dessen Begräbnis zusammen mit zwei Bischöfen und dem Grafen von Lomello hinab. Der Kaiser selbst war der vierte. Dies aber erzählte jener Graf folgendermaßen: wir traten bei Karl ein. Er lag nämlich nicht, wie üblicherweise die Leiber anderer Verstorbener, sondern er saß wie lebendig auf einem Thron, war mit einer goldenen Krone gekrönt, hielt das Szepter in den Händen mit angezogenen Handschuhen, durch die bereits die Fingernägel durchbohrend hervorgewachsen waren. Über ihm war ein aus Kalk und Marmor ziemlich gut ausgebautes Gewölbe, das wir beschädigten, als wir zu ihm hinabkamen, indem wir ein Loch hineinbrachen. Als wir dann zu ihm eintraten, nahmen wir einen sehr starken Geruch wahr. Wir richteten sogleich mit gebeugten Knien ein Gebet an ihn, und der Kaiser Otto bekleidete ihn sodann mit weißen Gewändern und schnitt ihm die Nägel ab und stellte alles Abgefallene um ihn wieder her. Von seinen Gliedern aber war bis dahin durch Verwesung nichts vernichtet, nur von seiner Nasenspitze fehlte ein wenig. Diese ließ der Kaiser sogleich aus Gold ergänzen und ging von dannen, nachdem er aus dessen Mund einen Zahn gezogen und das Gewölbe wieder hatte herstellen lassen.»[171]

Wie man sich die Graböffnung Kaiser Ottos gemäß dieser Texte vorstellen könnte, hatten um die Mitte des 19. Jahrhunderts die Maler Alfred Rethel in einem Bild aus seinem Karlszyklus in Aachen und Wilhelm von Kaulbach für das Germanische Nationalmuseum in Nürnberg visualisiert: Die Huldigung Ottos III. vor der Majestät, die unverwest im Krönungsornat thront. Daß Karl der Große in Rethels Bild die sogenannte Wiener Reichskrone trägt, die selbst ja erst aus der Zeit der Ottonen stammt, ist als ein ikonographischer Reflex auf Albrecht Dürer zu deuten. Dürer hatte 1512 Karl idealisierend mit jenen Insignien gemalt, von denen man schon im Mittelalter glaubte, sie gehörten zum Ornat des Karolingers.

Nun sind im Nebel der Überlieferung die Irrlichter, die gerade die beiden zitierten Texte bieten, so verlockend und verwirrend zugleich, daß es unmöglich scheint, plausible Lösungen zu dem Fall zu konstruieren. Immer wieder haben Forscher versucht die Berichte von der Bestattung Karls des Großen mit den Überlieferungen zu Ottos Graböffnung sowie den archäologischen Befunden in Einklang zu bringen. In die ernsthafte wissenschaftliche Diskussion um Kaiser Otto III., Aachen und Karl den Großen ist Bewegung gekommen, seit es gelang, die hochgesteckten Pläne Ottos III. in dieser Hinsicht plausibel zu deuten. Demnach haben sich Ottos Aktivitäten am Grabe des Karolingers darauf gerichtet, ein Heiligkeitsverfahren in Gang zu setzten. Die Texte bieten nämlich, wie Knut Görich herausfand, eine Reihe von hagiographischen Topoi, wie sie in jeder wirklichen Heiligengeschichte oder der Auffindung – *inventio* – grundnotwendig vorzukommen haben. Wir hören von einer göttlichen, mittels Fasten erwirkten Vision in einem Traum, von einer Suche, von (Wohl-)Geruch und Unverwestheit, von sofortiger Anbetung, Erhebung, Ausstellung und weißen Gewändern. Das Ganze wurde dann noch schön mit anderen ergreifenden Details ausgeschmückt. Da machte sich ein thronender Kaiser im Herrscherornat schon recht gut. Gab es auch Wunder? Eines der wichtigsten Kriterien von Heiligkeit einer Person ist ja das Geschehen von Mirakeln. Und so setzte der Ademar-Abschreiber seiner Geschichte auch die Erzählung eines Strafwunders an einem Mönch dazu, der sich mit der Körpergröße des Kaisers habe messen wollen.

Aus den Texten über Ottos Grabritual läßt sich ganz eindeutig ein hagiographischer Grundimpuls herauslesen. Der heilige Karl der Große als Schutzpatron des Reiches wäre zudem eine gute Nachbarschaft für die eigene Grablege gewesen, die Otto in Aachen geplant haben soll: Eine ewige Ruhe *ad sanctum*. Dazu kommt der mögliche Versuch, Aachen zu einem Bistum zu erheben. Denn auch das stünde ganz in der Tradition des Großvaters, Kaiser Ottos I., der den Erzbistumssitz Magdeburg begründete und hier seine letzte Ruhe fand. Später wird der Nachfolger Ottos III., Kaiser Heinrich II., ebenfalls die von ihm gegründete Bischofskirche in Bamberg zum Begräbnisort wählen. Nur der unerwartet frühe Tod des jungen Kaisers Otto hatte – wir hörten in anderem Zusammenhang bereits davon – all die Aachener Pläne scheitern lassen.

Mit großer Sicherheit gehört die Graböffnung des kaiserlichen Jünglings aber in einen noch größeren politischen Zusammenhang, in dem weitere Rituale um andere sterbliche Überreste eine Rolle spielten. Ademar hatte das in seinem Text schon angedeutet, in dem er von einem Geschenk an den Polenherrscher Bolesław I. Chrobry (992–1025), das bedeutet so viel wie «der Kühne», sprach. Da Karl als Heiliger angesehen werden sollte, war somit auch sein Thronsitz schon eine Berührungsreliquie geworden. Otto verschenkte diesen Sitz und erhielt dafür einen Armknochen des heiligen Adalbert. Damit haben wir es mit einem echten Reliquientausch zu tun, der auf den schon angedeuteten weiteren Zusammenhang hinweist.

Kurz vor der Aachener Graböffnung zu Pfingsten hatte Otto auf seiner Pilgerfahrt das Grab eines anderen Verehrungswürdigen besucht. Auf der winterlichen Wallfahrt trieb es ihn vor seinem Besuch in Aachen in die polnische Herzogsburg Gnesen. Hier ruhten seit kurzem die sterblichen Reste eines Adalbert (ca. 956–997), den Otto gekannt, ja tief verehrt und geliebt hatte. Adalbert selbst stammte aus Böhmen, trug vor seiner Firmung einen slawischen Namen – tschechisch Vojtech, polnisch Wojciech – und nahm später den Namen seines Firmpaten Adalbert, Erzbischof von Magdeburg (968–981), an. In der Domschule der Elbmetropole erwarb er sein theologisches Wissen. Im Jahr 983 erhielt er die Investitur als Bischof von Prag, hielt es aber dort nicht lange aus, streifte durch Europa und knüpfte gute Verbindungen zu Kaiser und Papst sowie zu den Herrschern Polens und Ungarns. So kam es, daß Bolesław I. ihm die Missionierung der wilden Pruzzen antrug, deren Freiheitsdrang erst Jahrhunderte später der Deutsche Orden unter Kreuz und Schwert zwang. Die Pruzzen machten aber kurzen Prozeß mit dem Prediger. Am St. Georgstag 997 löschten Streitaxt und Speer sein Leben aus. Wenig später kaufte Bolesław I. den Pruzzen den Märtyrerleichnam ab, ließ ihn nach Gnesen bringen und dort bestatten.

Als der kaiserliche Jüngling das winterliche Gnesen erreichte, wurde er auf das prachtvollste empfangen. Er betrat barfuß den Ort und wandte sich zum Adalbertgrab, um Gebete zu verrichten. Otto III. und der Herzog tauschten reichlich Geschenke aus, darunter eine Kopie der Mauritiuslanze mit einem Teil eines Kreuzesnagels. Dann bekrönte der Kaiser das herzogliche Haupt. Mit diesen Ritualen waren die Erhebung Gnesens zum Erzbistum und die Bolesław Chrobrys zum *rex et amicus populi Romani* verbunden. Oder anders formuliert: Die kirchliche Verselbständigung Polens und dessen Einbeziehung in ein okzidentales Universalreich, somit die Geburtsstunde eines polnischen Königtums – sie waren direkt mit Ottos Grabwallfahrt verknüpft.

Danach reisten beide, Kaiser Otto und der neue König, nach Aachen. Hier hat Otto III. versucht, Kaiser Karl, seinen Vorgänger, als einen Heiligen und Missionskaiser zu etablieren. Knut Görich schreibt: «Wie der Karolinger, der im Gedächtnis des 10. Jahrhunderts als großer Heidenbekehrer lebendig und besonders den Sachsen als *apostolus Saxonum* in Erinnerung war, [...] verpflichtete sich der Ottone zur Bekehrung der Heiden. [...] Die Graböffnung in Aachen wirkt wie eine ausdrückliche

Inanspruchnahme des ‹Apostel-Kaisers› durch Otto III., der damit seiner Politik zusätzliche Legitimation und seiner Herrschaft den Rückhalt an einer vorbildhaften Tradition verleihen konnte.»[172] Denn all diese Aktionen fügten sich zudem in ein politisches Programm einer Erneuerung des Reiches, des unsterblichen Imperium Romanum, in dessen Herrschaftsbereich viele Völker und Kirchen Platz hatten. Die schwärmerische Romliebe des Knabenkaisers, die in einem vorherigen Kapitel schon anklang, bezog sich auch auf einen anderen Erneuerer des Römischen Reiches, der 186 Jahre zuvor in Aachen bestattet worden war: Karl den Großen.

Thietmar konnte oder wollte, als er 1013 das vierte Buch seiner Chronik verfaßte, die weitgespannten Zusammenhänge nicht mehr entwirren; die Zeiten hatten sich ohnehin geändert. Der neue König Heinrich II. (1002–1025) hatte kurz nach seinem Herrschaftsantritt begonnen, mehrere Kriege gegen denjenigen zu führen, den Otto einst erhöht hatte. Dabei war auch jede Menge verletzter Ehre im Spiel. Doch von diesen welthistorischen Zusammenhängen der Heiligenverehrung und -erhebung Ottos III. schwieg der Merseburger Bischof lieber und flüchtete sich in Erklärungen mit alten römischen Gewohnheiten, die der Chronist eigentlich nicht verstand. Er dachte vielleicht ähnlich wie der Hildesheimer Annalist, der die Graböffnung für einen Frevel hielt, für den der Kaiser mit seinem Leben bezahlte. Das Projekt der Heiligsprechung Karls des Großen lag nun anderthalb Jahrhunderte auf Eis und wurde erst wieder unter Friedrich I. Barbarossa unter ganz anderen Bedingungen aktuell.

Kaiser Friedrich I. Barbarossa und die größte Krise seiner Herrschaft

Kaiser Friedrich I. Barbarossa (1152–1190) sah sich in seiner langen Herrschaftszeit vielen Anfechtungen seiner Macht ausgesetzt. Keine war aber so gefährlich, wie die Zeit des alexandrinischen Schismas, weil während der Zeit der Kirchenspaltung kaiserliche Rechte, und damit Herrschaft überhaupt, in Frage gestellt wurden. Im Jahr 1159 kam es zu einer Doppelwahl für den Stellvertreter Christi auf dem Heiligen Stuhl, in deren Ergebnis der dem Reformpapsttum zuneigende Roland Bandinelli als Alexander III. (1159–1181) und der stauferfreundliche Kardinal Ottaviano als Viktor IV. (1159–1164) erhoben wurden. Die zentralen Fragen dieses Machtkampfes lauteten: Wer vertritt die göttliche Herrschaft auf Erden und wer übt sie aus? Wer setzt Bischöfe ein und ab, wer den Papst? Was kommt dem Imperator Romanorum zu, was dem Pontifex Maximus?

Obwohl Friedrich mehrfach für Papst Viktor eintrat, erkannte der größte Teil der europäischen Herrschaftsträger Papst Alexander an. Nur im Reich, und das auch nicht unangefochten, galt Viktor als der rechtmäßige Pontifex. Zur Schlichtung hatte Kaiser Friedrich in bester Römertradition, die auf Kaiser Constantin zurückging, ein Konzil einberufen, doch ohne Erfolg: Alexander erschien gar nicht erst, die Könige Ludwig VII. von Frankreich (1137–1180) und Heinrich II. von England (1154–1189) schickten nur Beobachter. Die Fronten verhärteten sich rasch. Als Viktor IV. 1164 starb und das Schisma eigentlich ein natürliches Ende hätte finden können, ließ Reinald von Dassel (1159–1167), Erzbischof von Köln und Friedrichs engster Berater in der großen Politik bis hin in die Verästelungen der Urkundenformulierungen, ohne lange Verhandlungen Guido von Crema als Papst Paschalis III. (1164–1168) erheben. Einige der bisherigen kaiserlichen Anhänger wechselten nun nach der absehbaren Verlängerung der Spaltung zu Alexander. Friedrich reagierte schroff: Auf dem Pfingsthoftag in Würzburg 1165 ließ er die Fürsten des Reiches schwören, niemals Alexander anzuerkennen. Verweigerern drohten schwere Strafen. Das ganze kaiserliche Herrscherprestige hatte Friedrich an die Durchsetzung seines Kandidaten als rechtmäßigen Papst geknüpft. Die Ablehnung Alexanders III. war nun eine Frage der imperialen Ehre. Die Kirchenspaltung verschärfte aber auch die Konflikte im Reich, Absetzungen und Ächtungen wurden verhängt, Verschwörungen griffen um sich. Im Reich brachen Kämpfe aus. Das alles waren Anzeichen für die durch das Schisma angegriffene Autorität des Kaisers.

Im Jahr 1165, dem Jahr der größten Machterosion des Imperators, wurde ein Ritual inszeniert, das in engem Zusammenhang mit dem Schisma zu sehen ist: die Erhebung der Gebeine Karls des Großen und seine Heiligsprechung am Davidstag, dem 29. Dezember. Die Kölner Königschronik berichtet: «Der Kaiser feierte die Geburt des Herrn in Aachen. Dort erhob er an den 4. Kalenden des Januars [29. Dezember] im Beisein von Bischöfen und Fürsten und mit großem Jubel des Volkes und der Geistlichkeit die Gebeine des großen Kaisers Karl aus dem Sarkophag, in welchem er bestattet 352 Jahre geruht hatte.»[173] Das schriftliche Zeugnis, das von der feierlichen Erhebung der Gebeine die meisten Dinge berichtet, ist eine Urkunde von Barbarossa, die der Kaiser am 8. Januar 1166 ausgegeben hatte und die eine darin enthaltene und gefälschte Karlsurkunde mit einbezog. Diese Dokumente belegen am deutlichsten, wie der kaiserliche Hof die Erhebung gesehen haben wollte. Die Urkunde beginnt: «Im Namen der heiligen und unteilbaren Dreifaltigkeit. Friedrich, durch göttliche Milde Römischer allzeit erhabener Kaiser. Seit dem ersten Augenblick, als wir durch die Ordnung göttlicher Milde die Spitze des Römischen Reiches zu lenken übernommen haben, ist es höchster Wunsch unseres Willens und Vorsatzes, den seligen Königen und Kaisern, die uns vorausgegangen sind, vor allem aber dem größten und glorreichen Kaiser gleichsam als einem Leitbild im Leben und in der Lenkung der Untertanen zu folgen und in der Nachfolge immer vor Augen zu haben. In seiner Nacheiferung wollen wir das Recht der Kirchen, den Stand des Gemeinwesens und die Unantastbarkeit der Gesetze in unserem ganzen Reich erhalten.»[174]

Nach einer Preisung Karls des Großen für die Ausweitung des Glaubens und der Kirche, setzte der Verfasser der Urkunde zur Hauptaussage in einem endlos scheinenden Satz an: «Nun aber bekennen wir ihn als auserwählten und heiligsten Bekenner und verehren ihn auf Erden, der, wie wir glauben, in heiligem Umgang gelebt und in reiner Bekennerschaft und wahrer Bußfertigkeit zu Gott gegangen und unter den heiligen Bekennern als heiliger und wahrer Bekenner im Himmel gekrönt worden ist. Daher haben wir in unserem Vertrauen, ermutigt durch die glorreichen Taten und Verdienste des so heiligen Kaisers Karl und auf die inständige Bitte unseres teuersten Freundes Heinrich, des erlauchten Königs von England, mit Zustimmung und Willen Papst Paschalis und nach dem Rat sämtlicher Fürsten, der weltlichen wie der geistlichen, zur Enthüllung, Erhebung und Heiligsprechung seines heiligsten Leibes einen feierlichen Hoftag zu Weihnachten in Aachen gehalten. Dort haben wir seinen heiligen Leib, der aus Furcht vor einem äußeren Feind oder inneren Widersacher sorgsam verborgen worden war, unter göttlicher Eingebung sichtbar gemacht, zu Lob und Ruhm des Namens Christi, zur Festigung des Römischen Reiches und zum

Heil unserer geliebten Gattin, der Kaiserin Beatrix, und unserer Söhne Friedrich und Heinrich mit großem Fürstengefolge und unter zahlreicher Anteilnahme von Klerus und Volk in Hymnen und geistlichen Gesängen mit Ehrfurcht und Ehrerbietung an den 4. Kalenden des Januar [29. Dezember] erhoben.»

Diese Heiligsprechung, deren Gründe sich als so scheinbar selbstverständlich aus den Texten zu formen scheinen, war aber von außerordentlicher politischer Brisanz. Weil die Würzburger Eide den Episkopat und die Großen des Reiches tief gespalten hatten, ließ Friedrich die Fürsten nach Aachen zu einem festlichen Hoftag – einer *solemnis curia* – rufen. Auf einem anberaumten Hoftag zu erscheinen, war Gefolgschaftspflicht, und so bot sich hier eine besonders günstige Möglichkeit, die Großen mit einer verbindlichen symbolischen Handlung in politischer und kirchlicher Hinsicht an sich zu binden. Die Erhebung war eine Geste imperialen Behauptungswillens, und den Opponenten der Politik wurde ein Zeichen der Macht gesetzt. Der heilige Frankenkaiser konnte so in das Ideal der Zuständigkeit für das Reich und die Kirche eingebunden werden, wurde zum Maßstab politischer Herrschaft. Der neue Heilige geriet zum Anwalt einer papstunabhängigen Stellung des Kaisertums und immunisierte das Reich gegen Herrschaftsansprüche des römischen Pontifex. Zudem stilisierte sich Friedrich damit als ein neuer Karl, der all diese idealtypischen Herrschertugenden und -rechte nun auch selbst besaß.

Die Inszenierungen Barbarossas als neuer Karl wurden neben der Heiligsprechung mit weiteren medialen Ereignissen verknüpft. Einige Jahre nach der Erhebung entstand aus der Feder eines Aachener Kanonikers die *Vita Karls des Großen*, eine echte Heiligenvita, die zu einer Heiligsprechung eben dazugehört. Der Autor, der alles zusammentrug was der Wundergeschichte des allerchristlichen Kaisers förderlich war, bezeichnete im Vorwort Barbarossa als *alter Karolus*. Da Karl aber selbst auch als *ventilator utriusque gladii* galt – als jemand, der die beiden Schwerter, also das weltliche und das geistliche, führte –, war somit auch der kaiserliche Vorrang vor dem Papst bewiesen. Der Gedanke des neuen Karl läßt sich auch ikonographisch belegen. An dem Schrein, den Barbarossa für die Gebeine Karls in Auftrag gab, ist eine Besonderheit zu sehen. Auf den Stirnwänden sind Maria, die Patronin des Münsters in Aachen sowie der thronende Karl der Große dargestellt. Auf den

Längsseiten trieb man die Figuren der auf Karl folgenden Kaiser und Könige des Reiches in vergoldetes Silber. In der Reihe der wichtigen Herrscher, dieser Genealogie des Imperiums, die bis zu Kaiser Friedrich II. reicht, fehlt aber scheinbar der Auftraggeber Barbarossa. Doch der Schrein bietet hier eine logische und dennoch überraschende Lösung: Der thronende Karl ist zugleich Kaiser Friedrich selbst. Die Künstler setzten beide Herrscher in eine Figur.

Die Nennung König Heinrichs II. von England (1154–1189) in der Urkunde, des «teuersten Freundes» als Initiator der Erhebung, verweist zudem auf einen weiteren Aspekt der Inszenierung: auf das große Interesse an einem staufisch-angevinischen Bündnis. Ein Text eines Autors, der König Heinrich II. nahe stand, zeigt, wie man sich die staufische Argumentation zu eigen machte. Stephan von Rouen (Mitte des 12. Jahrhunderts), Mönch im Kloster Bec und lateinischer Dichter, legte in seinem um 1169 entstandenen Werk *Draco Normannicus* dar, daß es im alexandrinischen Schisma darum gegangen sei, ob Friedrich Barbarossa als einziger geblütsrechtlich legitimierter Erbe Karls des Großen einen Herrschaftsanspruch auf das gesamte ehemalige Frankenreich gehabt habe, und ob dieser Anspruch unabhängig vom Papsttum existiere, oder ob der Papst als der Inhaber Roms und der Kaiserwürde anzusehen sei. Anders formuliert: ob das Schisma in einem Antagonismus wurzelte, der einerseits in der staufischen Vorstellung einer Karlssukzession und andererseits in der Idee der römischen Kurie von einem vom Papst abhängigen Kaisertum sproß.

Der Autor des *Draco Normannicus* sah im Schisma eine Verschwörung des Papstes und der Kapetinger, beide bestrebt, die Erben Karls des Großen, die schon um ein Drittel ihrer Herrschaft beraubt worden seien, auch aus den anderen beiden *regna* zu verdrängen. Für ihn war Papst Alexander gleichzusetzen mit dem antiken Alexander, der dem Poros – das sollte Barbarossa sein – das Haupt abtrennen wollte. Doch lauschen wir ein wenig seinen kryptisch klingenden, metaphernreichen Versen:

> In Rom krönte der Papst Karl mit der Krone
> von den Franken trug noch niemand solche Ehren
> Fürst Frankens, Alemanniens und Italiens
> so führte er drei Szepter und ist den dreien gewachsen.
> Dessen Nachkommenschaft jedoch teilt schon die drei Rechte auf,
> dieser eines behaltend, läßt zu, daß zwei verloren gehen.

Aber der Nachkomme Karls, der französische König,
wird durch listenreiche Kunst
von Hugo gefangen – so vergeht selbst der Thron.
Es ist von diesem Geschlecht der siebte jener Gallier
des Rolands Mittäter am Schisma und der List.
Die andere Nachkommenschaft Karls jedoch, zwei Königreiche
steuernd, lebt an der Spitze des Reiches, und lebt dort bis heute.
Aus dem berühmten Stamm dieses großen Geschlechtes erhebt sich
als Größter dieser Fürst, Blüte und Ruhm der Vorfahren.
Diesem die väterlichen Rechte wegzunehmen und Italien
bemüht sich der berüchtigte Alexander,
indem er durch das Schisma Kriege führt.
Den Poros zu überwinden glaubt er
so als ob ihm die perlenbesetzte Beute des Weinstocks
und die der Säulen als die Beute gegeben werden,
der Perser und Meder Führer und den mächtigen Dareios wird er
überwinden und diesen wird er dem Tod durch das Schwert
ausliefern. Wenn Roland Karl zu überwinden vermag,
dann wird das unerhörte nicht einmal der Himmel tragen können.[175]

Ein existentieller Kampf war das, so sieht es Stephan. Das Wortspiel von der perlenbesetzten Beute des Weinstocks und der Säulen steht für die geistliche und die weltliche Herrschaft, um die in dem Kampf gestritten wurde. Und sollte Roland über Karl, also Alexander über Barbarossa siegen, ja dann stürzte vielleicht sogar der Himmel ein.

Aus dem *Draco Normannicus* des Mönches Stephan geht weiterhin hervor, daß Barbarossa dem englischen König für die Anerkennung des Gegenpapstes Hilfe gegen Frankreich angeboten habe. Mit der Begründung, daß der französische König kein Erbe Karls des Großen sei und die wahren Erben vertrieben habe, wollte Friedrich I. Anspruch auf den französischen Thron erheben, um ihn später an den englischen König abzutreten. Denn der wahre Erbe des Frankenreiches war Barbarossa ja selbst. Doch Friedrich I. erhob damit nicht nur Anspruch auf die Unabhängigkeit vom Papsttum, auf die Nachfolgeschaft im gesamten Frankenreich, sondern auch auf die Stadtherrschaft über Rom. Als Begründung dafür bemühte er neben Kaiser Otto I. auch Karl den Großen. Beide hätten Italien erobert, und nun erhebe er, Friedrich, als Erbe dieses Eroberungsrechtes auch Anspruch darauf. Überhaupt scheint die Karlsimitation, wie eigentlich auch schon die *imitatio Alexandri,* ein Spiel mit außergewöhnlich vielen Jokern zu sein. Man imitierte den vermeintlichen Vorgänger und löste bei den Rezipienten immer genau jene Assoziationen aus, die zum Zeitpunkt der Inszenierung gerade mit der Figur verbunden waren. Daß man Karl im 12. Jahrhundert auch zunehmend als Kreuzfahrer sah, der Konstantinopel und Jerusalem gesehen hatte, zeigt, wie wichtig auch diese Karte der Imitation im Spiel geworden war.

Barbarossa versuchte mit der Inszenierung der Gebeinerhebung und der Idee, Karl den Großen als einen Reichsheiligen zu etablieren, seine eigenen vielschichtigen und uneingeschränkten Herrschaftsansprüche zu stärken und zu legitimieren. Die Heiligsprechung Karls des Großen stützte die Bemühungen Friedrich Barbarossas um die «Gottunmittelbarkeit des Kaisertums, um die Eigenständigkeit der weltlichen Herrschaft, um eine vom Papsttum unabhängige und dennoch religiös fundierte Legitimation der kaiserlichen Würde».[176] Um den heiligen Karl entwickelte sich nun ein differenziertes Kultsystem. Auf dem Gebiet des mittelalterlichen Reiches haben über einhundert Kultstätten des heiligen Karl existiert.

Die politische Funktion des neuen Reichsheiligen korrespondiert zudem auffällig mit der der Heiligen und ihrer Gräber in anderen Reichen. Bis in die Details hatte es zuvor ähnliche Inszenierungen in England und Frankreich gegeben. In Westminster war 1163 die Erhebung der Gebeine Eduard des Bekenners erfolgt. Der französische König Ludwig VII. und Abt Suger von Saint-Denis inszenierten 1144 eine Dionysius-Translation zu einem Chorneubau im klösterlichen Begräbnisplatz der französischen Könige. Und in beiden Fällen – wie bei der Erhebung Karls des Großen – trugen die Herrscher sogar eigenhändig an den Überresten der Heiligen. Kann man jedoch die Erhebung der Gebeine Karls des Großen als eine direkte Nachahmung von Westminster oder Saint-Denis verstehen, wenn sich gemäß des Ehr- und Rangverständnisses ein Imperator und die *reges* nicht auf derselben Stufe sahen? Dennoch scheinen die Inszenierungen in einem Konkurrenzverhältnis gestanden zu haben, denn Krönungsort, Begräbnisort der Herrscher und des Hauptheiligen hoben die Orte an die Spitze ihrer jeweiligen Reiche. Das Grab des Heiligen erhob den Ort zum Haupt des Reiches und damit auch zur Krönungsstätte. Und zwischen Saint-Denis und Aachen hat es zudem einen Wettstreit um die politische Verwertung der Karlstradition gegeben. So verkündete Barbarossa mit der Erhebung

1165 seine Vorstellung von Herkunft und Herrschaft in alle Himmelsrichtungen und an viele Adressen. Auch Mönch Stephan in der Normandie hatte verstanden und das Gehörte über Barbarossa notiert: «Erbe Karls nannte er sich, von fränkischem Geblüt.»[177]

Der große Franke, der kleine Korse und die verschiedenen Zuckungen des Karlskultes

Der Kult um Karl den Großen ist neben der kirchlichen liturgischen Alltäglichkeit, also der Gebetsgedächtnisse und Anniversarfeiern, von einer Reihe von Sonderformen rituellen Handelns begleitet worden, die bis in die unmittelbare Gegenwart reichen. Einige dieser kultischen Bezüge seien in groben Strichen abschließend noch skizziert. Der Enkel Friedrichs I. Barbarossa, der berühmte Kaiser Friedrich II. (1215–1250), tat gleich zu Beginn seiner Herrschaft mit einer erneuten Schreinlegung der Gebeine des heiligen Karl kund, daß er sich, wie sein Großvater vor ihm, als mehr denn nur ein Rechtsnachfolger Karls des Großen begriff. Nach seiner Königskrönung im Aachener Münster 1215 griff er zum Hammer. Der Kleriker Rainer von Lüttich (1157–1230) berichtete: «Der König schloß nach der Messe den Körper des heiligen Karls des Großen, den sein Großvater Kaiser Friedrich aus der Erde erhoben hatte, in einen alleredelsten Sarkophag, den die Aachener aus Gold und Silber verfertigt hatten, ein.»[178] Eigenhändig habe Friedrich gemeinsam mit den Handwerkern den neuen Schrein vernagelt, in dem die Gebeine des Heiligen zukünftig noch prächtiger als bisher ruhen sollten. Die Botschaft lautete wie schon bei seinem Großvater: Nicht nur schlechthin Nachfolger bin ich, sondern Nachfahre aus dem Samen des heiligen Karl! Wie der große Karl und Barbarossa, so nehme auch ich das Kreuz auf, denn Kreuzzüge zum heiligen Grab zu führen, war und ist Aufgabe der wahren Kaiser! Steinthron und Gebein Karls des Großen sowie die Kreuznahme bildeten eine Legitimationstrias, die Friedrich zum unanfechtbaren *imperator Romanorum* emporheben sollte.

Ein weiterer Höhepunkt imperialer Karlsverehrung war im 14. Jahrhundert mit jenem Kaiser verbunden, der nach Karl dem Großen als der vierte seines Namens Geschichtsmächtigkeit erlangt hat. Der sprachgewandte Herrscher Karl IV. (1346–1378) trug gleich mehrere Königskronen, die römisch-deutsche, die böhmische, die langobardische und die burgundische. Seit er am Ostersonntag 1355 unblutig die höchste Würde des Abendlandes erlangt hatte, begann das über zwei Jahrzehnte dauernde, überaus erfolgreiche Kaisertum des Luxemburgers, des bedeutendsten und vielleicht auch widersprüchlichsten Herrschers im spätmittelalterlichen Reich. In dieser Zeit entstand ein neues Konzept der Herrschaft im Reich, das Peter Moraw als hegemoniales Königtum beschrieben hat. In diesem hegemonialen Königtum auf Grundlage eines großen Hausmachtkomplexes erscheint Karl zugleich als Höhepunkt und mit dem Scheitern auch als Totengräber dieses Konzepts. Seine berühmteste Urkunde, die Goldene Bulle von 1356, legte neben vielen anderen Dingen, die die Königswahl betrafen, nun auch schriftlich nieder, was schon lange in Gebrauch war und was der Luxemburger selbst auch am eigenen Leib seinerzeit erkennen mußte: Der rechte und damit legitimierende Ort für die Krönung zum römischen König war das Aachener Marienmünster, die Grabkirche Karls des Großen.

Karl IV. war ein exzessiver Reliquiensammler, dessen Leidenschaft sicher aus einer tiefen Religiosität entsprang. Zweiter Quell dieses Sammeleifers war aber auch die Sicherung der Fürbitte der Heiligen, denen man in bestimmten Herrschaftsgebieten eine besondere Bedeutung beimaß. In diesen Zusammenhang ordnet sich auch seine große Verehrung für die Heiligen Wenzel, Sigismund und Karl der Große ein, deren Kulte er maßgeblich stärkte und die auf die Herrschaftsgebiete Böhmen und Burgund sowie auf das Reich insgesamt verwiesen. Für den heiligen Wenzel, Landespatron Böhmens, ließ er ein Schädelreliquiar anfertigen, auf dem die Krone Böhmens, die Wenzelskrone, ruhte. Der jeweils zum böhmischen König zu krönende Kandidat lieh sich praktisch den goldenen Reif vom Heiligen für die Zeremonie aus.

Unter seinen vielen Bezügen auf Karl den Großen ragen drei Geschenke an Aachen, zwei Reliquienbehälter und eine Königskrone, besonders hervor. Das eine Reliquiar, filigran-zerbrechlich und gotisch-hochaufragend, umschließt mit seiner goldenen Pracht einen Knochen und drei Zähne des heiligen Kaisers. In der Tradition französischer Grabmäler stehend nahm diese Vision der Himmelsstadt den späteren Umbau der Begräbnisstätte Karls des Großen vorweg. Das andere, ein Kopfreliquiar in Form einer Büste mit einem Teil der Hirnschale des Franken, trug die Krone, die Karl IV. für seine erneute Krönung 1349 zum *rex Romanorum* verwendet und die er dem Aachener Stiftskapitel überlassen hatte. Diese Krone ist später nachweislich von den erwählten Königen Sigismund 1414, Friedrich III. 1442 und Ferdinand I. 1531 für ihre jeweiligen Krönungen verwendet worden. Wie bei der Wenzelskrone wurde auch die Krone in Aachen vom Haupt des heiligen Karl nur entliehen.

Kaiser Karl IV. war mit der Übergabe der Krone, der Reliquienbüste und des anderen Karlsreliquiars, den bedeutendsten erhaltenen Zeugnissen des Karlskultes im 14. Jahrhundert, nicht nur Initiator eines neuen Karlskultes in Aachen, sondern er etablierte zudem den heiligen Karl überhaupt erst als Propagandaargument auch in Böhmen. Eigentlich trug der Kaiser nicht einmal den Namen von Anfang an, denn seit seiner Taufe führte er den traditionellen přemyslidischen Namen Wenzel. Erst später löste der Firmname Karl den Taufnahmen Wenzel ab. Als er 1366 seinem Neffen, dem französischen König Karl V. einen Zahn Karls des Großen zum Geschenk machte, ließ er in der Urkunde nicht nur die verwandtschaftlichen Beziehungen zwischen dem Beschenkten und dem Schenker hervorheben, sondern auch, daß beide nach demselben heiligen Paten benannt worden seien.

Neben den römisch-deutschen Königen achteten aber auch die französischen Könige darauf, daß die Fäden, die sie an ihre karolingische Herkunft banden, nicht zerissen. Eine der symbolischen Übersetzungen dieser Herkunft war ebenfalls an ein Begräbnisritual gebunden. Nach den Bestattungsfeierlichkeiten in Paris und Saint-Denis übersandten die Nachfolger des jeweiligen verstorbenen Königs der Aachener Marienkirche das Leichentuch ihres Vorgängers. Diese Leichentücher waren kostbar gearbeitete Stoffe, die zur Abdeckung der Katafalke gedient haben und, wie Wachsreste in den Geweben belegen, auf denen die kerzenbestückten Kandelaber gestanden haben müssen. Von Ludwig XVI. (1774–1793) gibt es sogar einen eigenhändig unterzeichneten Brief vom Tag seiner Königsweihe in Reims, in dem er die Übergabe eines Leichentuches an die Marienkirche mitteilte. Mit Hilfe dieses für das Begräbnis Ludwigs XV. (1715–1774) gewirkten Tuches hat man in Aachen im Oktogon der Grabkirche Karls des Großen, für einen, wie König Ludwig schrieb, «der größten Könige der französischen Monarchie» eine weitere Sepulkralfeier inszeniert.[179] Anderthalb Jahrzehnte später stürzten die Bourbonen, und ein Aufsteiger bemächtigte sich der Herrschaft.

Für den Papst sei er Karl der Große, hatte Napoleon 1806 geschrieben. Diese Aussage bündelt programmatisch die Bemühungen des Korsen, sein Kaisertum auf angesehenen Traditionen aufruhen zu lassen oder zumindest einen Schein davon zu erwecken. Für die historische Legitimation seines Kaisertums bezog sich Napoleon auch verstärkt auf Karl den Großen. Als Sproß einer unbedeutenden korsischen Adelsfamilie mußte er besonders intensiv nach Anknüpfungsmöglichkeiten in der Geschichte suchen. Dabei befand er sich in einer Zwickmühle: Die Kapetinger, die Valois und erst recht die Bourbonen waren als Tyrannen diskreditiert und ihre Herrschaft ja gerade eben erst durch die Revolution abgestreift worden. Der Rückgriff auf die römische Antike mit ihrer überquellenden Schatzkammer an caesarischen Symbolen war zwar prächtig zur *imitatio* einer Kaiserherrschaft geeignet, doch leider nicht französisch genug. So blieb eben nur Karl der Große als besonders passendes historisches Vorbild und, welch unglaublich präzise Parallele, nach dem Frieden von Lunéville 1801 beherrschte der Korse wie einst Karl nicht nur Frankreich, sondern auch Oberitalien.

Zwischen der Proklamation zum Kaiser am 18. Mai 1804 und der geplanten Krönung am 2. Dezember desselben Jahres reiste Napoleon im September nach Aachen, um am Thron und Grab des Frankenherrschers und römischen Kaisers seiner Herrschaftsidee einen historischen Anstrich zu verleihen. Dieses Ritual war der inszenierte Höhepunkt der Nachahmung, denn schon kurz zuvor hatte der Diplomat und Ratgeber Charles Maurice de Talleyrand seinem Herrn brieflich mitgeteilt, daß Europa doch nun die Ähnlichkeit zwischen dem Restaurator des römischen und dem Gründer des französischen Kaiserreiches erkannt haben müsse. Noch genauer hatte das *Journal de Paris* bereits im Mai formuliert: «Es gibt in Europa nur eine Hand, die fähig ist, den Säbel Karls des Großen zu tragen, die Hand Bonapartes des Großen.» Als der Korse in Aachen, das nach den Gebietsannexionen nun auf französischem Boden lag, eintraf, begrüßte ihn der Präfekt des Departements mit den Worten: «Die Aschen Karls werden wieder aufkeimen und seine große Seele in Napoleon leben.»[180] In Napoleon lebte aber auch die Habgier, und so nahm er bei dieser Gelegenheit Bauteile aus der Grabeskirche sowie Reliquien und Kunstgegenstände aus dem Stiftsschatz mit nach Paris. Aus den Aschen Karls keimte später zudem wenig Ersprießliches, denn gut ein Jahrzehnt nach dem Aachener Ritual war die Herrschaft des neuen

Charlemagne nach gescheitertem Rußlandfeldzug, den Befreiungskriegen und Millionen von Toten wieder erloschen.

Eine neue Wendung, die mit einer Abkehr von Grabritualen in Aachen selbst einherging, bekam die Bezugnahme auf Karl den Großen im 20. Jahrhundert, weil der Frankenherrscher nun für verschiedene Europaideen Legitimationsstandarte wurde. Am konsequentesten schlug sich das in Hitlers Machtphantasmagorien nieder. Hitler, der 1943 von sich behauptete, zusammen mit allen Völkern Europas das Reich Karls des Großen zu verteidigen, sah sich als ein Erneuerer des Karlsreiches. Aber trotz dieses Bezuges zur Legitimation politischen Größenwahns war mit der Niederlage Deutschlands 1945 Karl der Große keineswegs diskreditiert. Auch im Nachkriegseuropa konnte er Legitimationsfigur bleiben. Eine besondere Bemühung verband sich mit dem 1949 gestifteten Karlspreis, der seinen Namen, so der Stiftungstext, nach dem «Begründer der abendländischen Kultur» erhielt, seit 1950 jährlich vergeben wird und zu dessen Preisträgern auch Winston Churchill und Konrad Adenauer zählen. Der Preis assistierte praktisch der Europapolitik der Ära Adenauer, die den Reichsgedanken in der Gründungsphase der Bundesrepublik noch einmal reanimierte. Begriffe wie «Christliches Abendland» waberten durch die Europaideen und nahmen die bedeutenden Kaisergestalten, allen voran den großen Karl, dafür in Beschlag.

Die Reden, die man während der Verleihung hielt, sind idealtypische Beispiele dafür, wie die Projektion des angestrebten politischen Zustandes in die ihn legitimierende historische Person angepaßt wurde. Der Preisträger des Jahres 2000 war der damalige US-Präsident Bill Clinton. Bundeskanzler Gerhard Schröder begrüßte den Preisträger und meinte, gleichsam das Urbild eines friedlich geeinten Europas beschwörend, daß im Frankenreich «Menschen von unterschiedlicher Herkunft und kultureller Prägung friedlich zusammenleben konnten». Daß die Unterwerfung der Sachsen mit jahrzehntelangen Greueltaten verbunden gewesen sein muß, deren Höhepunkt die Enthauptung von viereinhalbtausend Besiegten darstellte, schien dem Kanzler eine zu vernachlässigende Größe. Der Preisträger setzte noch eines drauf: Der Kaiser sei ein Visionär gewesen, der die «grundverschiedenen Menschen» des kleinsten Kontinents «als Beteiligte an einer einzigen Zivilisation» bewertet und respektiert habe.[181]

Jeder Preisträger von 1950 an bis heute entlockte dem Symbolchamäleon Karl immer neue legitimierende Farbnuancen. Eines einte die Redner aber alle: Sie wollten sich des weitentrückten Franken für die eigenen politischen Ideen und Visionen vergewissern. Das galt aber nicht erst für die Träger des Karlspreises, sondern auch für Otto III., Friedrich I. Barbarossa und Napoleon. Sie alle bezogen sich auf die Figur eines Mythos als einer fundierenden Geschichte, die eben geglaubt und nicht erwiesen sein wollte. Die heutigen Europavisionäre suchen nach einem ersten Vereinheitlicher des Kontinents. Doch die *Arbeit am Mythos* scheint vergebens. Der angebliche Stammvater Europas taugt schlecht als vorzeitiger Begründer des neuen europäischen Gemeinwesens. Den man so gern als Leuchtturm bei der nebligen Fahrt zur politischen Einheit blinken sähe, er bleibt dunkel. Daß der Karlspreisträger des Jahres 2001 die neue europäische Währung Euro war, hinterläßt neben einiger Verwunderung über die Ungewöhnlichkeit des Preisträgers aber vielleicht auch die Hoffnung, daß der Karlskult nach langem und heftigem Zucken nun endlich sein Ende gefunden haben könnte.

10. Kaiser Friedrich II. und das Grab des Erlösers

Got und der kaiser hânt erlôst/
ein grap, deist aller kristen trôst.
Freidanks Bescheidenheit[182]

Das Grab Christi und die Kreuzzüge

Als eine der bedeutendsten Grablegen der Weltgeschichte darf eine Sepultur gelten, die zwar nur drei Tage benutzt worden ist, aber gerade deshalb zu einem Symbol einer Religionskonstituante wurde: das heilige Grab in Jerusalem, dem Nabel der Welt. In den theologischen Schriften des Mittelalters, vornehmlich in Predigten und Psalmenkommentaren, wurde es mit vielen Metaphern belegt: So wie David mit Christus gleichzusetzen sei, so glichen sich das Haus Davids und das Grab Jesu, bemerkte Petrus Lombardus (um 1095–1160) in seinem Werk *Glossa in Psalmis*. Gerhoch von Reichersberg (um 1093–1169) sah in ihm das Bett Salomons. Und in einer heute dem spätantiken Turiner Bischof Maximus (um 400) zugeschriebenen Predigt, die aber mittelalterliche Kopisten für einen Text des berühmten Augustinus (354–430) hielten, lesen wir, da der Herr aus dem Uterus der Mutter entsprossen sei und aus seinem Grabe wiedererstanden, gebe es nur eine Konsequenz: «Vulva könne man das Grab selbst nennen.» Aber eigentlich sei das Grab noch großartiger, da jene den sterblichen Körper erzeugt, dieses aber den unsterblichen hervorbringt. Petrus Venerabilis (um 1093–1156), Abt von Cluny, hatte in einer Predigt zum Lobe des Grab des Herrn erklärt, daß das Grab Jesu zugleich das «Herz der Erde» sei. Papst Alexander III. (1159–1181) versicherte 1181 in seiner an alle Fürsten gerichteten Bulle *Cor nostrum*, wer das Grab als Pilger besuche, könne die Vergebung sämtlicher Sünden erlangen.[183]

Weil dieser Ort aber eben keinen gewöhnlichen Beerdigungsplatz darstellte, er das wichtigste Grab der Christenheit überhaupt barg, war der Begräbnisplatz Christi über Jahrhunderte auch heißumstritten und energisch umkämpft. Höhepunkt dieser Kämpfe war eines der merkwürdigsten kulturgeschichtlichen Phänomene, das im Mittelalter die abendländische Gesellschaft nachhaltig prägte und die Gemüter von Generation zu Generation periodisch beschäftigte: die bewaffnete Wallfahrt nach Jerusalem, oder kurz: die Kreuzzüge. Immer wieder sind ungeheure Anstrengungen unternommen worden, um den Platz der Grablege des Gottessohnes Jesu Christi in Jerusalem zu beherrschen. Im Verlauf der Kreuzzüge kam es zu einer Reihe von Herrschaftsbegründungen im Nahen Osten, an dessen Spitze das Königreich Jerusalem stand. Als einer der ungewöhnlichsten dieser Kreuzzüge darf der des Stauferkaisers Friedrichs II. (1215–1250) nach Jerusalem gelten, weil er von sonst bei diesen Kriegen üblichen Gepflogenheiten abwich und weil er mit zusätzlichen, ganz speziellen Intentionen unternommen worden war. Um den Zug zum Grabe Christi im Sinne einer kaiserlichen Legitimationsstrategie deuten zu können, möchte ich mit einigen Bemerkungen auf die Situation im Heiligen Land, auf die politische Konstellation und nicht zuletzt auf den Beginn des Zuges selbst eingehen.

Mit ungefähr vierzig Galeeren begann Friedrich seinen Kreuzzug. Sie dümpelten am Vortag der Geburt der Gottesmutter, dem 7. September des Jahres 1228, auf der Reede vor Akkon in der Dünung des mittelländischen Meeres. Fünf Tage zuvor hatten die Schiffe Famagusta auf Zypern verlassen. Nach Erreichen der Levanteküste ließ der Kaiser die Flotte in Sichtweite des Landes Kurs nach Süden nehmen, und ohne Aufenthalt kamen die Küstenstädte Beirut, Sidon und Tyros an Backbord wieder außer Sicht. Akkon war das Ziel der Überfahrt gewesen, und vor der wellenumbrandeten Seemauer hatte sich die Flotte wieder gesammelt. Einzeln ließ man die Schiffe an jenem siebten September den Fliegenturm, den Endpunkt der Hafenmole, passieren und in den Hafen einlaufen. Von hier, dem Hafen von Akkon, nahm der kaiserliche Kreuzzug seinen Lauf.

Von dem Anführer des Kreuzzuges, dem *imperator Romanorum* Friedrich II., wünschte Petrus de Ebulo (†1221) schon vor diesem Zug: «Lebe, du Sproß des Jupiter, Erbe römischen Namens, ja vielmehr zu erneuern bestimmt den Erdkreis und das Reich.»[184] Als Kaiser zugleich oberster Herrscher der Christenheit sowie König von Sizilien und *Ierusalem rex,* hatte es für Friedrich eine Reihe von Gründen gegeben, im

Heiligen Land aktiv zu werden. Friedrich, zu seinen Lebzeiten schon legendär verklärt, erregte ein «Staunen der Welt», in dem auch ein Schrecken mit enthalten war. Dieses Staunen hält im Grunde bis heute an, wie die Öffnung seines byzantinisch anmutenden Porphyrgrabes vor einigen Jahren gezeigt hat. Die Person des Kaisers erschien in der ersten Hälfte des 20. Jahrhunderts sogar als eine besonders gut geeignete Reflexionsfolie, monarchische Herrschaft idealtypisch zu zeichnen, ja eine Art Führerkult zu ästhetisieren und als Gegenmodell zu der modernen Ameisenwelt zu entwerfen. So hatte Ernst Kantorowicz 1927 in seiner Biographie *Kaiser Friedrich der Zweite* die im Kreis um Stefan George entwickelte Vision eines neuen Reiches auf den Staufer übertragen. Durch von Sizilien als einem «glasharten Staat», in dem der «Römer schwäbischen Blutes», angefüllt von «nordischem Trotz» und «nordischem Grauen» versucht habe, sein Volk «rein herauszuschälen»,[185] war auch dadurch ungewollt Kaiser Friedrich im NS-Staat eine solch mythisch-ahnherrliche Anerkennung zugewachsen, daß Hermann Göring im Juli 1943 Befehl gab, bei der Räumung Siziliens vor den gelandeten US-Truppen die sterblichen Reste Friedrichs mitzunehmen. Bedenken des deutschen Flottenchefs Admiral Ruge und die Schnelligkeit des US-Generals Patton verhinderten aber den Abtransport.

Zu Lebzeiten Kaiser Friedrichs bestand sein allgemeiner Herrschaftsanspruch aus einer überaus eklektischen Kaiseridee, in der neben vielen anderen Alexander der Große und Caesar sowie die christlichen Kaiser Constantin, Iustinian und Karl der Große als seine direkten Vorgänger galten. Als Stellvertreter Gottes auf Erden, Schirmherr der römischen Kirche und Heidenbekämpfer, war es ohnehin des Kaisers oberste Pflicht, einen Kreuzzug anzuführen, so wie es seine Vorfahren getan hatten, darunter sein Großvater Friedrich I. Barbarossa in den Jahren 1189/90 unter lebensverzehrendem Einsatz. Dazu haben sich mit dem Waffengang in das Heilige Land auch Gedanken verstärkt, die Friedrich mit einem Endkaisertum verknüpften und ihn aus dem Hause Davids stammen ließen. Friedrich galt damit als der erste Herrscher, der in einer Person zugleich Kreuzfahrer, König von Jerusalem und kaiserlicher Anführer der Pilger war. Schon bei seiner Krönung zum römisch-deutschen König 1215 in Aachen, am Ort der Beisetzung Karls des Großen, hatte Friedrich das «lebensspendende Kreuz» genommen und damit gelobt, in das Heilige Land zu ziehen, um das Grab Christi zu befreien. Nach vierzehn Jahren hatte er endlich orientalischen Boden betreten, um diese Gelübde zu erfüllen.

Im November 1228 war der Kaiser dann auf dem Landweg die Mittelmeerküste nach Süden bis Joppe, dem heutigen Yafo, gezogen, um dort zu überwintern. Im März des folgenden Jahres brach der kaiserliche Zug ostwärts auf, von der Küste weg, hinauf in das Bergland von Judäa. Nadelbäume säumten den Weg, der sich bisweilen an Hangschultern der Erhebungen entlang schlängelte. Mitunter gaben die Berge den Blick auf ihr Innerstes frei, den hellen Kalkstein, aus dem jener Mittelpunkt der Welt errichtet worden und der das Ziel des beschwerlichen Marsches war: Jerusalem. Hier spielte sich jene denkwürdige Szene in der Grabeskirche ab, die schon oft beschrieben und fast genauso oft verschieden gedeutet worden ist: Am Sonntag *oculi mei* 1229 – das war der 18. März – erstrahlte die Grabeskirche vom Glanz eines bekrönten Herrschers. Erst einen Tag zuvor, am 17. März, hatte der Beauftragte des Sultans von Ägypten, Al-Malik al-Kamil, dem Kaiser vertragsgemäß die Verfügungsgewalt über die Heilige Stadt übertragen.

Die Kreuzfahrer nahmen die Stadt daraufhin in ihren Besitz. Am nächsten Tag nun begab sich der Staufer mit einer Prozession zu dem ersehnten Ziel aller Wallfahrten. Friedrich schritt mit seinem Gefolge über den südlich vor der Kirche gelegenen Platz und betrat die Grabeskirche durch das noch verbliebene linke Tor des ursprünglichen Doppelportals. Die rechte Öffnung war kurz nach der Eroberung Jerusalems durch Saladin vier Jahrzehnte zuvor geschlossen worden und ist bis heute vermauert. Dann führte der Zug vorbei an den rechter Hand übereinander liegenden Adams- und Golgathakapellen, vorbei an den Gräbern der hier bestatteten Könige von Jerusalem, Gottfried von Bouillon (1199–1100) und Balduin I. (1100–1118), deren nach der erneuten muslimischen Eroberung entleerte weiße Marmorsarkophage im Jahr 1808 zerschlagen worden sind. Heute zeugen nur noch zwei grobe Steinbänke vor der Golgatha-Kapelle sowie eine Reihe von Fragmenten in der Al-Aqsa-Moschee und im Felsendom von den einstigen königlichen Grabstätten. Dann bewegte sich der Zug zum Katholikon mit dem *umbilicus mundi*, dem Nabel der Welt, und schwenkte nach links auf die Grablege Christi ein. Hier, am Grab des Erlösers und im Angesicht weiterer Gräber der Könige von Jerusalem, trug Friedrich mit seiner Krone seinen wohlinszenierten Triumph zur Schau. Der Imperator der Christenheit, legitimer Nachfolger der römischen Caesaren, Herr der Welt und König vieler Reiche stand bekrönt und im Herrscherornat nun endlich am Grabe des Erlösers.

Ist der Papst der wahre Kaiser?

Die Situation in Europa zu der Zeit, als Kaiser Friedrich II. in den Orient aufbrach, war schon lange äußerst gespannt. Seit anderthalb Jahrhunderten bereits rangen Papsttum und Kaisertum um die Vorherrschaft in der Welt. Mit dem Entstehen des Reformpapsttums und dem Aufbrechen des Investiturstreits begann das geistliche Schwert mit dem weltlichen, mit wechselndem Erfolg, in grundlegenden Herrschaftsfragen die Klingen zu kreuzen. Doch Ende des 12. und Anfang des 13. Jahrhunderts verschoben sich allmählich die Machtkonstellationen zugunsten des Papsttums. Das Zeitalter Papst Innozenz' III. (1198–1216) eröffnete sogar eine Epoche päpstlicher Hegemonie, in der das Imperium immer mehr als eine abgeleitete Herrschaft galt, die ursprünglich von Gott und daher nur vom *vicarius Christi* – dem Stellvertreter des Herrn, der sowohl Haupt und Grund der Christenheit hätte sein wollen – übertragen werden konnte. Jahre später wird Friedrich Papst Gregor IX. (1227–1241) in einem offenen Brief vorwerfen, sich das Römische Reich unterwerfen zu wollen, auf daß dem Papst alle Könige der Erde Opfergaben brächten und alle Völker dienten. Hochmittelalterliche Kanonisten brachten diesen päpstlichen Anspruch auf anmaßende Formeln: So sei der «Kaiser ein Stellvertreter des Papstes», oder noch deutlicher und damit sogar die kaiserliche Herrschaft überhaupt in Frage stellend: «der Papst ist der wahre Kaiser».[186]

Auf diese fortschreitende Imperialisierung des Papsttums, die gleichzeitig durch Entsakralisierung des weltlichen Herrscheramtes die Machtgrundlagen des Kaisertums erschütterte, mußte eine passende Antwort gegeben werden. Mit den Inhalten der römischen Kaiseridee waren diese päpstlichen Ansprüche unvereinbar. Die Staufer versuchten ja ihrerseits durch direkteres Anknüpfen an das antike römische Kaisertum, in dem der Kaiser noch höchste Instanz in weltlichen und religiösen Bereichen und damit Stellvertreter Gottes auf Erden war, ihrer eigenen ideellen Herrschaftsgrundlage neue Inhalte zu geben. In dieser

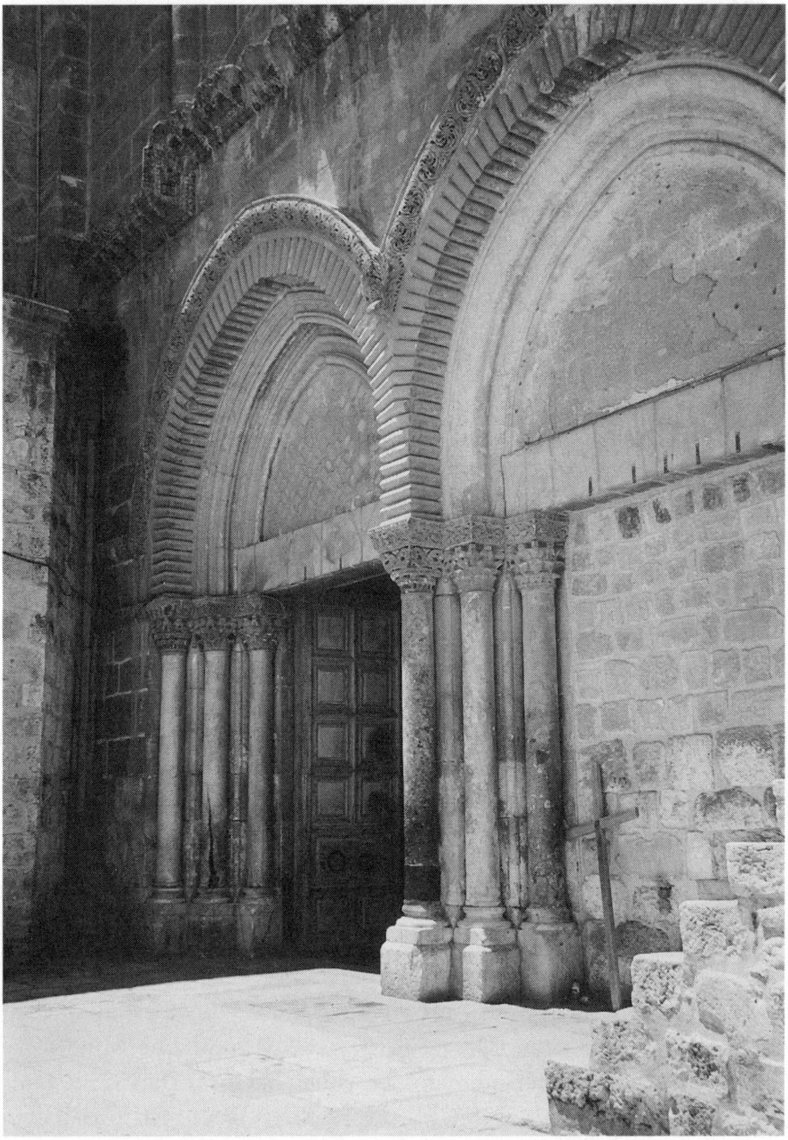

Mutterschoß und Nabel der Welt: Das Eingangsportal zum wichtigsten Heiligtum der Christenheit, der Grabeskirche in Jerusalem, durchschritt am 18. März des Jahres 1229 auch Kaiser Friedrich II. in imperialem Ornat. An den Säulen des rechten Bogens, der nach der Eroberung der Stadt durch Saladin 1187 zugemauert wurde, lehnt das hölzerne Kreuz eines heutigen Pilgers.

Sakralisierung des Kaisertums, dessen Herrschaft sich seit Friedrich I. Barbarossa über ein Heiliges Römisches Reich erstreckte und der mit der Heiligsprechung Karls des Großen auch gegen den Papst gekämpft hatte, schälte sich dazu die ohne päpstliche Vermittlung unmittelbar von Gott verliehene universale Herrschaft, die Nachfolgeschaft des heiligen Kaisers Karl des Großen, ja überhaupt die Stellvertretung Gottes auf Erden als Eckpfeiler heraus. So stellte sich der Kampf zwischen Papsttum und Kaisertum als ein Wechselspiel zwischen *imitatio imperii* und *imitatio sacerdotii* dar, in dem jede Partei versuchte, die andere mit allen Mitteln, auch den propagandistischen, zu übertreffen.

Da die Römische Kirche und an ihrer Spitze die Päpste die Welt nach ihren hegemonialen Vorstellungen umzugestalten gedachten, benötigten sie für den Erfolg ein neues legitimatorisches Zentrum. Als Mittelpunkt einer solchen *civitas* kam nur ein noch ehrwürdigeres Grab mit noch größerer symbolischer Kraft als die Gräber der Apostelfürsten Peter und Paul in Frage. Im Gegensatz dazu mußte aber auch ein wirklicher Universalherrscher, ein *imperator romanorum*, über jenen hochsymbolischen Flecken Erde herrschen. Wer daher das Grab des Erlösers besaß, war auch im Besitz jener Legitimation, die für die Gewinnung der echten Kirche von Nöten war, die auf das Himmlische Jerusalem zulief. Wer diese Stelle in seinem Machtbereich wußte, der hielt auch den Bauplan für eine neue Welt in seinen Händen. Jerusalem war – wie schon so oft – zu einer wichtigen Legitimationswaffe geworden. Eugen Rosenstock-Huessy, Theologe und Revolutionstheoretiker, hatte, da er die Entwicklung der mittelalterlichen Kirche seit den gregorianischen Reformen sogar als Revolution sah, formuliert: «Bei jeder Revolution sind die Menschen wie aus allen Himmeln gerissen. Denn bei jeder Revolution ist ein Stück des Himmels eingefallen und auf die Erde geholt worden, auch bei der des Papstes. Aber ein Stück Himmel muß mit auf die Erde, wenn er denn schon einstürzt. Die himmlische Mitgift des Papsttums an die abendländische Menschheit bei ihrer Diesseitsorganisation des Abendlandes als Stadt – diese Mitgift ist der Griff nach dem heiligen Grabe.»[187]

Der Memorialfokus und Erinnerungsort Grabeskirche Christi mit dem darin enthaltenen Kenotaph bildete 1229 daher den Schauplatz der schon geschilderten, hochdramatischen symbolischen Handlung, die gleichsam auch einen Befreiungsschlag gegen ganz andere Fesseln als die der muslimischen Umklammerung Jerusalems darstellte. Als der Kaiser im Juni 1228 aus Brindisi zur mehrfach verschobenen Kreuzfahrt abfuhr, begann er damit ein Machtspiel um seine Herrschaft insgesamt. Denn Friedrich war in einer höchst prekären Lage: Er wußte, daß er als vom Papst Gebannter aus der Gemeinschaft der Christen ausgeschlossen war, ja nicht einmal das Heilige Land hätte betreten dürfen und schon gar nicht Führer einer Kreuzfahrt sein konnte. Er wußte auch, daß er seine ganze Herrschaft verloren hätte, sobald der Papst die ihm geleisteten Treueeide der Untertanen gelöst und seine Absetzung bewerkstelligt haben würde. Dazu kam noch, daß Gregor IX. plante, sogar militärisch gegen ihn vorzugehen und in sein Königreich Sizilien einzufallen. Oberitalien befand sich bereits im Aufstand gegen ihn. Friedrich stand daher unter enormem Erfolgsdruck, zumal Anfang des 13. Jahrhunderts auch eine Reihe von Weissagungen die Wiedererrichtung der christlichen Herrschaft über das Grab des Erlösers prophezeit hatten.

Friedrich war als Kaiser der Römer geradezu gezwungen, unter der Bedrohung des eigenen Untergangs und des Verlustes der Herrschaft unbedingt Jerusalem zu erwerben. Lediglich Kreuzfahrerruhm auf den Schlachtfeldern zu erkämpfen konnte nicht sein Ziel sein. In einem Brief an den Sultan war Friedrich erstaunlich offen: «Die Könige und der Papst wissen um meine Fahrt. Wenn ich davon zurückkehre, ohne etwas erreicht zu haben, werde ich alles Ansehen in ihren Augen verlieren.»[188] Mit der Erfüllung seines Kreuzzugsgelübdes aber würde er sich wieder, wie es die Würde des Kaisers gebot, als oberster Beschützer der Kirche bewährt haben. Und besonders wichtig war bei diesem Ziel, in einer großen Geste und unter Entfaltung kaiserlicher Pracht die Herrschaft des abendländischen Caesars über das Grab des Erlösers einer Öffentlichkeit zu präsentieren.

Was aber machte das Jerusalemer Königreich konkret noch aus, das Friedrich 1228 als sein König zum ersten Mal betrat? Seit der Katastrophe bei den Hörnern von Hattin im Juli 1187 hatte das Königreich von Jerusalem, der wichtigste der im Verlauf des ersten Kreuzzuges am Ende des 11. Jahrhunderts gebildeten Kreuzfahrerstaaten im Orient, als Flächenstaat aufgehört zu bestehen. Hier bei Hattin, in Sichtweite des Sees Genezareth auf dem Plateau eines Vulkankegels, der der Legende nach Christus bei der Bergpredigt als Kanzel gedient haben soll, war von Sultan Saladin in einem dramatischen Gemetzel die militärische Schlagkraft des Königreiches gebrochen worden. In den folgenden Monaten fielen außer Tyros alle Burgen und Städte des Landes in die Hand der Muslime. Darunter Orte mit so klangvollen Namen wie Tiberias, Akkon, Joppe, Caesarea maritima, Askalon, der Berg Tabor, Bethlehem, Nazareth und: Jerusalem! Der Schnittpunkt orientalischer und okzidentaler Religionen, der Ort mit einer symbolischen Aufladung wie kaum ein zweiter in der Welt, war für die Christen verloren. Dazu kam noch, daß es die Stadt war, die dem Königreich überhaupt den Namen gab. Zwar konnten in den Jahrzehnten nach der Niederlage bei Hattin durch gewaltige Anstrengungen, besonders während des dritten Kreuzzuges unter der Führung des englischen Königs Richard I. Löwenherz (1189–1199), einige Küstenstädte, unter ihnen Akkon, zurückgewonnen werden. Das Ziel des Sehnens und Strebens jeder Wallfahrt und jedes Pilgers aber, Jerusalem und das Grab Christi, blieb in muslimischer Hand.

Die vielfältigen Schwierigkeiten, die Friedrichs Kreuzzug von Anfang an begleiteten, wichen auch nach der Ankunft im Heiligen Land nicht von seiner Seite. Die Templer und Hospitaliter, orienterfahrene und schlagkräftige Truppen, wollten nicht unter dem Befehl eines gebannten Herrschers stehen. Der dem Papst ergebene Gerold, Patriarch von Jerusalem, stand ebenfalls gegen ihn. Auch mehrten sich Stimmen, die meinten, sein Heer sei zu klein, so daß es für eine bewaffnete Wallfahrt gar nicht tauglich sei. Ein Chronist aus Padua höhnte, wie ein Pirat sei Friedrich gekommen und nicht wie ein Kaiser. Und weil der Kaiser damit das Ansehen des Römischen Reiches bei den barbarischen Völkern herabwürdigen würde, hätte Gregor, als er davon erfuhr, ihn in die Ketten der Exkommunikation geschlagen. Das war einfach üble Nachrede, wissen wir doch heute, daß sein Heer – um die sechstausend Mann stark – durchaus wirkungsvolle militärische Auseinandersetzungen zugelassen hätte. Zumindest die muslimischen Gegner hielten Friedrichs Truppen für einen erheblichen Machtfaktor. Bedenkt man, daß einhundert Jahre zuvor 1100 Reiter und 2000 Kämpfer zu Fuß die Schlacht bei Hazarth siegreich schlugen, daß sich König Balduin I. von Jerusalem auf ein Heer von weniger als 4000 Bewaffneten gestützt hatte und selbst beim ersten Kreuzzug Jerusalem von nur 12 000 Mann erstürmt worden war, so erscheint das Heer doch immerhin als ein durchschnittlicher Kampfverband.

Um die territoriale Ausgangsposition für den Kreuzzug hingegen stand es sogar noch besser. Im Jahr 1227, ein Jahr vor des Kaisers Ankunft, wurden Caesarea und Joppe besetzt, und man begann, die Befestigungen wieder herzustellen. Das war eigentlich ein Bruch des Waffenstillstandes zwischen Christen und Muslimen. Darüber hinaus ging ein Teil der hauptsächlich deutschen Pilger daran, die ca. 30 Kilometer nordöstlich von Akkon, schon im Landesinneren gelegene Burg Mons fortis mit gewaltigen Steinquadermauern zu verstärken. Hermann von Salza, einer der unbeirrtesten Anhänger Kaiser Friedrichs, hatte sie kurz zuvor in den Besitz des Deutschen Ordens gebracht. Der Starkenberg schirmte fortan über vierzig Jahre lang Schatz und Archiv des Ordens im Heiligen Land. Auch Sidon, in dem die Herrschaft zwischen Christen und Muslimen geteilt war, kam wieder unter die unbeschränkte Verfügungsgewalt der Christen. Mit dem Besitz von Haifa und dem südlich davon an der Küste gelegenen Castrum Peregrini – nach dem Verlust des Templum Salomonis in Jerusalem der Hauptsitz der Templer – waren die wichtigen Küstenorte und damit der Küstenweg nach Jerusalem, bevor man in das Landesinnere abbiegen muß, in christlichen Händen.

Friedrich hatte nach seiner Ankunft sein Heerlager vor Akkon eingerichtet, da die enge Stadt mit ihren verwinkelten Gassen nicht genügend Raum bot. Die Kreuzfahrer waren vor die Mauern der Stadt gezogen, um dort ihre Zelte am nahegelegenen Belus aufzuschlagen. Von hier aus begann der Kaiser die Verhandlungen mit dem Sultan von Ägypten und Neffen Saladins, Al-Malik al-Kamil, die nach geraumer Zeit zu einem spektakulären Vertrag führen sollten. Nach mehrmaligem Austausch von Gesandten und langen wechselvollen Verhandlungen beschwor der inzwischen nach Joppe vorgerückte Kaiser am 11. Februar 1229 einen außergewöhnlichen Waffenstillstandsvertrag. Weder das Exemplar Friedrichs noch das des Sultans ist erhalten, so daß lediglich durch Briefe des Patriarchen von Jerusalem und anderer Kleriker die Bestimmungen überliefert wurden. Danach trat Sultan Al-Malik al-Kamil kampflos Jerusalem, Nazareth und Bethlehem an Friedrich ab. Dazu kamen die Wege von Joppe zur Heiligen Stadt und weiter nach Bethlehem sowie der Weg von Akkon nach Nazareth mit den links und rechts an den Straßen liegenden Orten. Außerdem fielen noch einige Städte und Burgen nun auch vertraglich an Friedrich, die die Christen ohnehin schon vorher einfach genommen hatten, darunter Sidon, Caesarea maritima, Montfort. Eine zehnjährige Waffenruhe sollte der Einigung Dauer verleihen.

Allerdings enthielt der Vertrag auch manch bittere Pille, die einige Christen nicht schlucken wollten. So wurde das Königreich Jerusalem nicht mehr als richtiger Flächenstaat wiederhergestellt, so daß die Erträge von weiten, fruchtbaren Landstrichen ausblieben. Der größte Skandal des Vertrages aber war, daß die Herrschaft über die Heilige Stadt Jerusalem beschränkt wurde. Denn ausgenommen war jener Ort, «den man Tempel des Herrn nennt».[189] Die Gründungsstätte des Templerordens, die Al-Aqsa-Moschee, die es ja schon vor den Kreuzfahrern gegeben hatte, blieb in arabischer Hand. Dazu kam, daß einige der kampfwütigen Pilger unendlich enttäuscht darüber waren, daß nun gar nicht mehr gekämpft und vor allem kein Heidenblut vergossen werden sollte. Doch Friedrich setzte sich darüber hinweg. Er brauchte jetzt schnelle Erfolge und brach Anfang März zur Hauptstadt seines Königreiches auf, in deren Hauptkirche es zu der bereits geschilderten Herrscherpräsentation kam.

Die Krone in der Grabeskirche

Ein Augenzeuge der Szene und einflußreicher Berater des Kaisers, Hermann von Salza, Hochmeister des Ordens vom Spital St. Marien vom Deutschen Hause in Jerusalem, schrieb über die Vorgänge einen Brief. Er war an einen Freund in der römischen Kurie gerichtet. Hermann grüßte ihn und erzählte: «Eure Weisheit möge wissen, daß der Herr Kaiser am Samstag dem 17. März mit dem ganzen christlichen Heer nach Jerusalem kam und am folgenden Tag des Herrn dort zur Ehre des höchsten Königs die Krone trug.»[190] Dann berichtet er über das Problem, daß dem Kaiser der Rat gegeben worden war, dort auf Grund der Befreiung des Heiligen Landes von den Sarazenen selbst eine Messe zu zelebrieren. Aber da der Kaiser noch in den Ketten der Exkommunikation gefesselt sei, habe Hermann, dem sowohl die Ehre der Kirche als auch des Reiches angelegen ist, davon abgeraten. «Und so unseren Ratschlägen nachgebend, hörte er nicht die heilige [Messe], empfing jedoch ohne Weihe die Krone vom Altar und trug sie, wie es Gewohnheit ist, zum Thron.» Als Friedrich dort in seiner Majestät prangte, verlas Hochmeister Hermann von Salza in Latein und Deutsch eine Art Denkschrift, die den bisherigen Verlauf der Kreuzfahrt aus kaiserlicher Sicht darstellte.

Die berühmte kaiserliche Enzyklika *Letentur in domino*, die vom Krönungstag selbst stammte, etwas später von Akkon aus in mehreren Exemplaren nach Europa verschickt wurde und in ihrer Selbstaussage ja so etwas wie eine offizielle Verlautbarung darstellte, gibt einen deutlichen Hinweis, wie Friedrich sich in dieser Szene gesehen haben wollte. Diese Schrift stellte im übrigen erst jene Öffentlichkeit her, die für das Wirksamwerden solcher Rituale Grundbedingung ist. Hermann las: «Jubeln und frohlocken mögen alle im Herrn, die aufrichtigen Herzens sind. [...] O wie ist doch die Gnade des Schöpfers zu loben und wie seine Macht allzeit zu fürchten [...] doch seht, nun aber ist jener Tag des Heils gekommen, an dem wahre Christen von ihrem Herrn und Gott ihr Heil empfangen, damit der Erdkreis erkenne und verstehe, daß er selbst es ist und niemand anderes, der das Heil seiner Knechte erwirkt, wann er will und wie er will.» Und etwas später wird dieser Gedanke noch einmal aufgegriffen und mit jener Würde verknüpft, mit der Friedrich sich am Grabe handeln sah: «Wir betraten die heilige Stadt Jerusalem, und ohne Zaudern, gleichsam wie ein rechtgläubiger Kaiser, trugen wir, nach dem Anbeten des Grabes des Herrn, am folgenden Tag die Krone, wie sie uns der allmächtige Herr vom Thron seiner Majestät vorherbestimmte, und so hat er durch seine besondere Gnade der Güte uns aus dem Kreis der Fürsten wundersam erhöht, damit so [...] mehr und mehr kenntlich werde der Allgemeinheit, daß die Hand Gottes dies alles getan habe.»[191] Die zwar in ihren Texten unterschiedlichen Fassungen an den Papst und an den König von England stimmen darin überein, daß Friedrich nach dem Einzug in Jerusalem das Grab des Herrn als ein *imperator catholicus* besuchte und anbetete und am folgenden Sonntag als solcher dort die Krone trug. Dem Papst aber schrieb Friedrich, daß er am Grabe die Krone getragen habe «zum Ruhm und zur Ehre des höchsten Königs», eine Formulierung, die auch Hermann von Salza in seinem Brief verwendet hatte.[192]

Für Ernst Kantorowicz war die Szene in der Grabeskirche von besonderem symbolischen Gehalt. Er deutete sie allerdings als die «wohl bis auf Napoleons Tage denkwürdigste Selbstkrönung eines Kaisers; [...]

hier griff jetzt ohne Mittler der Kirche, ohne Bischof, ohne Krönungsmesse Friedrich II. stolz und ohne Scheu nach der Königskrone des Heiligen Jerusalem: auf den Grabesaltar zuschreitend, nahm er von diesem die Krone auf und drückte sie sich selbst auf das Haupt, ungewollt, ja fast wider seinen Willen einen Akt von weittragender Symbolik vollziehend. Denn an der heiligsten Stätte der christlichen Welt erneuerte er das Gott unmittelbare Königtum und verband sich als ein Triumphierender ohne Mittlung der Kirche mit Gott.»[193] So sehr allerdings diese Deutung der friderizianischen Kaiseridee entsprochen haben könnte, so sehr widersprach doch solche Krönungspraxis mittelalterlichen Gepflogenheiten. Zweifel an der sogenannten Selbstkrönung Friedrichs II. in der Grabeskirche zum König von Jerusalem gibt es schon lange. Kirchenrechtliche und verfassungsrechtliche Bedenken ließen den Schluß zu, daß die Krönung Friedrichs II. in Jerusalem keine Selbstkrönung war. Zu ungeheuerlich wäre dieser Vorgang gewesen, und in der Tat wagten es erst Herrscher wie Friedrich I. (1701–1713), König in Preußen, oder Kaiser Napoleon I. (1804–1815), sich selbst zu bekrönen, in einer Zeit, in der das traditionelle Königtum vollständig entsakralisiert worden war.

Die Szene in ihrem weiteren politischen Zusammenhang zu deuten, heißt, sie als eine spezielle Form der Repräsentation den vielfältigen Herrschaftsinstrumenten nahe zu rücken. Die Erwartung an die symbolische Produktion lag ja auch darin begründet, daß in der unmittelbaren Kommunikation Unterscheidungen etabliert und legitimiert werden konnten. Die politische Funktion dieser symbolischen Systeme liegt in der Absicherung, Durchsetzung und Verstärkung der Herrschaft von Gruppen oder auch Einzelpersonen. Innerhalb von herrschenden Klassen kommt es daher zu andauernden Auseinandersetzungen, in denen solche symbolischen Kämpfe stattfinden. Im Sinne Bourdieus also bedeutet das Erscheinen Friedrichs im kaiserlichen Ornat vor dem Grab des Erlösers nicht einfach nur die Eingliederung Jerusalems in den eigenen Machtbereich, sondern den Versuch einer Rückverwandlung symbolischen Kapitals in reale Macht. Das symbolische System Kreuzzug – Endkaiser – Jerusalem diente dem Kaiser zur Verstärkung eigener Positionen im Kampf mit dem Papsttum. Die politische Notwendigkeit, der Machterosion entgegenzutreten, bedeutete konkret: Den Gegensatz zur römischen Kurie zu durchbrechen, die erschütterte

Herrschaft in Sizilien und im Reich zu sichern und allgemein die eigene Autorität als Universalherrscher zu stärken. Das symbolische System *Grab des Erlösers* diente in der symbolischen Politik oder im symbolischen Kampf der Sichtbarmachung politischer Intentionen sowie der Stabilisierung der nun gegebenen Verhältnisse.

Und noch etwas wird deutlich: Die Kreuzfahrt Kaiser Friedrichs war eingebunden in ein weit geflochtenes Netz der Diplomatie vom Kaukasus bis Kairo und von Mossul bis in die Ägäis. Mit dem staufischen Reich der Römer waren im Verlauf mehrerer Generationen auch in Konkurrenz zu Byzanz eine ganze Reihe von Königreichen und Herrschaften staatsrechtlich mehr oder minder, manchmal nur für den Augenblick, verbunden worden, so z. B. die Königreiche Dänemark, Polen, Böhmen, Ungarn, Galizien, Zypern, Armenien und Thessaloniki. Diese Reiche bildeten ein System von Edelsteinen in einem imperialen Diadem, das auf dem Haupt eines tatsächlichen Weltenherrschers ruhte. Jenes Ansammeln von Kleinreichen war der mit staatsrechtlichem Leben erfüllte Gedanke eines tatsächlichen Römischen Imperiums, eines Reiches, dessen Kaiser vielen Königreichen an der Peripherie vorstand und so ein Oberhaupt einer Familie der Könige war. Funkelndstes Kleinod in dieser Krone war zweifellos das Königreich Jerusalem selbst. Weder ein byzantinisches Kamelaukion noch die päpstliche Mitra konnte sich mit diesem Stein schmücken. Seit dem Sonntag *oculi mei* 1229 aber wurde die Krone Kaiser Friedrichs II. von diesem Glanz geziert.

Als Propagandaidee Friedrichs II. hatte der Kreuzzug einen großen praktischen Erfolg und zeigte unmittelbare politische Wirkung. Seine Manifeste erreichten den europäischen Norden bis hin nach Reval. Graf Adolf von Holstein datierte sogar seine Urkunden nach der friderizianischen Rückeroberung des Heiligen Landes. Daß die Distinktionsverstärkung Friedrichs, die mit der kaiserlichen Besitzergreifung des Christusgrabes gelang, von Kräften, die mit dem Kaiser konkurrierten ebenfalls verstanden worden war, zeigt sich deutlich in der Reaktion der Gegner. Die Exkommunikation Friedrichs wurde trotz des erfüllten Gelübdes vom Papst nicht gelöst, ja mehr noch: Der papsttreue Gerold, Patriarch von Jerusalem, ließ durch den Erzbischof von Caesarea über das ganze neugewonnene Jerusalem das Interdikt legen, so daß die Jerusalempilger um den Lohn ihrer Mühen, am Grabe Christi Gottesdiensten beiwohnen zu können, geprellt wurden. Der neue David hatte allerdings am Sonntag *oculi mei* sein Ziel bereits erreicht, der Welt zu zeigen, wer von Gott auserwählt war, den Erdkreis zu regieren. Er hatte jenen Ort der Christenheit wiedergegeben, «in welchem der Herr unsere Erlösung bewirkt hat».[194] Auch deshalb hatte Gott ihn in seiner Gnade aus dem Kreis der Fürsten erhoben und sonst niemand. Was der Kaiser sprach und tat, das alles hatte die Hand des Herrn gemacht. Der Kaiser stellte an der Grablege des Gottessohnes eine direkte Nachfolge her und erschien damit als der wirkliche Stellvertreter Christi. Ein Imperator am Grab des Erlösers konnte daher unmöglich ein Vikar des Papstes sein. Die Krönungsszene in der Grabeskirche, dem Mittelpunkt der Welt, war Friedrichs wohlinszenierte symbolische Antwort auf die Behauptung, der Papst sei der wahre Kaiser. Sie lautete: Friedrich natürlich ist der wahre Kaiser!

11. Bestraft und rehabilitiert: Entseelte Körper als Schuldträger

> Über die Toten sollte man nichts,
> es sei denn Gutes, berichten.
> *Diogenes Laertius*[195]

Die Leiche auf dem Bischofsthron

Im klammen Winterfrösteln des Jahres 896 auf 897 tagte in einer der Basiliken des halbverfallenen Rom eine Synode. Die Szene war gespenstisch. Unheiliger Geruch breitete sich im Kirchenraum aus. Eine bereits stark angefaulte Leiche, bekleidet mit Pontifikalgewändern, saß auf dem Bischofsthron. Vor ihr deklamierte Papst Stephan VI. (896–897) umgeben von einer angesehenen Konzilsversammlung seine Anklage. Ein beauftragter Diakon übernahm die Verteidigung. Angeklagt war der bereits neun Monate zuvor verstorbene Papst Formosus (891–896), der vor seinem Pontifikat Kardinalbischof von Porto gewesen war. Bischöfen war es aber verboten, von einem Bistum zum anderen zu wechseln. An dieser Übertretung des Translationsverbots hakte die Anklage ein. Angeblich habe Stephan VI. gerufen: «‹Warum hast du als Bischof von Porto, vom Ehrgeiz getrieben, den römischen Stuhl als Herrscher der ganzen Christenheit beansprucht?› Hierauf ließ er dem Leichnam die heiligen Gewänder wieder abnehmen, drei Finger der Hand abhauen und ihn in den Tiber werfen; alle von ihm geweihten Geistlichen aber entsetzte er ihrer Würde und weihte sie aufs neue.»[196]

Die schauerliche Episode, von der Liudprand, Bischof von Cremona (ca. 920–972), hier berichtet, verweist auf einen einmaligen Vorfall in der Geschichte des Papsttums und des Kampfes um die Macht, über die der apostolische Nachfolger verfügte. Dazu belegt der Vorgang besonders deutlich, wie stark sich die Bedeutung der Papstgrablege entwickelt hat. Denn, wie Michael Borgolte in seiner Untersuchungen zur Genese der Papstgrablege ermitteln konnte, «wo man einen Papst bestattete, entschied noch immer – wie im 6. und vielleicht schon im 3. Jahrhundert – posthum über seine Legitimität».[197] Zudem zeigt der Fall erneut, wie handgreiflich die vormoderne Vorstellung einer Gegenwart der Toten war. Der Tote blieb Rechtsperson, man konnte mit ihm tafeln, aber auch gegen ihn klagen. Einige Details, die zwar bei Liudprand nicht überliefert sind, aber aus anderen Quellen geschöpft werden können, bereichern den Blick auf das Geschehen: So sei die Leiche zudem nach dem Abreißen der päpstlichen Gewänder und Insignien als einer Art der Degradierung, der posthumen Absetzung und der Verstümmelung der Segenshand mit den Füßen zuerst aus der Konzilskirche geschleift worden. Man verscharrte sie zuerst dort, wo man in Rom die Ausländer begrub, die als Pilger in die Stadt gekommen waren und hier ein namenloses Grab fanden. Erst etwas später empfand Stephan VI. offenbar die *damnatio corporis* als noch nicht ausreichend genug, ließ die Leiche erneut ausgraben und nun in den Tiber werfen.

Der Prozeß und das Urteil der Leichensynode zielten auf die formale Absetzung und Annulierung des gesamten Pontifikats des Formosus. Damit korrespondierten die vielen symbolischen Handlungen, die mit oder an der Papstleiche vollzogen wurden. Das degradierende Abstreifen der statusverleihenden Bekleidung erwähnte ich schon. Das Abschlagen der Finger übersetzte symbolisch, daß der nun abgesetzte Papst niemals legitim päpstlichen Segen gespendet haben konnte. Das Schleifen des Leichnams sollte zeigen, wie wenig der Eindringling jemals in diese Kirche gehört habe, und das Begraben auf dem Pilgerfriedhof war eine Aufforderung an die Allgemeinheit: Vergeßt diesen namenlosen Fremden! Eine Adelsfraktion wollte die kurze Herrschaftszeit der anderen, verfeindeten Adelsgruppierung sowohl aus der politischen Geschichte als auch aus dem Gedächtnis löschen. Die Anklage zielte auf die Legitimität der päpstlichen Akte, besonders auf die Gültigkeit der erteilten Weihen. Liudprand berichtete ja, daß Stephan VI. alle Geistlichen neu weihen ließ. Die Konsequenzen aber, die die formale und symbolische Löschung des Pontifikats für die Kaiserweihen hätte haben müssen, die Papst Formosus 892 an den Grafen von Spoleto Wido II. (894) und Lambert (892–898) sowie 896 an deren Gegner, dem ostfränkischen König Arnulf von Kärnten (887–899), vollzogen hatte, ist auf späteren Synoden ebenfalls Gegenstand der Bischofsdebatten gewesen.

Auf der Synode von Ravenna 898 wurden dann alle Amtshandlungen des Formosus anerkannt – mit Ausnahme der Kaiserkrönung Arnulfs. Wie auch, der vor Arnulf erhobene ‹Kaiser› Lambert war zugegen.

Der Umgang mit der Leiche des verhaßten Papstes zeigt zudem, wie die Löschung des rechtmäßigen Pontifikats auch durch die Verweigerung des rechtmäßigen Begräbnisplatzes inszeniert wurde. Hätten nun die Tiberfluten den Körper auch tatsächlich mit sich getragen, wäre eine spätere Rehabilitierung unmöglich geworden. Doch sollen Fischer, oder gemäß einer anderen Überlieferung sogar ein Mönch, die Leiche drei Tage später aus dem Fluß geborgen haben. Dem Mönch hatte sich Formosus in einer Vision offenbart: «Ich bin Papst Formosus. Hebe meinen hineingeworfenen Körper aus dem Fluß!» Der Mönch tat, wie ihm geheißen. Man begrub den Papst heimlich, «wegen der Nachstellungen der Feinde», wie es bei Auxilius heißt.[198]

Der Prozeß über den bereits verstorbenen Papst Formosus zeigt zudem, wie sehr die Parteikämpfe um den Stuhl Petri die Stadt Rom immer mehr an den Rand der gesellschaftlichen Auflösung gebracht hatten. Im Jahr 882 ist zum ersten Mal ein Papst ermordet worden. Die Päpste wechselten dann in schnellem Rhythmus: Der Nachfolger des Papstes Formosus, Bonifaz VI., hielt sich ganze fünfzehn Tage, Stephan VI. immerhin fünfzehn Monate. Das Pontifikat seines Nachfolgers Romanus dauerte auch nur knapp fünf Monate. Seinem Nachfolger Theodor II. waren wiederum nur zwanzig Tage auf dem Apostelthron beschieden. Die Stadt versank in Anarchie. Ferdinand Gregorovius zeichnete in seiner *Geschichte der Stadt Rom im Mittelalter* von jenen Zuständen mit kräftigen Strichen, die dem 19. Jahrhundert so lieb waren, plastische Bilder: «Der Tod des Formosus gab das Zeichen zu langen Tumulten in Rom. Die tuscische und die spoletische Faction bemächtigten sich aller Gewalt, der Stuhl Petri aber wurde eine Beute der Großen, und in schneller Folge von Päpsten besetzt, welche kaum heraufgestiegen blutig in ihr Grab versanken. [...] Der Kirchenstaat wurde von tausend Räubern in Besitz genommen, und selbst die geistliche Gewalt des Papstes war bald nichts mehr als ein Titel ohne Kraft. Eine Finsterniß unheimlicher Art breitet sich über Rom aus, kaum erhellt durch zweifelhafte Schimmer, die hie und da aus alten Chroniken auf diese Periode fallen – ein schreckliches Schauspiel, worin erkennbar sind gewaltthätige Barone, die sich Consuln oder Senatoren nennen, brutale oder unselige Päpste, die aus ihrer Mitte emporkommen, schöne, wilde und verbulte Weiber, schattenhafte Kaiser, welche kommen, kämpfen und verschwinden – und alle diese Erscheinungen jagen in tumultarischer Hast am Blick vorüber.»[199]

Doch Formosus' sterblichen Resten war, nachdem man sie aus dem Fluß gefischt und begraben hatte, immer noch nicht ihre letzte Ruhe beschieden. Bald nach seinem großen Auftritt auf der Leichensynode wurde nämlich Papst Stephan VI. selbst gestürzt. Seine Feinde warfen ihn in den Kerker, wo man ihn im August 897 erwürgen ließ. Nun waren die Formosianer kurzzeitig wieder am Ruder. Der schon erwähnte Papst Theodor II. ließ in seiner nur knapp dreiwöchigen Herrschaftszeit die Gebeine des Formosus zum dritten Mal ausgraben. In großem festlichen Zug, mit Psalmen und Hymnen, Kerzen und Weihrauch wurden sie wieder, mit päpstlichen Kleidern bedeckt, vom Klerus und Volk von Rom in die Stadt eingeholt und dann in der Basilika des Apostelfürsten in dem einstigen, nun wiederhergestellten Grab beigesetzt. Viermal bestattet, hatte der ruhelose Papst nun seine letzte Ruhe gefunden. Die Leiche des an unbekannter Stelle verscharrten Papstes Stephan VI. hielt zehn Jahre später auch Einzug in die Peterskirche. Papst Sergius III., ein Antiformosianer, ließ die Knochen Stephans in die traditionelle Grablege der Päpste überführen. So liegen nun hier die beiden Kontrahenten friedlich beieinander.

Der *Liber pontificalis,* jene große Auflistung der Päpste mit teilweise langen Ausführungen zu ihren Amtszeiten, Taten und Lebensumständen, verfällt für diese Zeit in eine schon Schweigsamkeit zu nennende Dürre der Überlieferung. Nur ein Ereignis, gleichsam ein tönendes, besser vielleicht krachendes Gottesfanal, erhielt zum Jahr der unheimlichen Synode einen Eintrag: Die ehrwürdige Basilika S. Giovanni des Lateran, die eigentliche und noch aus der Zeit Constantins des Großen stammende Bischofskirche Roms, stürzte ein. Gott hatte sein offensichtliches Mißfallen über die Leichensynode geäußert. Auch die unmittelbar am Gottesthron weilenden Heiligen lehnten die Untat an Papst Formosus ab. Liudprand: «Wie groß aber das Ansehen und die Frömmigkeit des Papstes Formosus war, können wir daraus ersehen, daß später, als sein Leichnam von Fischern aufgefunden und in die Kirche des Apostelfürsten Petrus gebracht wurde, einige Heiligenbilder sich vor ihm, als er in seinem Sarge lag, ehrfurchtsvoll verneigten. Dieses habe ich von den gottesfürchtigsten Einwohnern der Stadt Rom oftmals gehört.»[200] Papst Formosus, der ehemalige Bulgarenmissionar und Kaisermacher, hatte endlich seine letzte Ruhe gefunden.

Mit den Beispielen in diesem Kapitel – wie schon der erste Fall zeigt – möchte ich die Aufmerksamkeit anhand von wenigen Episoden auf eine zusätzliche und stellenweise pikante Komponente lenken, die die Beziehung zwischen Gräbern und Macht mitunter begleitet: In den funeralen Legitimationsbemühungen traf oder trifft die entseelte Hülle des Vorgängers mitunter eine besondere zerstörerische Wut – nicht im Affekt, sondern um die vorhergehende Herrschaft in Frage zu stellen und die eigene als die legitimere herauszuheben. Daß Grabanlagen und damit identitätsstiftende Gedächtnisorte zerstört werden, gibt es beinahe ebenso häufig, wie die Legitimation von Macht an Sepulturen. Daß die Materialität des Vorgängers direkt den destruktiven Zorn des Nachfolgers zu spüren bekam, ist dagegen seltener zu beobachten.

Dabei geht es nicht um das Strafen der Leiche eines Kontrahenten, wie etwa, als Achill den dahingestreckten Leib des Hektor schleifte. Sondern es geht um das Auslöschen oder zumindest Diskreditieren von Herrschaft oder Herrschaftsakten eines Vorgängers sowie um das Überschreiben von Erinnerungen, um eine *damnatio corporis* zum Zwecke der *damnatio memoriae.* Manchmal ist es eben wichtig, wenn Herrschaft legitimiert und stabilisiert werden soll, tote Körper so lebensnah wie möglich zu erhalten, jeden Partikel davon zu bewahren und zu verehren, manchmal aber auch, alles zu löschen, zu vernichten, Namen und Körper ins Nichts zu stoßen. Doch meist wendet sich das Blatt noch einmal und dann klaubte man wieder alles zusammen, was sich an Resten noch so finden ließ: Russische Zarenknochen in Sibirien, Leichenteile von Revolutionären im Dschungel, Reste von Herrschern und Helden unter Beton, unter Sand, in Gewässern. Nur manchmal war die tilgende Kraft so stark, daß es nichts mehr zu sammeln gab. Mit der Körperlichkeit sollte somit auch die Erinnerung zersetzt, gleichsam vollständig aufgelöst werden.

Der Löwe von Juda unter Beton

Ein spektakuläres Beispiel der *damnatio corporis* verbindet sich mit der vielleicht ältesten Monarchie der Welt. Das Nationalepos Äthiopiens, *Kebra Nagást* – Ruhm der Könige – berichtet von einer spektakulären und romantischen Liebe: Die Königin von Saba habe sich einst aufgemacht – so überliefert ja auch das Alte Testament –, um König Salomon in Jerusalem zu besuchen und von seiner Weisheit zu lernen. Die beiden verliebten sich leidenschaftlich ineinander, und als die Fürstin nach Äthiopien zurückgekehrt war, gebar sie einen Sohn namens Menelik. Als junger Mann besuchte er seinen Vater und wurde von ihm zum Thronerben ernannt. Doch Menelik kehrte zu seiner Mutter zurück. Auf Befehl König Salomons begleiteten ihn alle Erstgeborenen Israels. Da die Männer glaubten, ohne Bundeslade die weite Reise nicht überleben zu können, stellten sie eine Kopie her, das Original nahmen sie heimlich mit. Menelik wurde der erste König Äthiopiens und Gott soll seitdem seine Hand zu besonderem Schutz über dieses Land gehalten haben. Auf diese Legende von der salomonischen Abstammung beriefen sich über Generationen die Herrscher Äthiopiens, des ältesten unabhängigen Staates in Afrika. Der letzte von ihnen war Kaiser Haile Selassie I. (1892–1975), der 225. Monarch der mehr als zweitausend Jahre alten Herrschaftslinie. Haile Selassie, der Negus Negesti – König der Könige –, der Löwe von Juda, der Auserwählte Gottes und Verteidiger des wahren Glaubens, regierte Äthiopien 45 Jahre lang. Er war ein Sproß eines tatsächlichen sakralen Kaisertums; nicht so wie der Operettenmonarch Bokassa I., der in den siebziger Jahren für einige Zeit die Rolle des selbsternannten Imperators über ein «Zentralafrikanisches Kaiserreich» gab.

Doch auch die direkte Abstammung von König Salomon und der Königin von Saba, der Besitz des ‹Originals› der Bundeslade, der Name Haile Selassie, der auf Amharisch «die Macht der Dreifaltigkeit» bedeutet, konnten den Sturz des äthiopischen Kaisertums nicht verhindern. Haile Selassie I. wurde 1974 von einer Obristenverschwörung entmachtet. Der Monarch starb 1975 im Kaiserpalast, wo man ihn gefangenhielt, eines unnatürlichen Todes. Um die Materialität des Leichnams auszulöschen und die mögliche Bildung eines Erinnerungsortes am Grabe des Kaisers zu verhindern, aber auch um durch die besonders entwürdigende Art der Bestattung die Leiche zu strafen, wurden die sterblichen Reste Haile Selassies unter einer Bürotoilette im Palast verscharrt. Der stalinistische Diktator Mengistu, der nach Haile Selassies Sturz ein kommunistisches Regime errichtete, wurde selbst von einer Rebellenkoalition unter der Führung von Meles Zenawi im Mai 1991 entmachtet. Ein Jahr später entdeckte man Reste des Kaisers im Beton unter der Toilette. 1992 wurde der Leichnam unter der neuen Regierung von Ministerpräsident Meles Zenawi erstmals umgebettet.

Allerdings erst 25 Jahre nach seinem mysteriösen Tode fand der «Löwe von Juda» seine letzte Ruhe. Am 5. November des Jahres 2000 sind die kaiserlichen Knochen in Addis Abeba in der Familiengruft der Dreifaltigkeitskirche feierlich bestattet worden. Der Patriarch Paulos der orthodoxen Kirche Äthiopiens nahm die Zeremonie vor. An einem Gedenkgottesdienst unter freiem Himmel hatten zuvor mehr als fünftausend Menschen teilgenommen, darunter auch zahlreiche Diplomaten aus dem Ausland. Tausende säumten die Route, auf der der Wagen mit den Gebeinen des Kaisers zur Dreifaltigkeitskirche fuhr. Der Patriarch und Bischof der orthodoxen Kirche Äthiopiens las zur Umbettung des letzten Kaisers Äthiopiens eine Messe. Der Sarg Selassies war in die rotgoldgrüne Nationalflagge gehüllt und mit der Standarte des Monarchen verziert. Sie zeigt den heiligen Georg, den äthiopischen Schutzheiligen, auf der einen und den Löwen von Juda auf der anderen Seite. Die Ehrengarde bildeten alte Krieger, die Löwenmähnen auf ihren Köpfen und in ihren Händen traditionelle Schilde und Speere trugen.

Daß die Regierung unter Meles Zenawi die Umbettung auch für sich zu nutzen verstand, liegt an den besonderen ethnischen Bedingungen in Äthiopien. Das ehemalige Kaiser-Volk der Amharen stand dem jetzigen Regime eher mißtrauisch gegenüber, weil es von Tigrayern aus dem Norden des Landes dominiert wird. Erst bewährte sich der Ministerpräsident im Krieg mit Eritrea als mannhafter Verteidiger der Souveränität des Landes, dann beerdigte er den amharischen Kaiser mit der ihm zukommenden Würde. Wer wollte behaupten, daß der Rebellenführer nicht ein berechtigter Nachfolger der äthiopischen Kaiser sein könne?

Brandung und Stein: Die Arten der Verdammung

Das Vergraben des kaiserlichen Leichnams Haile Selassies an unbekanntem Ort hat eine auffallende Parallele zu der Geheimniskrämerei der bolivianischen Militärs um den Begräbnisplatz Ché Guevaras. Auch sie zeugt von der permanenten Macht und der Angst, die von Gebeinen ausgehen können. Der Fall ist zudem Beispiel einer Strafe, die dem Verdammten auch über den Tod hinaus auferlegt wurde. Der kubanische Revolutionär hatte in Bolivien versucht, die Fackel des «antiimperialistischen Aufstandes» zu entzünden. Nach monatelangem Guerillakampf wurde er im Oktober 1967 von bolivianischen Truppen gefangen genommen und erschossen. Einbetoniert unter der Landepiste eines Provinzflughafens schienen die Revolutionärsgebeine für immer dem Zugriff und damit einer Memoria entzogen. Kubanische Archäologen suchten jahrzehntelang vergebens nach den Knochen. Im Jahr 1997 wurden sie in Vallegrande endlich fündig und überführten die sterblichen Überreste zurück auf die Zuckerinsel. Da nun in Kuba ein Mausoleum mit seinen Gebeinen entstanden ist, haben die Sehnsüchtigen und Hoffenden wieder einen Erinnerungsfokus, der sich unlösbar an die Leichenreste des populärsten Revolutionärs des 20. Jahrhunderts knüpft. Groteske Fußnote der Geschichte: Bevor der Leichnam 1967 verborgen wurde, trennte man die Hände ab. Zunächst von Jorge Sattori, einem Mitglied des Zentralkomitees der bolivianischen kommunistischen Partei, verwahrt, kamen sie über diplomatische Kanäle als erste Reliquien in Kuba an.

Von Rom, Addis Abeba, Kuba und den Anden möchte ich den Blick noch einmal auf Konstantinopel richten: Nachdem im Jahre 602 der byzantinische Kaiser Maurikios (582–602) durch den Usurpator Phokas (602–610) gestürzt und mit seinen Kindern enthauptet worden war, warf man die Körper der Toten zur Schändung ins Meer. Zum Schauspiel der Menge, die sich am Ufer von Chalkedon versammelt hatte, trieben sie in der Brandung, berichtet Theophylaktos Simokates. Kaiser Maurikios hatte dadurch kein Grab in Konstantinopel, wie seine Vorgänger und Nachfolger sonst. Das Gedächtnis an den Kaiser sollte gelöscht werden, er selbst schien in den Marmarawogen gleichsam bestraft.

Doch es kam wieder anders. Der Überwinder der Tyrannis des Phokas, des «ausschweifendsten Kentauren», wie Theophylaktos ihn nennt, war Kaiser Herakleios (610–641).[201] In einer öffentlichen Zeremonie zum Andenken an Maurikios beauftragte Herakleios einen Rhetor mit einer Leichenrede. Sie wurde an derselben Stelle gehalten, an der einst die Leichen im Meer trieben. Die Rede war somit nicht nur Teil einer Gedächtnisfeier am Grabe des unglücklichen Maurikios, sondern in ein nachgeholtes Beerdigungsritual integriert. Kaiser Herakleios knüpfte damit nicht nur symbolisch an den legitimen Vorgänger Maurikios an und übersprang damit die dunkle Kentaurenzeit für Byzanz, sondern er wandte auch rituell das scheinbar endlose Unheil ab, das so lange über Ostrom gelegen hatte. Nun erst konnten die Perser geschlagen und die Awaren vertrieben werden. Das Heilige Kreuz kehrte nach Jerusalem zurück. Nach einer Zeit der schwersten Krisen konsolidierte sich das Reich wieder.

Usurpatoren waren und sind also nicht zwanghaft in ihren Handlungen vorherbestimmt, sich um die Gräber ihrer Vorgänger zu sorgen. Mitunter taten sie auch genau das Gegenteil. Nur eines kam ihnen niemals in den Sinn, ja durfte ihnen niemals in den Sinn kommen: Den Gräbern oder den Leichen ihrer Vorgänger mit einem Schulterzucken zu begegnen. Daß seit dem Augenblick, als die Verschwörer die Leiche Caesars achtlos liegenließen, zugleich auch ihr politisches Spiel verloren war, ist am Beispiel des Diktatorenbegräbnisses bereits deutlich geworden. Entweder galt es, an ein Herrschaftsgebilde so nahtlos wie nur irgend möglich symbolisch anzuknüpfen, oder man mußte versuchen, die Herrschaft in den Erinnerungen so konsequent wie möglich auszulöschen. War das schwer möglich, dann versuchte man zumindest, die vorherigen Herrscher zu diskreditieren und das auch symbolisch zu übersetzen.

Der Niederbruch der staufischen Herrschaft in Süditalien in den sechziger Jahren des 13. Jahrhunderts zeigt das beispielhaft. Der sizilische König Manfred (1232–1266), ein Sohn des berühmten Kaisers Friedrich II., mußte sich des päpstlich unterstützten usurpatorischen Angriffs Karls I. von Anjou (1226–1285), des Bruders des französischen Königs Ludwig IX. des Heiligen (1226–1270), erwehren. Doch obwohl Manfred sogar auf die Unterstützung der berühmt-berüchtigten Assassinen rechnen konnte, unterlag der Staufer. Die Haschischraucher sollen dem König von Sizilien übrigens brieflich angeboten haben, bei Bedarf «die kurzen Leben der Würmchen» – gemeint sind die Anhänger der Anjou – noch weiter «abzukürzen».[202] Der Februar 1266 brachte aber schon die Entscheidung in der Schlacht bei Benevent. Manfred fiel, und seiner Leiche enthielt man als der eines Exkommunizierten ein christliches Begräbnis vor. Zuerst ruhten seine Gebeine unter einem Steinhaufen an der Brücke nach Benevent. Saba Malspina, ein zeitgenössischer Schreiber an der Kurie, überliefert, daß der schöne Körper des Königs auf dem Kampfplatz in der Nähe einer schon seinerzeit eingefallenen Kirche unter zusammengesammelten Steinen ohne Grabmal bestattet worden sei. Später ließ man die Überreste jedoch auf Geheiß Papst Clemens' IV. (1265–1268) aus dem der Kirche gehörenden Land ausgraben und an der Grenze des Königreiches in einem Bachtal zerstreuen. So zumindest dichtete Dante Alighieri (1265–1321) über den Verbleib der Leiche, der Manfred in seiner *Göttlichen Komödie* ein literarisches Denkmal setzte und damit die geschichtsmächtige Version des Verbleibs der Leiche am meisten verbreitet haben dürfte. Im dritten Gesang des Fegefeuers fügte der Florentiner Dichter in Terzinen:

> Und lächelnd sprach er dann: «Manfred bin ich!
> […]
> Und wenn Cosenzas Hirt, der sonder Rast,
> Wie Clemens wollte, mich gejagt, dies eine,
> Erhabene Wort der Schrift wohl aufgefaßt,
> So lägen dort noch meines Leibs Gebeine
> Am Brückenkopf bei Benevent, vom Mal
> Geschützt der schweren aufgehäuften Steine.
> Nun netzt's der Regen, dorrt's der Sonnenstrahl,
> Dort, wo er's hinwarf mit verlöschten Lichten,
> Dem Reich entführt, entlang dem Verdetal.»[203]

Manfreds Neffen Konradin (1252–1268) erging es zweieinhalb Jahre später ähnlich. Der junge König von Jerusalem und Sizilien, den die Italiener Corradino nannten, versuchte seine Herrschaftsrechte an der italienischen Stiefelspitze mit dem Schwert gegen Karl von Anjou zu erkämpfen. Auch er unterlag in der Schlacht, kam zwar lebend davon, geriet dennoch in die Hände des Siegers und wurde im Oktober 1268 mit seinen engsten Gefährten nach einem Prozeß in Neapel enthauptet. Seine Leiche wurde in der Nähe des Richtplatzes ebenfalls unter einem Steinhaufen bestattet. Später nahmen sich die Karmeliter von Santa Maria del Carmine seiner sterblichen Reste an. Im Auftrage Maximilians II. von Bayern (1848–1864) entwarf der dänische Bildhauer Berthel Thorvaldsen ein Grabmal für Konradin, in welches 1847 die Überreste eingelagert wurden. Der Wittelsbacher bezog sein Bild von ‹deutscher Treue› und ‹französischer Hinterlist› aus der seinerzeit vielgelesenen mehrbändigen *Geschichte der Hohenstaufen* aus der Feder Friedrich von Raumers, der dem Fürsten auch Privatunterricht gegeben und dabei über all diese «herzzerreißenden Thatsachen» und «thränenwerthen Ereignisse» berichtet hatte.[204]

Die Anjous, die auf ihre Abstammung aus dem kapetingischen Königshaus besonderen Wert legten, inszenierten ihre neue Herrschaft in Neapel mit besonders prächtigen Grabmälern. Karl I. stritt später sogar mit König Philipp III. von Frankreich (1270–1285) um den Leichnam seines Bruders, König Ludwigs des Heiligen, der 1270 auf dem Kreuzzug verstorben war und schon vor seiner Grablegung Wunder zu bewirken begann. Karl und seine Nachfahren nutzten auffallend die Grabmälerarchitektur als ein Medium der politischen Repräsentation, um die Legitimität der eigenen Herrschaft zu manifestieren. Das bedeutet aber auch andersherum, daß mit Manfreds und Konradins Tod die unglückbringende staufische Wurzel ausgerauft worden war und man ihre letzten abgeschlagenen Triebe zusätzlich abstrafte. Zudem sollte die Wurzel nicht nur keine Triebe mehr hervorbringen, sondern auch die Sprossen der Erinnerungen sollten verdorren. «Diese Wurzel möge nicht mehr austreiben», so lautete eine der antistaufischen Prophetien.[205] Der Versuch des Ausjätens des staufischen Geschlechts und damit der positiven Erinnerungen, bediente sich zudem einer aus dem Alten Testament bekannten Praxis, die man beim Begräbnis von Aufrührern wie Absalom, Frevlern wie Achan oder dem Bann Verfallenen wie dem König und der Stadt Ahi anwandte. Die dahingestreckten Körper Absaloms und Achans mußten nämlich unter Steinen ruhen, und nachdem Josua die Stadt Ahi auf ewig zu einem Schutthaufen gemacht hatte und alle Einwohner niedergehauen worden waren, warf man den toten König am Eingang der Stadt nieder und errichtete einen großen Steinhaufen über ihm. Die toten Körper büßten die Frevel des lebendigen Geistes.

Erinnerungen in der Säure: Lumumba und Ben Barka

Der Kongo hat eine sehr komplizierte Geschichte, wie die immer wieder neu aufflammenden blutigen Konflikte bis heute deutlich zeigen. Am 16. Januar 1961 flog eine Militärmaschine zum Militärcamp Hardy in Thysville und holte dort den ersten demokratisch gewählten kongolesischen Ministerpräsidenten Patrice Lumumba ab. Auf dem Flughafen von Elisabethville, dem heutigen Lubumbashi, wurde er zum letzten mal lebend gesehen. Lumumba soll dort festgehalten und gefoltert worden sein, bis er von einem belgischen Erschießungskommando gemeinsam mit seinen Begleitern an einem unbekannten Ort hingerichtet wurde. Nach der Tat wurde die Leiche verschnürt und danach in ein Salzsäurebad gelegt, um die Spuren des Verbrechens zu verwischen und den Namen für immer zu löschen. Eine *damnatio corporis,* wie sie sich konsequenter nicht denken läßt, hatte stattgefunden.

Die Hintergründe dieser Tat haben, wie immer, mit Macht, Herrschaft und Einfluß zu tun. Doch ist in diesem Fall die tagespolitische Aktualität von besonderer Brisanz. Zum Zeitpunkt der Unabhängigkeit des ehemaligen Belgisch-Kongo im Sommer 1960 war der von Patrice Lumumba geführte Mouvement National Congolais (MNC) zur stärksten politischen Kraft geworden. Im Ergebnis der ersten unter belgischer Aufsicht durchgeführten demokratischen Mehrparteienwahlen im Mai 1960 gewann der MNC die Mehrheit im Parlament, und Patrice Lumumba wurde Premierminister. Direkt nach der Unabhängigkeit des Kongo am 30. Juni 1960 entstand in Belgien eine Hetzkampagne gegen den jungen Regierungschef. Im Klima des Kalten Krieges haben die antiimperialistischen Reden Lumumbas auch Besorgnis beim damaligen US-Präsidenten Dwight D. Eisenhower ausgelöst. Der talentierte Redner Lumumba, der die breiten Massen des Volkes für die Idee begeisterte, daß der politischen Unabhängigkeit auch die ökonomische folgen müßte, machte sich sofort die belgischen, britischen und amerikanischen Konzerne zum Feind, die neben dem damals für die USA nicht zu ersetzenden Uran auch noch viel stärker, als es heute der Fall ist, auf die kongolesischen Rohstoffvorkommen angewiesen waren.

Jüngste Forschungen haben ergeben, daß die belgischen Verstrickungen in diesen Fall lange unterschätzt wurden. Die Regierung in Brüssel ist seitdem so unter Druck geraten, daß sich das belgische Parlament im Mai 2001 dazu veranlaßt sah, einen Untersuchungsausschuß einzusetzen. Er soll die Umstände des Todes von Patrice Lumumba nicht nur nach Aktenlage klären, sondern auch die direkte Beteiligung belgischer Beamter, Diplomaten, Militärs und der ehemaligen Bergbaugesellschaft Union Minière untersuchen. Nach der Dokumentenlage reiften die belgischen Mordpläne schon im Juli 1960, als Lumumba verkündete, die von Belgien kontrollierte Armee afrikanisieren zu wollen. Die belgische Regierung und die Wirtschaft befürchteten, daß sowjetische Experten als Berater an Einfluß gewinnen könnten. Der Beauftragte für afrikanische Angelegenheiten im Außenministerium von Brüssel, Harold d'Aspremont Lynden, wies am 5. Oktober 1960 die belgischen Berater von Moïse Tshombé, dem Separatisten in Katanga, an, Lumumba zu eliminieren.

Nachdem ein belgisches Hinrichtungskommando Ende Januar 1961 Patrice Lumumba ermordet und seine Leiche in der Säure aufgelöst hatte, bedeutete dies aber noch mehr als das Ende einer Freiheitsbewegung. Nichts Materielles sollte von dem Führer der Befreiungsbewegung zurückbleiben, der das Land in die Unabhängigkeit führte. Heute ist Lumumba in Europa fast ebenso vergessen wie die gesamten Vorgänge um die Unabhängigkeit von Belgisch-Kongo. Die Säure hat somit nicht nur den Körper, sondern auch die Erinnerung an den Politiker vollständig zersetzt.

Daß die Praxis des Vernichtens durch Säure im Fall Lumumba kein singuläres Ereignis war, soll noch ein kurzes Beispiel aus der jüngsten Geschichte Frankreichs zeigen. Frankreich hat in Bezug auf den langen Schatten einstiger Kolonien und bestrafter Leichen eine Besonderheit ähnlicher Art zu bieten: Das Verschwinden des legendären marokkanischen Oppositionsführers Mehdi Ben Barka an einem Abend des Jahres 1965, mitten in Paris. Der größte Skandal der Ära de Gaulle führte zum Abbruch der diplomatischen Beziehungen zu Marokko und zum Rücktritt des Polizeipräfekten Maurice Papon. Ben Barka hatte zunächst für die marokkanische Unabhängigkeit gekämpft. Als dieses Ziel 1956 erreicht war, geriet er mit seinen linken Überzeugungen in Widerspruch zur Monarchie Mohammeds V. sowie dessen Nachfolgers Hassan II. und ging mehrmals ins Exil. Ben Barka, in seiner Heimat schon zweimal zum Tode verurteilt und von Hassans Geheimdienst seit langem überwacht, war am Tag seines Todes von französischen Polizisten zu einem dringenden politischen Termin gebeten und dann entführt worden. Emissäre des marokkanischen Königs sollten den Gefangenen in Empfang nehmen und lebend in einer Militärmaschine nach Rabat bringen. Aber in dem französischen Dorf, in das man Ben Barka gebracht hatte, wurde er mißhandelt und schließlich mit einem Lappen erstickt. Nachdem die Leiche aus dem Land geschmuggelt worden war, wurde sie in Rabat in einem Säurebad aufgelöst, das nach Plänen eines CIA-Instrukteurs einige Jahre zuvor in einem Folterzentrum aufgestellt worden war. Einen Film von der Prozedur bekam der König. Die Abstrafungen des Leichnams hatten wieder mit der vollständigen Auflösung der Überreste des Toten wohl ihre konsequenteste Form gefunden.

Die vielleicht schaurigste Art der Abstrafung hat allerdings William Shakespeare in seiner ersten Tragödie, seinem *Titus Andronicus*, dramatisch verarbeitet. Der greise Feldherr, dessen Tochter von Chiron und Demetrius geschändet und verstümmelt worden war, greift in seiner Rache zu einer ganz besonderen Art der Bestrafung. Die Täter, gerichtet und im Tod entehrt, dienen nun auch noch als Requisiten, die Rache zu einem unfaßbaren Höhepunkt zu treiben:

TITUS: Wie, eßt ihr nicht? Nehmt, Hoheit, wenn's beliebt!
TAMORA: Wie kam's, daß Vaterhand sie morden muß?
TITUS: Sie mord'ten Chiron und Demetrius,
Die sie entehrt, die Zung' ihr ausgeschnitten,
Durch die sie all dies bittre Leid erlitten.
SATURNINUS: Vor uns erscheinen sollen sie sogleich!
TITUS: Nun wohl! Hier sind sie schon, zerhackt zu Teig,
Von dem die Mutter lüstern hat genossen,
Verzehrend, was dem eignen Blut entsprossen.
's ist wahr! 's ist wahr! Bezeug's mein scharfer Dolch![206]

So flossen Rache und Aufzehrung der Körper in eins.

Der Verbleib der Leichen Adolf Hitlers und Joseph Goebbels wirft ein interessantes Schlaglicht auch auf dieses Problem. Die eingeäscherten Rückstände weisen vordergründig auf die möglichen Kräfte sterblicher Reste in den Erinnerungstechniken, die man ihnen noch heute zuschreibt. Aber sie zielen möglicherweise noch weiter. Die verkohlten Leichenteile hielt der Stab der sowjetischen 3. Stoßarmee zuletzt in

Magdeburg unter Verschluß. Im März 1970 entschied das Politbüro der KPdSU, die Überreste Hitlers und Goebbels endgültig zu vernichten. Sie wurden daraufhin verbrannt, zu Pulver zerstampft und in die Elbe geworfen. Die sterblichen Überreste Martin Bormanns, des Sekretärs des Führers hatte man erst 1999 über die Ostsee verstreut. Eine Verweigerung des Grabes gehorcht damit offenbar zwei Beweggründen: Sie läßt einerseits einen memorialen Haltepunkt unverortet gleichsam im Nichts. Zumindest die Sepultur kann nun kein memorialer Fixpunkt mehr sein. Und sie erreicht noch etwas anderes: Sie perpetuiert Schuld. Welches Verhältnis zwischen dem materiellen Auslöschen als Strafe am Leichnam und dem Versagen des Erinnerungspunktes Grab besteht und welches Motiv überwiegt, wird in der Rückschau zum Zeitpunkt des Betrachtens jeweils neu bestimmt werden müssen. Wer kein Grab hat, der hat auch keine Ruhe. Er bleibt Wiedergänger in der Zeit, umwoben von endloser Klage. Das Verweigern des Grabes heißt damit vielleicht auch Reue.

12. Gräbermagie in der Moderne?

> Was wäre nun also, fragte er, uns noch übrig von der Gesetzgebung? Und ich antwortete: Für uns nichts mehr; wohl aber für den delphischen Apollon die größten und schönsten und ersten Gegenstände der Gesetzgebung. Welche denn? sagte er. Das Gründen von Heiligtümern und der sonstige Kult von Göttern und Dämonen und Heroen, andererseits die Bestattung der Gestorbenen, und was man alles denen im Jenseits erweisen muß, um sie gnädig zu haben.
>
> *Platon, Der Staat.*[207]

Königsknochen und die nationale Ehre der luxemburgischen Nation

In der bisherigen Darstellung der legitimierenden Toten- und Gräberrituale habe ich es bewußt vermieden, eine chronologische Reihung – etwa von Jericho bis zum Amselfeld – vorzunehmen. Der Vergleich der Details im Ritual oder der Motive erschien mir wichtiger, zumal so auch jeglicher evolutionistischer Darstellungsfaden durch zeitliche Sprünge kleingehäckselt zu werden scheint. Dennoch, und dieses Problem ist im Kapitel über die Wandlungen der Grabauffassungen schon bezeichnet worden, bleibt die Frage nach den magieauflösenden Kräften omnipräsent, die mit dem Säurebad der Aufklärung auftreten, und die Frage danach, welchen Einfluß sie auf Rituale des 19. und 20. Jahrhunderts gehabt haben könnten. König Karl X. mochte 1825 seine Hände nur mehr widerwillig zur Skrofelnheilung auflegen und Bismarcks Knochenspürhund Sepp kehrte 1874 ohne die begehrten Barbarossagebeine zurück, weil man sich nicht erlauben konnte, mit Fälschungen daherzukommen. Aber wie eine Reihe von anderen Beispielen bislang gezeigt hat, scheint ebenso eine quicklebendige Archaik in den Totenritualen noch heute vorhanden zu sein. Kann magisches Denken mitunter von einem allen Erkenntnissäuren trotzenden Glasmantel umgeben sein, der das Innere der Phiole zwar betrachtbar aber unangreifbar schirmt? Sind diese Phänomene in den rationalen Zusammenhängen industrieller Gesellschaften ewig fortdauernde Atavismen, sind sie Herleitungen aus Magie und primitiven Religionen? Oder ist die Wirkmächtigkeit der Rituale eigentlich nun nur noch metaphorisch zu sehen? Sind es lange Schatten des magischen Denkens, die in die Moderne herüberreichen; aber sind es eben nur Schatten?

Vollständig wird sich die Frage nie beantworten lassen, ausschließlich mit dem Blick auf die politischen Totenrituale ohnehin nicht. Dennoch muß sie aber beim Betrachten der Rituale der Moderne immer mitgedacht werden. Werner Fuchs hat in seinen Überlegungen zu den Todesbildern in der modernen Gesellschaft formuliert, daß «rationale Todesbilder [...] nicht voll und ganz in das allgemeine Gerüst sozio-kultureller Orientierungsmuster eingegangen» seien. «Im Verhältnis von moderner Gesellschaft und Tod hat sich, wenn nicht alles täuscht, ein Höchstmaß an Unmodernität erhalten, ist ein Bereich sozialen Lebens zu identifizieren, der als primitivster Sektor industrieller Gesellschaft beschrieben und analysiert werden kann.»[208] Die nachfolgenden Beispiele werden zeigen, daß sich auch in den politischen Totenkulten und Grabritualen ein «Höchstmaß an Unmodernität erhalten» hat, ja gerade hier mitunter besonders deutlich rationale Vorstellungen von archaisch-magischen Orientierungen verdrängt werden. Wie erklärt man sich denn sonst, daß der Besitz von Knochen eine «Frage der nationalen Ehre» sein kann, wie die Gebeine zum Beispiel Johanns des Blinden (1296–1346), dem Sohn Kaiser Heinrichs VII. (1308–1313), die für die Legitimation einer luxemburgischen Nation instrumentalisiert wurden und über Jahrzehnte Zankapfel waren?

Die Gebeine des 1346 in der Schlacht von Crecy gefallenen und durch mißglückte Staroperationen erblindeten Königs von Böhmen und Grafen von Luxemburg kamen nach den Wirren der Französischen Revolution in die Obhut eines Industriellen, der sie in den dreißiger Jahren des 19. Jahrhunderts dem Kronprinzen von Preußen, dem späteren König Friedrich Wilhelm IV. (1840–1857/61) schenkte. Der Romantiker auf dem Hohenzollernthron ließ sie 1838 in einer von Karl Friedrich Schinkel entworfenen Grabanlage auf einem Felssporn über der Saar in der Nähe von Kastel beisetzen. Mit der Instrumentalisierung des König-Johann-Mythos für national-politische Zwecke entbrannte seit Mitte des 19. Jahrhunderts ein endlos scheinender Streit um die Ritterknochen. Am 11. November 1945 erwirkte Luxemburg vom oberkommandierenden General der französischen Besatzungszone in Deutschland die Erlaubnis, Kastel an der Saar militärisch zu besetzen. Über ein halbes Jahr später, am 25. August 1946 – symbolträchtig der 600. Jahrestag der Schlacht von Crecy – brachte eine Abteilung der luxemburgischen Armee die Gebeine in die Hauptstadt des Großherzogtums. Hier fand unter großer Beteiligung des Volkes und im Beisein hoher militärischer und diplomatischer Vertreter aus Frankreich, der Tschechoslowakei, Belgien, Italien, Großbritannien und den USA die Beisetzung in der Krypta der Kathedrale von Luxemburg statt. Der «verletzten Nationalehre» sei endlich Genüge getan, eine «nationale Schuld» beglichen, und der Held von Crecy sei endlich aus den Ketten der verhaßten deutschen Gefangenschaft befreit.[209] Daß der berühmte edle Held eigentlich ein Condottiere im Königsmantel war, ein Abenteurer, der sich immer wieder hier und da Herrschaftsrechte zusammenzukämpfen suchte und für den die Grafschaft Luxemburg ein Nebenland blieb, störte dabei nicht. Kleinstaatliche Überlebensängste sollten durch das Beschwören der von großer Vergangenheit zeugenden Rittergebeine kompensiert werden. Und diese große Vergangenheit steckte offensichtlich am deutlichsten in den Knochen des blinden Königs Johann. Sind das magische Schatten der Vormoderne, die hier aufklärerisches Licht verdunkeln? Magie, was auch immer es bezeichnet, ist ja nicht als statisches Prinzip begreifbar. Nur in der konkreten Situation ist Magie als Äußerung, deren Prämissen im Äußerungsmoment unwiderlegbar sind, zu verstehen. Und es zeigt sich am luxemburgischen Beispiel auch, daß man fragen muß, welche Position die magischen Konzepte im Ganzen einer Kultur einzunehmen vermögen? Können sie als ein offizielles Idiom befördert und daher auch wieder abgesetzt werden?

Einige Totenrituale des ausgehenden 20. Jahrhunders sind schon in den vorangegangenen Kapiteln von Bedeutung gewesen und erzwingen immer wieder mit aller Klarheit die Frage, ob denn das magische Denken bis in die unmittelbare Gegenwart hinüberreicht und hier eine Wirkmächtigkeit entfaltet hat. Denn auch die westlichen Industriestaaten sind bis heute davon nicht frei, wie eine Gebeintranslation mit immensem politischen Symbolgehalt aus Kanada zeigt. Mit großem zeremoniellen Aufwand wurden am 11. Oktober 2001 die sterblichen Überreste des französischen Heerführers Louis-Joseph Marquis de Montcalm aus einer Gruft des Ursulinenklosters in Quebec auf einen zwei Jahre zuvor zum nationalen Gedenkort aufgewerteten Friedhof überführt. Anwesend auf dem kleinen und bisher wenig bekannten Friedhof waren nicht nur die politische und religiöse Elite der französischsprachigen Provinz, unter anderem Premierminister Bernard Landry und der katholische Erzbischof Quebecs, sondern auch die diplomatischen Vertreter Frankreichs und Großbritanniens. Auf dem Friedhof ist ein Mausoleum errichtet worden, in dem der für die sterblichen Überreste bestimmte Sarkophag steht. Der Bau eines Denkmals am gleichen Ort ist geplant.

Vor fast zweieinhalb Jahrhunderten, am 13. September 1759 fand um die Stadt Quebec die vermeintlich entscheidende Schlacht des Nordamerikakrieges zwischen England und Frankreich statt, der in Europa unter dem Namen Siebenjähriger Krieg (1755–1763) bekannt ist. Unter der Führung des Generals James Wolfe hatten die Engländer in diesem Krieg die Stadt Quebec zwei Monate lang belagert. Während der Gefechte um die Stadt erlitten die Heerführer beider Seiten, Wolfe und Montcalm, schwere und schließlich tödliche Verletzungen. Mit der Eroberung Quebecs und Montreals ungefähr ein Jahr später begann die britische Herrschaft in Nordamerika. Die Schlacht um Quebec ist in der kanadischen Historiographie eng mit dem Begriff *Conquest* oder *La Conquête* verbunden, also der Machtübernahme der Nouvelle-France durch die Engländer.

Nonnen des Ursulinenordens bargen den Leichnam Montcalms am 14. September 1759 und hielten ihn in einer Krypta des Ordens verborgen. Über zwei Jahrhunderte lagen die sterblichen Überreste Montcalms an einem der Öffentlichkeit nicht zugänglichen Ort, um erst im Jahre 2001 mit der Überführung zu einer öffentlichen Angelegenheit zu werden. Welche Art von kulturellem Geschehen setzte nun diesen Prozeß in Gang, der einen mehrere Jahrhunderte zurückliegenden Vorfall aufgriff, um diesen nunmehr zeremoniell zu vollenden? Wie könnte der gefallene General der unterlegenen französischen Truppen eine Botschaft für eine heutige Gemeinschaft verkörpern, da er doch als militärischer Befehlshaber den Untergang der Nouvelle-France zu verantworten hatte?

Die Funktion des Mausoleums Montcalms als Gedächtnis- oder Erinnerungsort für die Frankokanadier weist symbolisch auf das Staatsmotto von Quebec: «Ich erinnere mich». Aber der Begriff der *Conquête* und die damit verbundene Tatsache der Niederlage steckt auch als tiefes Trauma im Selbstverständnis der Frankokanadier. Der schon im Falle des an den Fürsten Lazar geknüpften und selbstgewählten serbischen Traumas zitierte Psychoanalytiker Vamik Volkan formulierte: «Gewählte Traumata beziehen sich auf die geistige Repräsentanz von einem Ereignis, das dazu führte, daß eine Großgruppe durch eine andere Gruppe schwere Verluste hinnehmen mußte, dahin gebracht wurde, daß sie sich hilflos und als Opfer fühlte und eine demütigende Verletzung miteinander zu teilen hatte.» Die Rolle der Trauer betreffend argumentiert Volkan weiter: «Ein gewähltes Trauma ist mit der Unfähigkeit der vergangenen Generation verbunden, nach der Erfahrung eines geteilten traumatischen Ereignisses über die Verluste zu trauern, und ist ein Zeichen, daß es der Gruppe nicht gelungen ist, eine narzißtische Verletzung und Demütigung wiedergutzumachen.»[210] Volkans Analyse umgreift genau wie im Falle Serbiens auch die bestimmende Interpretation, die der *Conquête* durch die kanadische Historiographie und einen Teil des national-politischen Diskurses gegeben wurde. Ein Opfer -Täter -Verhältnis darf hier als Teil einer identifikationsstiftenden Erinnerungsarbeit angesehen werden. Der apokalyptische Schatten der *Conquête* und das gleichermaßen schwerwiegende Unwiderrufliche des Todes sind die Geister, die die Trauer einer Gemeinschaft anhand des Marquis de Montcalm für sich zu mobilisieren sucht.

Wie stark diese Opfersymbolik auch in anderen Zusammenhängen wirkte, zeigt das 19. Jahrhundert sehr deutlich: Opferverehrung und Totenkult haben der Revolution von 1848 eine besondere Konnotation verliehen. «Ohne Opfertod keine nationale Zukunft, kein Vaterland als Realität – das war die Botschaft des politischen Totenkults im 19. Jahrhundert.»[211] Und auch nichts geringeres als «Rom oder Tod» beinhaltete der pathetische Schwur, der die italienische Einheitsbewegung band. Die Ikonographie der Zeit folgte diesem Ansinnen. Unzählige Kriegerdenkmäler des 19. und beginnenden 20. Jahrhunderts zogen gleichsam als steingewordene Totenkulte den Blick auf sich, Momentaufnahmen einer Memoria, die dem Vaterland zu dienen hatte, oder der Heimat, dem Staat, der Nation. Obwohl im Tode gleich, werden die Verstorbenen erst im Erinnern differenziert als Helden, Opfer, Verbrecher.

Ganz besonders auffällig haben die großen Diktaturen des 20. Jahrhunderts ausgefeilte Totenkulte entfaltet, so wie fast alle Tyrannen auf pompöse Inszenierungen von Begräbnisritualen besonderen Wert gelegt haben. Zwei Diktatoren, die wie keine anderen das Gesicht der Welt im vergangenen Jahrhundert prägten, haben sich auch in dieser Hinsicht hervorgetan. Ihre Inszenierungen markieren zwar im Prozeß der persönlichen Machtakkumulation ähnliche Momente, im gesamtgesellschaftlichen Prozeß hingegen bezeichnen sie diametrale Punkte. Die Rituale, die Hitler zum Tode Hindenburgs inszenierte, schließen genaugenommen eine Epoche ab. Die preußisch-monarchischen Wurzeln nähren nun eine andere Herrschaftsform. Sinnbild dafür ist, daß der Begräbnisort, das Nationaldenkmal Tannenberg in Ostpreußen, nach den Bestattungszeremonien kein Kultort geworden ist. Das von Stalin hingegen beim Tode Lenins inszenierte Ritual, Bestandteil der Ausformung eines Lenin-Kults, eröffnete eine neue Epoche, schuf in einer verbal entsakralisierten Welt neue sakrale Inhalte. Das Zarentum und die orthodoxen Rituale galten als abgetrennt. Neue, aber zugleich auch wiedererkennbare Zeremonien mußten erdacht werden. Das für den Revolutionsführer und Staatengründer errichtete Mausoleum ist nicht nur dauernder Kultort geworden, sondern diente ebenso als permanent genutzte Tribüne für die Präsentation von Macht.

Hitler und der Sieger von Tannenberg

Am 30. Januar 1933 wurden von einer hauptsächlich von Großagrariern unterstützten Kamarilla die Reste einer schon längst ausgehöhlten Republik geopfert, deren Demokratie aus kurzsichtigen und eigennützigen Interessen der herrschenden Eliten jahrelang untergraben worden war. Doch obwohl schon ein großer Teil der Bevölkerung vor der Machtübertragung hinter Adolf Hitler stand und sich auch viele der Herrschaftsträger von seiner Regierung zumindest zeitweise große Erfolge versprachen, blieb die Sicherung der Machtgrundlagen für geraume Zeit das vornehmliche Ziel der Nationalsozialisten in der Regierung. Auf dem Weg zu einer absoluten Despotie galt es aber noch eine Reihe von Hindernissen auszuräumen, waren noch weitere wichtige Schalthebel zu ergreifen, Schlüsselpositionen zu besetzen und vor allem die Öffentlichkeit zu beeindrucken und zu täuschen. Mit dem Namen Paul von Hindenburg und von Beneckendorff sind mehrere Rituale verbunden, deren Symbolik für die Machtsicherung Hitlers nicht nur schlechthin sichtbarer Ausdruck war, sondern eine Signalwirkung haben sollte. Das waren einmal die als «Tag von Potsdam» in die Geschichte eingegangene festliche Eröffnung des neuen Reichstags am 21. März 1933 sowie die «Tage von Tannenberg», die Totenfeier für den Reichspräsidenten am 7. August 1934 und dessen endgültige Grablegung am 2. Oktober 1935.

Da Hitler von den politischen Eliten der Weimarer Republik jahrelang abgelehnt worden war und ohnehin glaubte, einem ständigen Legitimationsbedürfnis Rechnung tragen zu müssen, entfaltete er während seiner Herrschaft eine gewaltige eklektisch-phantasievolle *imitatio* aller nur denkbaren Vorgänger mit Hilfe von Totenbeschwörungen und Grabkulten und inszenierte eine ganze Reihe von spektakulären funeralen Anknüpfungen. Überhaupt hatten Vordenker der nationalsozialistischen Ideologie eine vielschichtige und archaisch anmutende Heldenverehrung entworfen, spielten obskure Kulte um Weltkriegsgefallene oder tote Kameraden aus der «Kampfzeit» sowie verstorbene politische Führer eine zentrale gesellschaftliche Rolle. Hitler griff, als er symbolisch einen schon länger existenten Hindenburgkult für sich zu nutzen suchte, auf tief verankerte kollektive Gedächtnisinhalte zurück.

Am Tag von Potsdam, der meisterhaft von Goebbels über den Gräbern der preußischen Könige Friedrich Wilhelm I. (1713–1740) und Friedrich II. (1740–1786) inszeniert worden ist, suchte Hitler im März 1933 einen auffälligen Schulterschluß mit der Vergangenheit. Die Garnisonkirche mit den Gräbern der Könige galt als das Sinnbild für die preußische Militärmonarchie; ein Umstand von so hoher symbolischer Aufladung, daß es das Gebäude gleichsam als Schuldträger in der Zeit Walter Ulbrichts die Existenz kostete. Die wichtigste Figur an diesem Tag war der Reichspräsident von Hindenburg. Er verkörperte am Tag von Potsdam eine besondere Verbindung zum traditionellen Militär, als er in der Uniform des preußischen Generalfeldmarschalls mit seinem Marschallstab vor dem vakanten Thron den exilierten Kaiser grüßte: Thron, Altar und Preußens militärisches Gloria in einer Geste evozierend. Von Hindenburg stellte damit das Bindeglied zwischen Vergangenheit und Gegenwart dar, Hitler gab sich als jenes für Gegenwart und Zukunft. Hitler nahm auch in seiner Ansprache darauf Bezug, denn das Volk habe «die Vermählung vollzogen zwischen den Symbolen der alten Größe und der jungen Kraft». Und einige Augenblicke später: «Möge uns dann aber auch die Vorsehung verleihen jenen Mut und jene Beharrlichkeit, die wir in diesem für jeden Deutschen geheiligten Raum um uns spüren als für unseres Volkes Freiheit und Größe ringende Menschen zu Füßen der Bahre seines größten Königs.»[212]

Die Potsdamer Rührkomödie war ein voller Erfolg. Ein Großteil des noch skeptischen konservativen Bürgertums schwenkte nun auf Hitler ein. Dieser Umstand wiegt um so schwerer, wenn man bedenkt, daß am selben Tag der *Völkische Beobachter* schon meldete, die Berliner Strafgerichte seien «judenrein».[213] Der Machtausbau und die Gestaltung der nationalsozialistischen Ziele sind von Anfang an mit enormem Tempo umgesetzt worden. Einen Tag nach dem Tag von Potsdam wurde auch das «Ermächtigungsgesetz», das die politischen Parteien und den Reichspräsidenten entmündigte, verabschiedet.

Joseph Goebbels, der Planer des Spektakels, notierte in seinen Erinnerungen mit dem Pathos des in sich selbst verliebten Drahtziehers: «Der große Tag von Potsdam wird unvergeßlich sein in seiner historischen Bedeutsamkeit. Morgens fahre ich mit dem Führer zum Luisenstädtischen Friedhof. Wir gehen nicht zum Gottesdienst, sondern stehen an den Gräbern unserer gefallenen Kameraden. [...] Hindenburg betritt mit dem Führer zusammen die Garnisonkirche. Ein feierliches Schweigen legt sich über alle Anwesenden. Knapp und ernst verliest der Reichspräsident seine Botschaft an die Abgeordneten und an das deutsche Volk. Sein Ton ist stark und gesammelt. Mitten unter uns steht ein Mann, der Generationen in sich vereinigt. Dann spricht der Führer. Er redet mit harter und zwingender Eindringlichkeit. Am Schluß sind alle auf das tiefste erschüttert. [...] Ein geschichtlicher Augenblick. Der Schild der deutschen Ehre ist wieder reingewaschen. Die Standarten mit unseren Adlern steigen hoch. Hindenburg legt an den Gräbern der großen Preußenkönige Lorbeerkränze nieder. Draußen donnern die Kanonen. Nun klingen die Trompeten auf, der Reichspräsident steht auf erhöhter Estrade, den Feldmarschallstab in der Hand und grüßt Reichswehr, S. A., S. S. und Stahlhelm, die an ihm vorbeimarschieren. Er steht und grüßt. Über allem liegt die ewige Sonne, und Gottes Hand steht unsichtbar segnend über der grauen Stadt preußischer Größe und Pflicht.»[214]

Wie das Spektakel allerdings auf Außenstehende wirkte, deren Sinne nicht vollständig vernebelt waren, ist dem sehr analytischen Bericht des französischen Botschafters André François-Poncet an seinen Außenminister Joseph Paul-Boncour zu entnehmen: «Auf der Ebene deduktiver Vernunft kann der ‹Tag von Potsdam› als erstaunliches Paradox erscheinen, wenn nicht sogar als Denkmal der Bewußtseinsverwirrung. Aber auf der Ebene, wo man die öffentliche Stimmung bearbeitet, im Reich der großen kollektiven Halluzinationen, stellt er einen Anstoß und eine Erfindung erster Klasse dar.»[215]

Der Tag von Potsdam war gerade erst etwas über ein Jahr her, da erschien es als eine geradezu wunderbare Fügung, daß kurz nach der erfolgreich gemeisterten Röhm-Krise der greise Reichspräsident Paul von Hindenburg, der berühmte Feldherr des Weltkrieges und ‹Retter Ostpreußens›, am 2. August 1934 verstarb. Um ihn existierte schon lange ein nationalistischer Personenkult, der sich aus vielen Eintragungen in das kommunikative Gedächtnis zusammensetzte. Die wichtigsten Bilder darin – multimedial transportiert, hauptsächlich aber durch Bücher in Riesenauflagen, darunter auch seine eigenen Erinnerungen – waren die des Militärs, einer konservativ-monarchischen Gesinnung und der deutschen Tugenden. Da unter Hindenburgs Leitung die achte deutsche Armee die nach Ostpreußen eingebrochene russische Narevarmee besiegt hatte, galt er als genialer Heerführer und ‹Russenschreck›. Zum 70. Geburtstag hatte ihm Kaiser Wilhelm II. (1888–1918) den Titel «Heros der Deutschen» verliehen. Straßen, Plätze, sogar eine Stadt in Oberschlesien wurden nach ihm benannt. Sein Gesicht zierte Münzen, Tassen, Vasen, Denkmäler. Hindenburg wurde in der Zeit der Weimarer Republik zu einer Art Ersatzkaiser stilisiert. Als Kriegsheld war er Leitfigur einer militaristisch-autoritären Ideologie und half Vernichtungsprozesse ästhetisch zu überhöhen und den Verlust von Selbstbestimmung zu vertuschen. Schon 1922 schrieb Kurt Tucholsky in dem USPD-Organ *Freiheit*: «Wir haben in Deutschland so eine Art patriotischer Feuerwehr: Wenn irgendwo etwas los ist, dann wird der gute alte Papa Hindenburg aus der Schachtel geholt und aufgebaut.»[216]

Weite Kreise der Bevölkerung in Deutschland, die keine Nationalsozialisten waren oder auch nur Sympathien für sie hegten, vermochten sich hingegen auch nach der Machtübertragung nicht von dem Bild des guten Übervaters Hindenburg zu lösen. Jochen Klepper, der gottesfürchtige Protestant, der 1942 mit seiner jüdischen Frau und Stieftochter den Freitod wählte und für den die Ernennung Hitlers zum Reichskanzler aus einem «Bündnis zwischen dem Adel und dem Pöbel» erwachsen war, notierte am Todestage des Feldherrn in sein Tagebuch: «Hindenburg ist heute früh gestorben. So passiv er war und sein mußte (und doch verlor er seine Würde nicht), seit er sich in den Hitler-Wahlen dem Volke fügte, dem er sich immer zur Verfügung stellte, – man hat ein seltsam verlassenes Gefühl.» Und einen Tag später, zum 3. August 1934, schrieb er: «Hanni reist morgen nach Breslau. Was Hindenburg betrifft, so hat die Geschichtsfälschung schon zu seinen Lebzeiten begonnen. Nie und nimmer war er der Schirmherr der nationalsozialistischen Revolution. Man occupierte die Autorität des Greises, der sich einer schrecklichen parlamentarischen Notwendigkeit fügen mußte.»[217]

Der nationalistische Hindenburg-Kult bediente sich einer anderen Diktion. In einem 1927 zum 80. Geburtstag des Feldherrn erschienenen Band mit dem Titel *Hindenburg-Denkmal für das deutsche Volk* liest man: «Er ward der deutsche Heros, auf den Alle, Alle, ob sie in Wehr und Waffen waren oder daheim ihrer Arbeit nachgingen, mit Vertrauen und Hingebung blickten, für Millionen und Abermillionen ward er Zuversicht und Hoffnung, ein Symbol, daß uns aus den dunklem Wettergewölk die Sonne scheinen würde. Er hielt die Seelen und Herzen aufrecht, die bangten und litten, die verzweifelten und verzagten, an seiner schlichten Größe, an seiner treuen Pflichterfüllung, seiner nie entmutigten Aufopferung für das Vaterland ranken sie sich wieder empor: Feldherr draußen auf entscheidender Wahlstatt, Führer jener zu Haus.»[218]

Feldherr und Führer mit dieser Aura – das wollte auch Hitler sein. Er übernahm nach dem Tode Hindenburgs dessen Amt, legte Kanzlerschaft und Präsidentschaft zusammen und ließ nun die Armee auf sich persönlich einschwören. Eine wichtige Funktion bei der Sichtbarmachung seiner neuen Stellung kam dabei einer *pompa funebris* zu, welche die Selbstverständlichkeit der Nachfolge unterstreichen sollte. Sie hatte die staatsrechtlichen Konsequenzen öffentlich zu bestätigen und Reichswehrführung sowie konservative Kreise stärker an den

NS-Staat zu binden. Das Begräbnis Hindenburgs als öffentliches Ereignis ist mit zwei Daten verbunden, die Propagandahöhepunkte darstellten: Es handelt sich dabei einmal um die Trauerfeier im Hof des Tannenbergdenkmals am 7. August 1934, zum anderen um die Grablegung des Feldmarschalls in die im Denkmalskomplex neu errichtete Gruft am 2. Oktober 1935. Paul von Hindenburg hatte als den Ort seiner letzten Ruhe sein Gut Neudeck in Westpreußen bestimmt. Wenn aber eine höhere Bestimmung ruft, trafen zu allen Zeiten die Bestattungswünsche der Dahingegangenen bei den Nachfolgern auf taube Ohren. Auch Hitler setzte sich über den Willen des Feldherrn hinweg und ließ Hindenburg in dem gewaltigen, einer Art Totenburg nachempfundenen Tannenberg-Ehrenmal bestatten. Das Ehrenmal war zum Gedächtnis an die siegreichen Kämpfe 1914 und an eine vermeintlich geglückte Revanche für die Niederlage des Deutschen Ordens von 1410 in der Nähe von Hohenstein in Ostpreußen errichtet und 1927 eingeweiht worden. Tannenberg, das klang nach Abwehrkampf.

Mit den Bestattungsritualen gelang es Hitler, den aus der «Systemzeit» pseudodemokratisch kontaminierten Reichspräsidenten auf seine Feldherrenrolle im Ersten Weltkrieg zu reduzieren. Der Name Hindenburg sollte zukünftig nur noch als Synonym für den Schlachtenlenker von Tannenberg stehen. Das Tannenbergdenkmal als Hindenburgs Begräbnisplatz zu wählen, war zudem noch in einem weiteren Punkt in den eklektischen Legitimationsbemühungen symbolträchtig, da es letztendlich die Großagrarier waren, die Hitlers Ernennung zum Reichskanzler durchgesetzt hatten. Das Außergewöhnliche bestand darin, daß die herrschenden Eliten einem Nichtebenbürtigen die Macht übertragen hatten. Der Grabkult an der Hindenburggruft demonstriert somit auch eine inszenierte Herrschaftskontinuität, die durch die Herkunft nicht gegeben war. Die Trauerfeier 1934 selbst war minutiös geplant und straff organisiert. Uniformen prägten die Szene. Reichswehr und Reichsmarine, der Stahlhelm und die Leibstandarte Adolf Hitlers waren angetreten. Kreise des Diplomatischen Korps beschwerten sich später beim Auswärtigen Amt, daß man kaum Zivilpersonen gesehen habe. Aber das war ja gerade dasjenige Bild, das man sehen sollte: Das neue Regime stellte sich als ein durchmilitarisiertes System dar, und es ehrte nicht den Präsidenten der Weimarer Republik, sondern den Militär des Weltkrieges. Der Trauermarsch aus Ludwig van Beethovens *Eroica*,

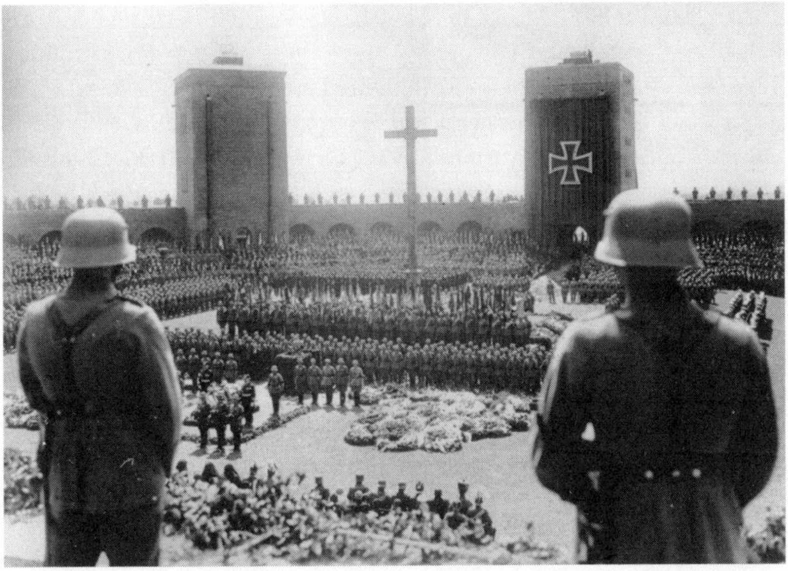

Hindenburg im Hünengrab: Der Feldmarschall und Reichspräsident Paul von Hindenburg (1847–1934) wird in der neuerrichteten Gruft im «Reichsehrenmal Tannenberg» am 2. Oktober 1935 in Anwesenheit Adolf Hitlers und anderer Nazi-Prominenz «endgültig» beigesetzt. Nicht einmal ein Jahrzehnt später jedoch wurde der zu ewigem Gedenken errichtete Bau von abziehenden deutschen Truppen gesprengt; Hindenburgs sterbliche Reste ruhen heute in der Elisabethkirche in Marburg.

Luthers *Ein' feste Burg ist unser Gott* und das Lied *Ich hatt' einen Kameraden* bildeten musikalische Rahmungen für Hitlers Ansprache, einen Trauersalut, die Überführung des Sarkophags sowie den Parademarsch des 3. Garde-Regiments zu Fuß.

Der Reichspressechef der NSDAP schrieb, da Hindenburgs Leben drei Menschenalter umschlossenen habe, sei er «Brücke» und «Bindeglied» zwischen der Vergangenheit und der neuen Zukunft. In seiner Trauerrede betonte Hitler, daß es einer «wundersamen Fügung einer rätselhaften weisen Vorsehung» zu verdanken sei, daß unter der Präsidentschaft «dieses ersten Soldaten» des Volkes das «Tor der deutschen Erneuerung» geöffnet wurde. Pathetisch schloß er dann: «Toter Feldherr, geh' nun ein in Walhall!»[219] Damit beschwor Hitler ein magisch-archaisches Todesbild, denn in Walhall, einem Totenreich und Aufenthaltsort der gefallenen Krieger, warteten diese auf den Endkampf am Tage der Götterdämmerung. Auch in der Ikonographie sind diese Bezüge sichtbar. Den Eingangsbereich der 1935 eingeweihten Gruft deckte ein 120 Tonnen schwerer Monolith aus Granit, der somit die Grabstelle gleichsam wie eine Abbreviatur eines Hünengrabes erscheinen ließ.

Im Oktober 1935 war das Ehrenmal erneut Schauplatz militärischer Alleinpräsenz, als der Sarg des Feldmarschalls in die neugeschaffene Gruft gesenkt wurde. Ein sehr am ersten Trauerereignis orientiertes Ritual folgte: Musik, Salut, Parade. Diesmal sprach Hitler nicht, sondern erließ eine Erklärung: «Hier, an der Stätte des Sieges von Tannenberg, umgeben von seinen in der Schlacht gefallenen Soldaten, hat der Feldherr nun seine letzte Ruhestätte gefunden. Die Bettung dieses großen Deutschen in den Mauern des gewaltigen Schlachtendenkmals gibt diesem eine besondere Weihe und erhebt es zum Heiligtum der Nation. Um dieser Bedeutung des Tannenberg-Denkmals sichtbaren Ausdruck zu verleihen, erkläre ich es zum ‹Reichsehrenmal› und lege ihm den Namen ‹Reichsehrenmal Tannenberg› bei. Als Grabstelle ... soll es für alle Zeiten dem dankbaren Gedenken an die ruhmreichen Leistungen und heldenmütigen Opfer des deutschen Volkes im Weltkriege geweiht sein.»[220]

Mit Hitlers mehrfach inszenierter Totensorge war nun einerseits die Aura des siegreichen Feldherrn, des glücklichen Schlachtenlenkers von Tannenberg, auf den Führer und Reichskanzler übertragen, Charisma gleichsam abgeleitet worden. Dem Diktator gelang es mit den beschriebenen Ritualen und den sorgsam inszenierten Bildern, Fermente der Autoritäts- und damit Machtvermehrung zu aktivieren und Totensorge als Legitimationsverstärkung zu präsentieren. Mit dem Eingehen Hindenburgs in die germanische Unterwelt war aber auch der autoritäre Schatten des Heros der Deutschen gebannt, um dessen Wohlwollen sich Hitler am Tag von Potsdam noch bemühem mußte. Nun konnte er den protestantischen Preußen respektlos in das altgermanische Totenreich verweisen, die Vergangenheit in einer Grabkammer fernab von den Schaltstellen der Macht in Berlin versenken. Die ausgediente «patriotische Feuerwehr», «Papa Hindenburg» war in einer granitenen Schachtel verschwunden.

Noch nicht einmal ein Jahrzehnt nach der Grablegung jedoch, im

Januar 1945, zwei Tage bevor die Rote Armee Hohenstein eroberte, wurden die Särge Paul von Hindenburgs und seiner Frau zunächst nach Potsdam, später mit denen der preußischen Könige Friedrich II. und Friedrich Wilhelm I. in ein thüringisches Salzbergwerk gebracht. Am 25. August 1946 setzte man Hindenburg in der Elisabethkirche in Marburg bei. Abziehende deutsche Truppen hatten im Januar 1945 Teile des Reichsehrenmals Tannenberg gesprengt. Der Ziegelbedarf umliegender Bewohner zernagte das Ensemble in den Jahrzehnten nach Kriegsende immer weiter bis zur vollständigen Zerstörung. Neue Denkmäler bedienten sich der alten Steine. Was das Tausendjährige Reich als Ehrenmal «für alle Zeiten» schuf, verschwand so wie die Materialität, mehr und mehr als ein sterbender Erinnerungsort, aus dem kollektiven Gedächtnis der Deutschen.

Der «Bergadler» in Glyzerin: Lenin

Die Bläser des Orchesters des Bolschoi-Theaters benetzten ihre Mundstücke mit Wodka, um nicht durch die erstarrende Atemluft an dem Blech ihrer Instrumente festzueisen. Nur mühsam entlockten sie ihrem Messing den «Marche funèbre» aus Chopins Sonate Nr. 2. Das Thermometer maß weit unter 30 Grad Celsius jenseits des Gefrierpunkts. Väterchen Frost zeigte seine Macht, um dem größten Führer der Weltrevolution, Wladimir Iljitsch Lenin, auf seine Art die letzte Ehre zu erweisen. Für den Grabbau vor der Kremlmauer in Moskau und das Ausheben der Gruft hatte man reichlich Dynamit einsetzen müssen, um überhaupt ein Loch in den Boden sprengen zu können. Auf dem Roten Platz säumten Tausende den Weg, als am 27. Januar 1924 der Leichnam Lenins in ein erstes provisorisches Mausoleum aus Holz gebracht wurde. Die Massen sangen die Internationale, während Josef Stalin, Grigori Sinowjew, Lew Kamenjew, Nikolai Bucharin und andere Mitglieder der Führungsspitze eigenhändig den Sarg trugen. Es dunkelte schon, als die Leiche Lenins in die Gruft eingesenkt wurde. In diesem Augenblick begannen überall die Sirenen von Fabriken, Schiffen und Lokomotiven zu gellen. Ehrensalven aus Gewehren und Kanonen krachten. Für fünf Minuten erstarrte das ganze Land. Dann verkündete eine Stimme über das Radio: «Lenin ist tot – der Leninismus lebt!»[221]

Der ausgestellte Leichnam, der realpräsente Heilige, begann von nun an Objekt einer einheitsstiftenden Wirkung für alle Anhänger des Kommunismus und einer Staatsidentität prägenden Funktion für die Bürger der Sowjetunion zu sein.

Am 21. Januar 1924 war Lenin nach seinem dritten Schlaganfall gestorben. Doch obwohl Lenin die letzten Lebensmonate immer isolierter von der Tagespolitik verbracht hatte, begann schon vor seinem Tode ein Kult um seine Person, der mit dem Ableben neue Dimensionen erhielt. Seit 1923 gab es den Begriff «Leninismus». Im selben Jahr begann man seine Werke als gleichsam heilige Schriften zu publizieren. In seinem Todesjahr eröffnete ein Lenin-Institut, begann ein Museum Leniniana zu sammeln. Sankt Petersburg, seit Beginn des Ersten Weltkrieges in Petrograd umbenannt, wurde nun zu Leningrad. Das Privatleben Lenins wurde geradezu verstaatlicht. Biographien hagiographischen Charakters streuten Fabeln und Legenden: Lenin als Bauer oder Arbeiter, als Kinder- oder Tierfreund, ständig im Einsatz für das Wohl der Menschen. Nun entstanden die Lenin-Portraits an den Fassaden öffentlicher Gebäude und die unzähligen Lenin-Ecken in den Fabriken. Ein lebendes Abbild aus Pflanzen zierte einen Moskauer Park. Aus dem Leichnam des Revolutionärs wurde das Gehirn entfernt und in 30 000 Präparate geteilt. Eine Wissenschaftlergruppe suchte jahrzehntelang in den Hirnpartikeln zwischen Glasplättchen die ‹Substanz eines Genius›. Der offizielle Auftrag lautete, nachzuweisen, daß Lenins Gehirn schon ein «höheres Stadium der menschlichen Evolution» darstelle.[222] Die Todesstunde des Menschen Lenin war somit zugleich die Geburtsstunde des Gottes.

Und zu den Legenden über diesen Gott gehören auch jene über die Einbalsamierung des Genossen Lenin. Sowohl die aus der Erinnerungsliteratur von führenden Bolschewiki schöpfenden Darstellungen als auch die Versuche, dieses oder jenes Detail mit amtlichen Dokumenten aus Parteiarchiven zu stützen oder zu widerlegen, stricken letztendlich doch nur weiter an dem Gewebe, das die Person Lenins und den Kult um ihn verhüllt. Ob Parteifunktionäre von Anfang an erkannt hatten, daß der unverwesliche Leib Lenins eine Sowjetidentität stiften könne und ob damit Wirkmächtigkeiten eines traditionellen Heiligenkults aktiviert werden oder nicht, ist eigentlich nebensächlich. Denn der sichtbare Körper des Unvergänglichen tat ja beides.

Einer kümmerte sich ganz besonders um die Entfaltung des Lenin-Kults, ähnlich einem Oberpriester der Apotheose: Stalin. Er meinte, daß Lenin ein «Führer vom höherem Typus ist, ein Bergadler [...] unserer Partei.»[223] Mit allen Mitteln bastelte er an einem ihm genehmen Bild, daß Stalins Lenin stets ein Freund Stalins gewesen war. Doch so einfach war die Sache nicht. In einem geheimen Brief an den 12. Parteitag – eine Art politisches Testament –, den Lenin vom 23. Dezember 1922 bis zum 4. Januar 1923 diktiert hatte und dessen vollständiger Wortlaut erst 1956 bekannt wurde, warnte er die Partei vor dem georgischen Genossen: «Gen. Stalin hat, nachdem er Generalsekretär geworden ist, eine unermeßliche Macht in seinen Händen konzentriert, und ich bin nicht überzeugt, daß er es immer verstehen wird, von dieser Macht vorsichtig genug Gebrauch zu machen.»[224] Und in einer Ergänzung zu diesem Brief ließ er am 4. Januar 1923 notieren: «Stalin ist zu grob, und dieser Mangel, der in unserer Mitte und im Verkehr zwischen uns Kommunisten durchaus erträglich ist, kann in der Funktion des Generalsekretärs nicht geduldet werden. Deshalb schlage ich den Genossen vor, sich zu überlegen, wie man Stalin ablösen könnte».

Doch der hatte alles andere vor, als sich ablösen zu lassen. Zunächst blockierte Stalin die Verbreitung des diskreditierenden Textes, von dessen Inhalt er durch einen Spitzel erfahren hatte. Erst 1924 bekamen die Delegierten des 13. Parteitages davon Kenntnis, doch wurde die Angelegenheit als ein persönlicher Konflikt heruntergespielt, der zudem mit Lenins körperlichem und geistigem Verfall zu tun gehabt habe. Stalin begriff beim Tode Lenins, daß sich ihm die einzigartige Chance zur Ergreifung der absoluten Macht bot, und er nutzte sie wohlüberlegt, um die totale Herrschaft zu erobern. Sein Hauptgegner hieß Anfang 1924 Leo Trotzki. Um Trotzki politisch zu entmachten, präsentierte sich Stalin als der Wahrer der ideologischen Reinheit, der sich auf leninistische Legitimität stützte. Leo Trotzki weilte zum Zeitpunkt des Todes Lenins in Suchumi am Schwarzen Meer. Stalin ließ ihn über den genauen Bestattungstermin im Unklaren und verhinderte so die Teilnahme seines Gegenspielers beim Begräbniszeremoniell. Stalin entwickelte den Lenin-Mythos und stellte sich selbst als dessen Nachfolger und Vollender dar. Um diese Botschaft auch ikonographisch zu übersetzen, präsentierte er sich geschickt als der erste in dem Bemühen um eine würdevolle Bestattung Lenins.

Alle Details bei Lenins Begräbnis sind sorgfältig inszeniert worden und zwar von Anfang an. Die gesamte Trauerwoche und die Beisetzungsfeier organisierte ein mit allen politischen Vollmachten ausgestattetes Gremium, dessen späterer offizieller Titel lautete: «Kommission für die Verewigung des Andenkens W. I. Lenins». Die internen Diskussionen über die Dauer und die Form der Feierlichkeiten nach Lenins Tod fanden allerdings keineswegs zwischen den Anhängern und Gegnern Stalins statt. Trotzki, Bucharin und Kamenjew verwahrten sich gegen die drohende Segnung einer neuen Ikone in einem Staate, der Modernisierung versprach und dabei jede Religion als «Opium fürs Volk» verstand. Der Verzicht auf ein tatsächliches Begräbnis bedeutete eine neue Qualität eines landesweiten Leninkults, der bald bruchlos in den Stalinkult überging und Nachfolger unter den sozialistischen Herrschern bis in die achtziger Jahre fand. Stalin hielt sich in den Debatten anfangs bewußt weitgehend zurück. Auffällig ist sogar, daß er als letzter in die öffentliche Trauerrhetorik und Panegyrik einstimmte. Erst auf der Trauerversammlung am 26. Januar 1924 appellierte er – sich auf den ZK-Auftrag berufend – an die Kommunisten sowohl als Kampfpartei als auch als Kultgemeinde. Vor den politischen Führern hielt Stalin eine Rede, in die er rituelle Schwurformeln mit einbezog. Proklamierte Vermächtnisse sollten die Kommunisten zu einer Schwurgemeinschaft zusammenschmieden und gaben dem Gedenken an Lenin eine sakrale Aura. Diese Vermächtnisse wurden als geschichtsmächtige Kraft bemüht, die der Partei sowohl als Mission als auch als Waffe übergeben worden seien. Und sie führen zu einem besonderen Phänomen, zu dem «Urschema der Entängstigung des Menschen vor allen ihm unbegreiflichen Gewalten», einer Art Heilung, die Hans Blumenberg als eine «Grundformel» bei der «Arbeit am Mythos» beschrieb.[225] In der Trauerrede griff Stalin einen besonderen Gedanken auf: «Sie haben in diesen Tagen die Wallfahrt Zehntausender und Hunderttausender von Werktätigen zur Bahre des Genossen Lenin gesehen. Bald werden sie die Wallfahrt der Vertreter von Millionen Werktätiger zum Grabe des Genossen Lenin sehen. Und sie können dessen sicher sein, daß nach den Vertretern von Millionen die Vertreter von Dutzenden und Hunderten Millionen aus allen Gegenden der Welt aufbrechen werden, um Zeugnis davon abzulegen, daß Lenin der Führer nicht nur des russischen Proletariats, nicht nur der europäischen Arbeiter, nicht nur des kolonialen Ostens, sondern der werktätigen Welt des Erdballs überhaupt war. Als der Genosse Lenin von uns schied, hinterließ er uns das Vermächtnis, den Grundsätzen der Kommunistischen Internationale die Treue zu bewahren. Wir schwören Dir, Genosse Lenin, daß wir unser Leben nicht schonen werden, um den Bund der Werktätigen der ganzen Welt, die Kommunistische Internationale, zu festigen und zu erweitern!»[226]

«Unser Leben nicht schonen» zu wollen, wie Stalin am 26. Januar in seiner Rede vor den Genossen des II. Sowjetkongresses formulierte, bedeutete vor allem aber, die Leben der vermeintlichen Gegner nicht zu schonen. Josef Dschugaschwili (1878–1953), der sich Stalin, der «Stählerne», nannte – Indiz für seine Entschlossenheit, seine politischen Überzeugungen bis zur letzten Konsequenz in Taten umzusetzen – schuf einen Gulag-Staat. Sein Terror gegen die Massen, die Institutionalisierung des Terrors als Regierungsform, kostete Millionen Menschen das Leben. Unter Stalins fast dreißigjähriger Herrschaft von 1924 bis zu seinem Tode 1953 stieg die Sowjetunion zur Weltmacht auf und bezahlte diesen Aufstieg mit dem Blut ihrer Einwohner.

Damit auf den «Wallfahrten der Millionen zum Führer der werktätigen Welt des Erdballs», von denen Stalin sprach, auch ein tatsächlicher Heiliger präsentiert werden konnte, der gegen Verwesung gefeit war, damit man sehen konnte, daß der Leninismus lebte, mußte mit dem Leichnam Lenins etwas geschehen. Vor dem Organisationsgremium der Trauerfeierlichkeiten hat – so geht eine der Legenden – schon am Abend des 23. Januar Felix Dzershinski, Chef der politischen Polizei GPU, erklärt: «Könige werden einbalsamiert, weil sie Könige sind. Was mich betrifft, so besteht die Hauptfrage nicht darin, ob man den Leichnam von Wladimir Iljitsch auf Dauer erhalten soll, sondern wie dies zu geschehen hat.»[227] Wie freilich Lenins Konservierung, die Dzershinski angeregt hatte, zu bewerkstelligen sei, wußte zunächst niemand. Als erster injizierte der Pathologe Abrikossow, der Lenin auch obduziert hatte, dem Toten sechs Liter Glyzerin, Formalin und Alkohol in die Aorta. Trotzdem setzten Verwesungsflecken an, Schimmelpilze wuchsen. Zwei Monate lang beharrte der Parteifunktionär Krassin auf einer Tiefkühlung, die sich als völlig unbrauchbar herausstellte. Der Zustand der Leiche verschlechterte sich rapide. Nach dem Bericht einer Sonderkommission hatten Lenins sterbliche Überreste nach zwei Monaten trotz der Injektionen bereits «einen gelblichen Farbton angenommen, der um die Augenhöhlen, die Nase, die Wangen und die Ohren ins Erdfarbene hinüberspielte. [...] Die Nasenspitze war mit dunklen Pigmentpunkten übersät, und die Nasenflügel hatten nur noch die Dicke eines Blattes Papier. Die Augen waren leicht geöffnet und eingefallen. Auch die Lippen klafften leicht auseinander und ließen die Zähne des Toten deutlich sehen. Auf den Händen waren braune Flecken aufgetreten, und die Fingernägel hatten einen bläulichen Ton angenommen.»[228]

Der Charkower Anatomie-Professor Worobjow und der Moskauer Chemiker Boris Zbarski übernahmen dann im März 1924 den einzigartigen wie unter den Umständen der Parteidiktatur gefährlichen Auftrag der Konservierung Lenins. Sie entfernten alle inneren Organe, spülten den Brustkasten mit destilliertem Wasser und fixierten ihn mit Formaldehydlösung. Schließlich legte man den Körper über Wochen in eine Balsamflüssigkeit aus Glyzerin, Kaliumazetat und Wasser, dazu traten Chlorchinin und Phenol als Desinfektionsmittel, Essigsäure gegen Flecken und Wasserstoffperoxid für eine schöne rosafarbene Haut. Die Lippen und Lider wurden festgenäht, die Augäpfel durch Prothesen ersetzt. Nach vier Monaten blieb die Chemie Sieger über die biologischen Gesetze des Verfalls.

Das erste, provisorische Lenin-Mausoleum – noch eher in der Form einer großen Holzkiste – hatte nur für kurze Zeit Bestand. Schon 1924 begann der Bau des zweiten Mausoleums. Es bestand ebenfalls vollständig aus Holz und blieb fünf Jahre erhalten. Erst 1929 entstand das Lenin-Mausoleum, wie es heute noch auf dem Moskauer Roten Platz zu besichtigen ist. Es wurde als eine treppenförmige Pyramide konzipiert und sollte optimale Bedingungen für den darin ruhenden Leichnam Lenins schaffen. Für den Bau des Mausoleums wurde ein spezieller, besonders dauerhafter, rotbrauner Granit verwendet. Nach dem Tode Stalins 1953 wurde aus dem Lenin-Mausoleum ein Lenin-Stalin-Mausoleum. Nun lagen die beiden Führer, wie man gern formulierte, Schulter an Schulter, wie im Kampf so auch im Tode nebeneinander. Diesem Beieinander versetzte der XX. Parteitag der KPdSU 1956 einen Stoß. Der neue Generalsekretär, Nikita Chruschtschow, eröffnete eine Phase der Abrechnung mit dem Stalinismus. Im Jahr 1961 wurde Stalins Leichnam dann aus dem Mausoleum entfernt und wenige Schritte weiter an der Kreml-Mauer beigesetzt. Das Lenin-Mausoleum erfüllte über Jahrzehnte die Funktion eines unumstrittenen symbolischen Zentrums des sowjetischen Reiches. Mindestens zweimal im Jahr – am Tag der Revolution und am 1. Mai – zogen riesige Menschenmengen an ihm vorbei, wobei die Staats- und Parteiführung, auf dem Mausoleum stehend, den Massen zuwinkte. Die DDR-Führung kopierte diese Inszenierung, indem sie zur alljährlichen Januardemonstration auf dem Friedhof der Sozialisten die Huldigung des Volkes entgegennahm. Auf dem Lenin-Mausoleum stehend ließ die sowjetische Parteispitze auch das Militär vorbeiparadieren. Damit wurde symbolisch ausgesprochen, daß Lenins Leichnam, der im Mausoleum ruht, gleichsam das Fundament der Staatsordnung darstellte.

Die wenigen Spezialisten der Balsamierungstechniken, die in dem Verewigungsinstitut beim Lenin-Mausoleum arbeiteten, bekamen nach dem Zweiten Weltkrieg im Ausland immer mehr zu tun. Die Führer befreundeter Staaten wollten auch in diesem Punkt wie Lenin sein, die Legitimität des Regimes festigen und so nebenbei dem großen Bruder Sowjetunion auch schmeicheln. Georgi Dimitrow aus Bulgarien, Klement Gottwald aus der Tschechoslowakei, Tschoibalsan aus der Mongolei, Agostinho Neto aus Angola und andere erhielten mit Hilfe der Chemie ewige Frische. Ho Chi Minh wurde mitten im Vietnamkrieg in wechselnden Dschungelverstecken hergerichtet und wird seit dem Friedensschluß in Hanoi in einem gigantischen Mausoleum dem Volk präsentiert. Alle einbalsamierten Staatschefs veranstalteten im übrigen schon zu Lebzeiten einen Personenkult um sich. Nur ein kommunistischer Führer wurde nicht durch die sowjetischen Balsamierungs-Spezialisten verewigt. Mao Zedong, die «Rote Sonne», der «Große Wagenlenker», wurde von den Chinesen selbst konserviert.

Eine Reihe von Diktatoren des 20. Jahrhunderts haben das Modell einer politischen Religion für ihre Herrschaftsstabilisierung genutzt. Auch der Leninkult erscheint als ein mythogenes Politisierungskonzept. Vergleicht man allerdings die Balsamierung Lenins mit anderen Repräsentationsdiskursen, wird eine neue Qualität deutlich, denn mit der tatsächlichen Materialität des Leninschen Leichnams scheint auch ein weiterer Bezugspunkt zu magischem Denken gegeben. Ein Erkennungsmerkmal eines Heiligen ist ja die Unverweslichkeit seines Körpers. Und so wie die christlichen Heiligen in ihrer Person realpräsent vorlagen, so ist auch der sowjetische Staatsgründer nicht als ein König in einer Nachbildung gezeigt worden, sondern in seinem wirklichen

Körper. Die Präsentation Lenins ging so über die englischen und französischen Königseffigies hinaus, die in einer Übergangsphase die Dauer des Leibes und damit die Dauer des Königtums garantierten. Und während bei den Reliquien der Heiligen die Partikel *pars pro toto* zwar tatsächlich die göttliche Fürsprecher darstellen, haben wir bei Lenin den ganzen, vollständigen, unverwesten und ewigen Gott vor uns. Keine Stellvertretung, keine Vorstellung, keine Repräsentation schien das leisten zu können, sondern der berührbare König, der wie sein zweiter unvergänglicher Staatskörper ebenfalls ewig schien.

Der Staat, der Lenin als Gründungsfigur in unverwestem Zustand bedurfte, ist zerfallen. Der eine unsterbliche Körper des Königs ist vergangen, der andere wird folgen. Es ist nur eine Frage der Zeit, bis die Chemie ihren Rückzug von den sterblichen Resten Lenins antreten wird. Daß es in Rußland die heiß umstrittene Frage gibt, ob Wladimir Iljitsch Lenin christlich begraben werden oder dort bleiben soll, wo er ist, zeigt, daß auch der andere Körper irgendwann seinen irdischen Weg gehen wird. Für die Kommunisten ist Lenin weiterhin die Identifikationsfigur, deren historische Größe unantastbar ist. Ihn aus dem Mausoleum zu schaffen, wäre ein Sakrileg. Die Gegner der Kommunisten sehen Lenin als Wegbereiter Stalins, als Satan und als Antichrist. Doch ersatzlose Streichungen von Staatsursprüngen haben verheerende Folgen. So nimmt es nicht Wunder, daß an die Frage nach dem Verbleib Lenins auch die Frage um die Heiligsprechung des letzten Zaren geknüpft ist. Die Gebeine des letzten Zaren, Nikolaus II. (1894–1917), der zusammen mit seiner Familie im Sommer 1918 von den Bolschewiki erschossen wurde und dessen Überreste in einem Massengrab in Jekaterinburg entdeckt wurden, sind 1998 in einem Staatsbegräbnis bestattet worden. Seit Jahren erwägt die orthodoxe Kirche die Heiligsprechung von Nikolaus II. Die Diskussion geht um den Symbolgehalt des letzten Zaren. War Nikolaus II. der blutrünstige Autokrator oder die Verkörperung des alten, heiligen Rußland, das von den Bolschewiki unter Lenin zerstört wurde? Wenn sich Rußland einigen könnte, würden beide Leichname, der letzte Zar und der kommunistische Staatengründer, in der gleichen Stadt, in Sankt Petersburg, ruhen: Nikolaus II. wurde schon dort bestattet, weil Petersburg die Hauptstadt des zaristischen Rußland war. Und Lenin könnte man dort bestatten, weil der berühmte Bolschewik gewünscht haben soll, neben seiner Mutter begraben zu werden.

Epilog: Die unvergängliche Leiche

Zugleich behandle ich die Knochen als einen Text, woran sich alles Leben und alles Menschliche anhängen läßt.

Johann Wolfgang von Goethe
an Johann Kaspar Lavater[229]

«Am Anfang war die Leiche; und danach kam alle Theorie.»[230] Dieses von Thomas Macho in seinen *Todesmetaphern* formulierte Diktum gilt auch für den Zusammenhang von Grab und Herrschaft. Ich hoffe, daß mit den bislang beschriebenen Grab- und Totenphänomenen deutlich geworden ist, welche große, mitunter existenzialistische Gewichtung sie bei der Autoritäts- sowie Legitimitätsstärkung spielen. An den Prismen der Macht zeigte sich deutlich, welche Rolle der Materialität eines Leichnams – als ein Spezialfall der Grab- und Totensorge – bei der Stärkung der Autorität und damit Legitimation der Macht zukommen konnte und kann. Oder noch allgemeiner formuliert: Die Leiche im allgemeinen, deren Besitz Vorteile im Wettlauf um die Macht verschaffen kann, deren hingebungsvolle Umsorgung Herrschaft sichert, deren pompöse öffentliche Ehrung Gruppenidentitäten formt und deren Gruppenbezug das Grab erst zu einem Erinnerungsort macht, diese Leiche ist unvergänglich.

Die Mächtigen fühlen sich, wenn sie denn noch mächtiger werden wollen, zu allen Zeiten von einem inneren Zwang getrieben, sich der bereits toten Mächtigen anzunehmen. Sie glauben, sich öffentlich um sie ‹sorgen› zu müssen. Zum einen werden Begräbnisorte besucht, um durch die Ehrung der Toten neue Macht zu schöpfen, zum anderen soll die Sorge um die Erinnerung an den Toten die legitime Nachfolge stärken. Und drittens kann die Körperlichkeit der Leiche ein regelrechtes herrschaftsverheißendes Faustpfand werden. Nach dem die Hohepriester den Statthalter Pilatus um eine Wache am Grabe Christi gebeten hatten, damit seine Jünger die Leiche nicht stehlen und eine Auferstehung inszenieren könnten, gaben sie auch eine Begründung: «Die neueste Verblendung würde gefährlicher als die vorherige.» Das wurde sie, weil ein wenig später die Leiche – Unterpfand priesterlicher Macht – tatsächlich fehlte. Das Verschwinden des Leichnams Christi ist für das Christentum konstitutiv geworden und die neue Religion stellte damit alle Kulte des römischen Weltreiches in den Schatten. Am auffälligsten treten diese Phänomene der Totensorge an speziellen politischen Ausnahmesituationen auf, die ich als ein Prisma der Macht bezeichnen möchte. Primen brechen das in sie einfallende Licht oder fächern es in die Spektralfarben auf. Genauso können Herrschafts- oder Machtstränge gebrochen oder aufgefächert werden. Und genau in diesen Situationen werden die Totenrituale und Gräberkulte für die Legitimation von Herrschaft besonders wichtig.

Totenkulte legitimieren die politische und gesellschaftliche Ordnung. In ihnen kommen Autoritätssicherungen und auch Sozialdisziplinierungen zum Tragen. Die Gefährdung der sozialen Ordnung, die durch den Tod eines Machthabers in Frage gestellt wurde, sollte so abgewendet werden. Zudem zeigt sich, daß der soziale Status vom Tod nicht verändert, sondern durch den Inszenierungen über den Punkt der Ablebens hinaus verlängert werden konnte. Dabei scheint es fast egal zu sein, wer oder was die kultisch verehrten Leichen zu Lebzeiten eigentlich waren. Was allein zählt, ist die konstruierte Bedeutung der Person für die Gruppe, zu deren Festigung oder sogar erst Konstituierung die Totenrituale inszeniert werden. In Prozessen der Ethnogenese, die fortwährend ablaufen und auf die wir nur den Blick einer Momentaufnahme werfen können, sind die Erfindungen von Ursprungsgeschichten von besonderem Gewicht. Da das Gedächtnis der Ahnen besonders unlösbar an den Gräbern zu haften scheint, sind sie die vorherrschenden Orte der gruppenidentitätsstiftenden Rituale. Diese Rituale sind Bausteine in der symbolischen Konstruktion der Vergangenheit, in einem permanent andauernden Prozeß der Aus- und Umformung von kollektiver Identifikation.

Der Besitz der Gebeine kann dabei zu der materiellen Grundlage eines Prozesses werden, in dessen Verlauf sich Gründungsmythen von Großgruppen ausprägen, ja gleichsam als fundierende Geschichte erfunden werden müssen. Und mit diesen Mythen machte man Politik. Das Erfundene ist eben nicht unwirklich, sondern wird im Gegenteil durch die fortdauernde Erinnerung Wirklichkeit im Sinne einer Norm und Ordnung. In Bezug auf die Funktion der jeweiligen verehrten Gebeine ähneln sich die Beispiele aus den vielen Jahrhunderten auf faszinierende Weise. Gebrach es an ausreichender Menge der kostbaren Knochen, so konnte man diese neu schaffen, Legenden und Gräber dazuerfinden. War das Grab einer Person aus legitimatorischen Gründen an mehreren Orten notwendig, dann war auch die wundersame Vermehrung der Gräber möglich. Bei allen beobachteten Toten- und Grabritualen ist ein dramaturgischer Einfall immer präsent. Die Agierenden erscheinen immer selbstlos oder wollen einen Schein der Selbstlosigkeit erwecken. Oder mit Pierre Bourdieu gesprochen, das Interesse der Handelnden ist auch darauf gerichtet, ein «interessenloses Handeln» zu inszenieren. Zudem zeigt sich immer wieder: Bei all der persönlichen Anteilnahme an Sarg- und Leichentragen, Umhüllungen der Körper, bei der Totensorge insgesamt haben wir es im Grunde mit Strategien der Herablassung auf die Ebene der zu Beherrschenden, mitunter sogar der Besiegten zu tun. Die scheinbare Nivellierung der Unterschiede setzt neue Distinktion, verstärkt Legitimation und kräftigt damit Herrschaft.

Das Mosaik der Beispiele aus der Antike, dem Mittelalter und der Neuzeit verdeutlicht aber nicht nur die Diachronie der Phänomene, sondern macht auch die permanente Verknüpfung von Symbolen und Zeichen zu Legitimität und Herrschaft deutlich. Die Diktatoren des 20. Jahrhunderts bedienten sich im Rückgriff auf ähnliche Rituale ebenso jener schwer bestimmbaren Symbolik, die in den Zusammenhang von Zeichenprozessen zu Herrschaft und Macht gehören, wie in den Jahrhunderten zuvor. Die Machthaber der Moderne haben darüber hinaus das Moment der Öffentlichkeit für ihre Zwecke wirkungsvoller ausnutzen können, weil sie sich neuer Medien bedienten. Lenin und Stalin, Mussolini und Hitler, Mao und Che Guevara stehen hier nur als Beispiele für die zahlreichen Totenrituale der Moderne, wobei es gleichgültig ist, ob die Mächtigen selbst handelten oder Objekt der Begierde in Herrschaftsauseinandersetzungen waren.

In den Kämpfen um die Macht waren die toten Körper auch gleichzeitig die Verkörperung der Macht, waren die Erinnerungsorte der Gräber die Verortung des Gedächtnisses. Die Gebeine können aber selbst auch als Medien gesehen werden, die in einer bestimmten Situation eine bestimmte Art der Kommunikation ermöglichen, einer Kommunikation, wie Niklas Luhmann meinte, die als Operationsweise gesellschaftlicher Systeme gilt und die für soziale Systeme konstitutiv sei. Ein ganz zentrales Problem bei der Herrschaftssicherung ist das der Überbrückung von Zeit. Katherine Verdery nannte diese Problemlösung, die die Totenrituale in den Mittelpunkt rückte, «reshaping» oder «reconfiguration of space and time». Der Psychologe Vamik Volkan begriff diese Lücke als eine Art Zeitkollaps, der durch die Rituale eine Überbrückung der Zeitschwelle erfahren kann, Mussolini eben zum Augustus wandelte. Hier wurde mythisches Denken zur Realität. Der Unterschied von Faktizität und Schein verschmolz zu tatsächlichem Geschehen.

Totenrituale und Gräberkulte sind besonders geeignet, um sowohl einer Vergangenheits- als auch einer Zukunftsinszenierung zu dienen. Deutlich zeigt sich aber auch: Das Grab ist nicht aus sich selbst ein Gedächtnisort, an dem kollektive Erinnerungen haften, sondern es ist der Bezugspunkt einer sozialen Gruppe. Nur weil diese Gruppe einer identitätsstiftenden Erinnerung bedarf, wurde diese dem Begräbnisplatz zugeschrieben. Nur deshalb kann es ebenfalls Träger des Heiligen sein. Durch die Totenkulte, die zugleich Zuschreibung sind, gewinnen Grab und Knochen einen Anteil am Numinosen. Mag auch die Heiligkeit als zeitlos-transzendent gelten, die Haftung am Grabe ist jedoch historisch und damit wandelbar, weil unter anderem mit dem Wegfall einer sozialen Gruppe auch deren Erinnerungseintrag erlöschen kann. Dennoch kann die legitimatorische Explosivkraft der Gräber wie bei scheinbar erkalteten und plötzlich ausbrechenden Vulkanen wieder in Erscheinung treten, wenn die Leichen neuen politischen Ambitionen von ihrer jenseitigen Kraft abgeben sollen.

Im Bruch zwischen der heidnischen Antike und dem Christentum wird zudem deutlich, daß erst im Christentum der Charakter der Knochen als Pfänder des Heiligen eine neue Qualität erhielt. Natürlich sind auch die Theseusgebeine in Athen Pfand der Sieghaftigkeit gewesen, ja selbst die Verehrung des Buddhazahns im Schrein Shari-den in der japanischen Kaisertstadt Kamakura aus dem 12./13. Jahrhunderts als ein Nationalschatz enthält etwas Überjenseitiges. Die christlichen Heiligen aber repräsentieren so konsequent die göttliche Ordnung, daß ihr Besitz diese Ordnung selbst herzustellen schien. Während in einer Übergangsphase Königseffigies die Präsenz des Dargestellten übernehmen und mit der Dauer des Leibes die Dauer der Herrschaft garantieren, ist mit dem einbalsamierten Lenin nicht einem Abbild, sondern dem tatsächlich vorhandenen Staatengründer als der materialisierten Gottheit Verehrung zuteil geworden. Die Toten, die kultisch verehrten Leichen, sind somit begreifbar als umgekehrte Pygmalion-Phänomene: Während hier eine elfenbeinerne Statue zum Leben erwachte, mutierte dort immer wieder das Leben zur Statue. Der Leib des einzelnen Toten kann somit der Stoff werden, aus dem das Leben ganzer Gemeinschaften geformt wird.

Mit der Aufklärung und Reformation sind vom Feld des magischen Denkens viele der Vorstellungen, die hinter diesen Ritualen standen, abgemäht worden. Doch haben magische Bezüge offensichtlich so tiefgehende Wurzeln, daß sie bei günstigem Klima, also drängendem Bedürfnis dergestaltiger symbolischer Kommunikation, wilde Sprossen austreiben können; wir es in der Moderne also vielleicht mit einer Art konkurrierender Phänomene zu tun haben könnten. Die identitätsstiftende Funktion der Gräber zeigt sich auch besonders eindringlich in der Vernichtung. Nicht nur die Leichen als Pfänder jenseitiger Ordnung traf die Wut der Zerstörung, der Verstoßung ins Nichts, auch Gräber sind als zugeschriebene Erinnerungsorte immer wieder Objekte der Destruktion gewesen. Der Drang nach dem Lösen der Erinnerungen bis hin zu einer *damnatio memoriae*, führte einerseits bei Eroberungen zu Zerstörungen von Sepulturen. Andererseits zwangen politische Neuorientierungen auch die symbolischen herbei: Die Ideologieträger nach dem radikalen Bruch der Französischen Revolution konnten den Grablegen der französischen Könige gegenüber nicht gleichgültig bleiben und ließen zur Spitzhacke greifen. Die Verortung eines Gedächtnisses an das Königtum hat mit der Zerstörung zugleich eine Entortung erfahren.

Als ein weiteres Detail schält sich zudem heraus, welch großes Gewicht man den öffentlichen Inszenierungen, wie solchen Grabritualen, beimaß. Für Makedonen und Griechen waren bekanntlich die Perser Barbaren, minderwertige Völker, unfähig in der angesehensten Sprache, der griechischen, zu kommunizieren. Ähnliche Auffassungen dürften auch bei Cecil Rhodes, dem Erfinder der Apartheid, und seiner Umgebung über die kulturelle Differenz zwischen Europäern und den unterworfenen Schwarzafrikanern geherrscht haben. Dennoch ehrte Alexander den persischen König und Rhodes den großen Häuptling. Diese Nachfolgeinszenierungen waren so wichtig, daß interkulturelle Vorbehalte beiseite geschoben werden mußten. Einige der Akteure sind damit fast über ihren eigenen Schatten gesprungen, indem Begräbnisplätze ehemaliger Machtträger der Unterworfenen zum Ort der eigenen Sepultur bestimmt wurden. In manchen Beispielen läßt sich der ungeheure Wert, der Leichen und Gräber als symbolischem Kapital zugemessen wurde, sogar auch in materiellem Äquivalent benennen. Den toten Angelsachsenkönig Harald wollte seine Mutter in purem Gold aufwiegen, wenn Wilhelm ihn herausgäbe. Obwohl ein gewaltiger Schatz winkte, lehnte Wilhelm ab. Für die Herrschaftsbegründung war die Leiche für ihn angeblich von viel größerem Wert als zwei Zentner Gold.

Warum ist es so wichtig, so detailliert nach der Problematik Tod, Grab und Heiligkeit zu fragen? Zunächst schon deshalb, weil sich, wie in der jüngsten Forschung gezeigt wurde, nicht die Totenkultur Ägyptens als die Ausnahme zu Griechenland und Rom, zum Mittelalter und dem Christentum sowie zu unserer modernen Kultur verstanden werden kann, sondern hinsichtlich der Vorstellungen von der Unsterblichkeit der Seele sowie jenseitigen Belohnungen und Strafen unsere moderne Kultur mit ihrem scheinbar fast vollständigen Ausblenden des Totenkults die Abweichung von allen anderen vorhergehenden Kulturen darstellt. In allen Kulturen bis zur Aufklärung sind die Totenkulte als elementare Prägefaktoren für Gesellschaften präsent, bei denen die Beweggründe religiösen Verhaltens auch vieles über die Ausformungsmechanismen sozialer Gruppen verraten. Und wie sich gezeigt hat, ist unter Ausnutzung eines Wissens um ein Totenkultsubstrat auch die Moderne in speziellen Bereichen von einem Sepulkralverhalten durchdrungen, als sei die Archaik noch, oder wieder höchstlebendig. Deshalb braucht das Land, in dem die Aufklärung ihren Anfang nahm, für sein nun vom Europagedanken gefährdetes Nationalbewußtsein die Gebeine eines weiteren Nationalschriftstellers in seiner Hauptstadt. Mehr als 130 Jahre nach seinem Tod geleitete der französische Staatspräsident Jacques Chirac am 30. November 2002 die Gebeine von Alexandre Dumas in den Pariser Ruhmestempel Panthéon, in dem schon Voltaire und Rousseau sowie Hugo und Zolá ruhen. Auch zukünfig werden also die sterblichen Reste identifikationsstiftender Personen von enormer Bedeutung sein. Ja man könnte sagen, daß die Gräberkulte von gestern auch die von morgen sein werden und wir uns im Grunde beim Betrachten der Totenrituale gleichsam wie auf einer *Insel des vorigen Tages* im Sinne Umberto Ecos befinden: Vergangenheit und Zukunft gleichzeitig in einem Blick.

Viele mythische Vorstellungen und Handlungen der Vormoderne haben sich in einem aufklärerischen Säurebad restlos aufgelöst. Die Praxis, an Prismen der Macht wirkungsvoll auf inszenierte Totenrituale zurückzugreifen, hat den Zersetzungsversuchen der Vernunft aber offenbar unbeschadet widerstanden. Der Legitimationsgenerator Grab hat bis heute nichts an seiner Schwungkraft verloren und blieb bis jetzt eine «wahre Universaldoktrin», wie Johann Jakob Bachofen einmal formulierte.[231] Dieses Gewirr von Beziehungsgeflechten ist nur in einer vergleichenden kulturwissenschaftlichen Thanatologie überschaubarer zu machen. Nur sie vermag am besten Lösungsversuche zu formulieren. Denn nur selten sind die Dinge so gegenständlich greifbar gehandhabt worden, wie nach dem Tode des großen und vom Glück begnadeten norwegischen Königs Hálvdan Svarti – Hálvdan der Schwarze – im 9. Jahrhundert. Im Augenblick der prismatischen Auffächerung seiner Herrschaft erschienen vier Lokalpotentaten, und ein jeder forderte, den Leichnam mit sich zu nehmen. Lange stritt man, wer sich mit dem Leichenbesitz auch als Nachfolger designieren dürfe. Schließlich fanden die Streitenden eine unkonventionelle Lösung, damit nicht einer bevorzugt würde und drei leer ausgingen: Der Leichnam wurde in vier Teile zerlegt, und ein jeder zog in seine Heimat, um über dem erfolgreich ergatterten Leichenteil einen Grabhügel zu errichten und so von der positiven Kraft zu profitieren. Eine Leiche, vier *tumuli* und ebenso viele legitime Nachfolger – eine solch geniale Pragmatik hätte an vielen Prismen der Macht den streitenden Diadochen und Epigonen einfallen sollen.

Anmerkungen

Die Belege der Quellen und der Literatur sind aus Platzgründen fortgelassen worden. Nachgewiesen werden ausschließlich wörtliche Zitate.

1 Christa Wolf, Medea, München 1996, S. 9.
2 Cicero, Pro A. Licinio archia poeta oratio 10, 24.
3 Katherine Verdery, The Political Lives of Dead Bodies. Reburial and Postsocialist Change, New York 1999, bes. S. 17 f. und S. 98 f.
4 Vamik D. Volkan, Das Versagen der Diplomatie. Zur Psychoanalyse nationaler, ethnischer und religiöser Konflikte, Gießen 1999, bes. S. 84–94, hier S. 84.
5 Claude Lévi-Strauss, Strukturale Anthropologie, Bd. 1, Frankfurt am Main 1991, S. 229 f.
6 Georg Wilhelm Friedrich Hegel, Ästhetik, 2 Bde., Berlin–Weimar 1965, Bd. 1, S. 305.
7 Ernst Cassirer, Philosophie der symbolischen Formen, 3 Bde., Darmstadt [9]1994, Bd. 2, S. IX und S. 210.
8 Jan Assmann, Das kulturelle Gedächtnis. Schrift, Erinnerung und politische Identität in frühen Hochkulturen, München 1992, S. 52.
9 Plutarch, Theseus 36.
10 Pausanias 1, 17, 6; Plutarch, Kimon 8.
11 Plutarch, Theseus 36.
12 Plutarch, Sulla 13.
13 Isidor, Ethymologien XI, 35 und 37.
14 Paulus Orosius 6, 17,1.
15 Johann Gottfried Herder, Ideen zur Philosophie der Geschichte der Menschheit, 2 Bde., Berlin 1952, Bd. 2, S. 346.
16 Karl Löwith, Die Freiheit zum Tode, in: Ders., Mensch und Menschenwelt. Beiträge zur Anthropologie, Stuttgart 1981, S. 418.
17 Jan Assmann, Tod und Jenseits im Alten Ägypten, München 2001, S. 1.
18 Snorris Königsbuch (Heimskringla), übertragen von Felix Niedner, 3 Bde., Jena 1922/23, Bd. 1, S. 21.
19 Regum liber IV 23, 16–18.
20 Eduard Meyer, Geschichte des Altertums, 5 Bde., Darmstadt [5/6]1953–1969, Bd. 3, S. 158.
21 Ulrich von Wilamowitz-Moellendorff, Der Glaube der Hellenen, 2 Bde., Darmstadt [2]1955, Bd. 2, S. 19.
22 Horaz, Oden 3, 2, 13.
23 Thukydides 2, 34.
24 Tacitus, Annales 3, 5.
25 Ovid, Metamorphosen 13, 439–480.

26 Thomas Mann, Der Zauberberg, Berlin – Weimar 1974, S. 721.
27 Cicero, De legibus, 2, 26, 64.
28 Deutsche Übersetzung unter Heranziehung des griechischen Textes sowie der rekonstruierten lateinischen und deutschen Übersetzungen bei Stephan Lösch, Diatagma Kaisaros: die Inschrift von Nazareth und das Neue Testament. Eine Untersuchung zur neutestamentlichen Zeitgeschichte, Freiburg im Breisgau 1936, S. 4–7; vgl. auch die deutsche Übersetzung bei Roger Thiede, Das Dachbodenwunder, in: Focus 16 vom 14. April 2001, S. 202–206, hier S. 202.
29 Evangelium secundum Matthaeum 27, 64–66.
30 Jan Assmann, Kalendarische und messianische Geschichte. Altägyptische Formen geschichtlicher Semiotik, in: Heinz Dieter Kittsteiner (Hrsg.), Geschichtszeichen, Köln – Weimar – Wien 1999, S. 15–30, hier S. 19.
31 Plutarch, Aristeides 21.
32 Walter Burkert, Anthropologie des religiösen Opfers. Die Sakralisierung der Gewalt, München 1984, S. 19 f.
33 Euripides, Hekabe, in: Ders., Tragödien, Teil 2: Alkestis, Hippolytos, Hekabe, Andromache, Berlin [2]1990, S. 241 ff.
34 Walter Burkert, Homo Necans. Interpretationen altgriechischer Opferriten und Mythen, Berlin – New York 1972, S. 79 ff.
35 William Shakespeare, Sämtliche Werke, hrsg. von Anselm Schlösser, 4 Bde., Berlin – Weimar [3]1975, Bd. 4, S. 10.
36 Assmann, Tod und Jenseits (wie Anm. 17), S. 235.
37 Arnold Angenendt, Die Reliquien und ihre Verehrung im Mittelalter, in: Ludger Honnefelder/Norbert Tippen/Arnold Wolf (Hrsg.), Dombau und Theologie im mittelalterlichen Köln, Köln 1998, S. 309–322, hier S. 317.
38 Leviticus 11, 44 und 19, 2; in ähnlichem Sinne auch bei Matthäus 5, 48
39 Peter Brown, Die Heiligenverehrung. Ihre Entstehung und Funktion in der lateinischen Christenheit, Leipzig 1991, S. 14 und S. 16.
40 Friedrich Nietzsche, Also sprach Zarathustra, Stuttgart 1930, S. 122.
41 Karl Marx, Das Kapital. Kritik der politischen Ökonomie. Bd. 1, Hamburg 1883 (MEGA 2, 8), Berlin 1989, S. 152.
42 Carl Friedrich von Weizsäcker, Der Garten des Menschlichen. Beiträge zur geschichtlichen Anthropologie, München 1977, S. 230 f.
43 Herodot 4, 71 ff.
44 Ilias 23, 179 ff.
45 Zitiert nach Armand Dayot, Napoleon in Bild und Wort, Leipzig 1897, S. 455.
46 Zitiert nach Johannes Paulmann, Pomp und Politik. Monarchenbegegnungen in Europa zwischen Ancien Régime und Erstem Weltkrieg, Paderborn 2000, S. 315.
47 John Toland, Adolf Hitler, 2 Bde., Bergisch-Gladbach 1977, S. 789 (John Toland führte 1971 ein persönliches Gespräch mit Giesler darüber).
48 Dolf Sternberger, Grund und Abgrund der Macht. Über Legitimität von Regierungen, Frankfurt am Main [2]1986, S. 22.
49 Max Weber, Die drei Typen der legitimen Herrschaft, in: Ders., Gesammelte Aufsätze zur Wissenschaftslehre, Tübingen [7]1988, S. 475–488, hier S. 483.

50 Max Weber, Wirtschaft und Gesellschaft. Grundriß der verstehenden Soziologie, Tübingen ^{5}1985, S. 124, S. 140, S. 656 und S. 661 f.

51 Pierre Bourdieu, Das religiöse Feld. Texte zur Ökonomie des Heilsgeschehens, Konstanz 2000, S. 36 f.

52 Weber, Wirtschaft und Gesellschaft (wie Anm. 50), S. 671 und S. 674.

53 Wilfried Nippel, Charisma und Herrschaft, in: Ders. (Hrsg.), Virtuosen der Macht. Herrschaft und Charisma von Perikles bis Mao, München 2000, S. 7–22, hier S. 21.

54 Oswald Spengler, Der Untergang des Abendlandes, 2 Bde., München 1923, Bd. 2, S. 518 ff. und S. 537 ff.

55 Theodor Mommsen, Römische Geschichte, 5 Bde. (ohne Bd. 4), Berlin ^{8}1889, Bd. 3, S. 461 und S. 464 f.

56 Georg Wilhelm Friedrich Hegel, Vorlesungen über die Philosophie der Geschichte, Frankfurt am Main 1986, S. 46.

57 Jacob Burckhardt, Weltgeschichtliche Betrachtungen. Über geschichtliches Studium. Historische Fragmente, hrsg. von Johannes Wenzel, Leipzig 1985, S. 268.

58 Friedrich Gundolf, Caesar. Geschichte seines Ruhms, Berlin 1924, S. 8.

59 Christian Meier, Res publica amissa. Eine Studie zur Verfassung und Geschichte der späten römischen Republik, Frankfurt am Main ^{2}1980, S. IX.

60 Karl Christ, Caesar. Annäherungen an einen Diktator, München 1994, S. 56.

61 Sueton, Caesar 84.

62 Cassius Dio 35 und 50.

63 Appianus Alexandrinus, Historia Romana 2, 2, 145 ff.

64 Cicero, Philippica 2, 91.

65 Luciano Canfora, Caesar, Der demokratische Diktator. Eine Biographie, München 2001, S. 328.

66 Cicero, Atticus 14, 10, 1.

67 Maecenas zitiert bei Seneca, Ad Lucilium epistolae morales 92, 35.

68 Ennius zitiert bei Cicero, Disputationes Tusculanae 1, 107.

69 Ludwig Wittgenstein, Portraits und Gespräche, hrsg. von Rush Rhees, Frankfurt am Main 1992, S. 217.

70 Zitiert nach Günter Jäckel (Hrsg.), Dresden zwischen Wiener Kongress und Maiaufstand. Die Elbestadt von 1815 bis 1850, Berlin ^{2}1990, S. 223.

71 Richard Wagner, Bericht über die Heimbringung der sterblichen Überreste Karl Maria von Webers aus London nach Dresden (Aus meinen Lebenserinnerungen ausgezogen), in: Ders., Sämtliche Schriften und Dichtungen, 12 Bde., Leipzig ^{6}1912–1914, Bd. 2, S. 41–49, bes. S. 43 und S. 45 ff.

72 Thomas Nipperdey, Deutsche Geschichte 1800–1866. Bürgerwelt und starker Staat, München ^{6}1993, S. 547.

73 Fernand Braudel, Das Mittelmeer und die mediterrane Welt in der Epoche Philipps II., 3 Bde., Frankfurt am Main 1994, Bd. 1, S. 20 und S. 191.

74 Hartmut Böhme, Das Wettstreiten der Medien im Andenken der Toten, in: Hans Belting/Dietmar Kamper (Hrsg.), Der zweite Blick. Bildgeschichte und Bildreflexion, München 2000, S. 23–43, hier S. 31.

75 Ilias 22, 253; 22, 339 ff. und 22, 394–404.

76 Cicero, Disputationes Tusculanae 1, 105 f.
77 Heraklit, Fragmente B 96.
78 Cicero, Disputationes Tusculanae 1, 107 f.
79 Mircea Eliade, Die Religionen und das Heilige. Elemente der Religionsgeschichte, Frankfurt am Main [3]1994, S. 21.
80 Émile Durkheim, Die elementaren Formen des religiösen Lebens, Frankfurt am Main 1981.
81 Zitiert nach Johannes Sepp/Bernhard Sepp, Das Resultat der deutschen Ausgrabungen in Tyrus, in: HZ 44 (1880), S. 86–109, hier S. 87.
82 Friedrich Rückerts gesammelte poetische Werke, Frankfurt am Main 1882, Bd. 1, S. 108 f.
83 Zitiert nach Gustav Seeber, Von Barbarossa zu Barbablanca. Zu Wandlungen des Bildes von der mittelalterlichen Kaiserpolitik im Deutschen Reich, in: Evamaria Engel/Bernhard Töpfer (Hrsg.), Kaiser Friedrich Barbarossa. Landesausbau-Aspekte seiner Politik-Wirkung, Weimar 1994, S. 205–220, hier S. 211.
84 Zitiert nach Sepp/Sepp, Ausgrabungen in Tyrus (wie Anm. 81), S. 87.
85 Jacques Le Goff, Ludwig der Heilige, Stuttgart 2000, S. 246.
86 Orderici Vitalis Historia ecclesiastica 12, 43.
87 Chronica Mathiae de Nuwenburg B 33; vgl. auch Iohannes Vitodurani Chronica zu 1298.
88 Stefan George, Die Gräber in Speier, in: Ders., Der siebente Ring, Berlin 1928, S. 22 f.
89 Otto Hintze, Die Hohenzollern und ihr Werk, Berlin [8]1916, S. 1; Thomas Nipperdey, Deutsche Geschichte 1866–1918, Bd. 1: Arbeitswelt und Bürgergeist, München [3]1993, S. 739.
90 Georg Büchner, Dantons Tod, 2. Akt., in: Ders., Werke und Briefe, hrsg. von Fritz Bergemann, Leipzig [7]1967, S. 51 f.
91 Theodor Fontane, Wanderungen durch England und Schottland, 2 Bde., Berlin [2]1991, Bd. 1, S. 351; Heinrich Heine, Schlachtfeld bei Hastings, in: Ders., Sämtliche Werke, hrsg. von Ernst Elster, Bd. 1, Leipzig–Wien 1893, S. 339–342, hier S. 339; Leopold von Ranke, Englische Geschichte vornehmlich im siebzehnten Jahrhundert, 4 Bde., Meersburg 1937, Bd. 1, S. 35.
92 Heine, Hastings (wie Anm. 91), S. 342.
93 Carmen, Verse 593–96.
94 Zitiert nach Anthony Thomas, Rhodes. The Race for Africa, London 1996, S. 320.
95 Thietmari Chronicon 4, 49 f.
96 Thietmari Chronicon 4, 51.
97 Adelbold von Utrecht, Vita Heinrici II imperatoris 5.
98 Lothar Bornscheuer, Miseriae Regum. Untersuchungen zum Krisen- und Todesdenken in den herrschaftstheologischen Vorstellungen der ottonisch-salischen Zeit, Berlin 1968, S. 131.
99 Wipo, Gesta Chuonradi II. imperatoris 39.
100 Eusebius, Leben des Kaisers Konstantin IV, 66–72 auch für die folgenden Zitate.
101 Eutropii Breviarum ab urbe condita 10, 9.
102 Jacob Burckhardt, Die Zeit Constantins des Grossen, Berlin [o. J.], S. 267.

103 Johannes Chrysostomos, Adversus iudaeus et gentiles, zitiert nach Rudolf Leeb, Konstantin und Christus. Die Verchristlichung der imperialen Repräsentation unter Konstantin dem Großen als Spiegel seiner Kirchenpolitik und seines Selbstverständnisses als christlicher Kaiser, Berlin 1992, S. 95.
104 Pilgerreise des Dobrynja Jadrejkowitsch, in: Itinaria Rossica. Altrussische Reiseliteratur, hrsg. und übersetzt von Klaus Müller, Leipzig 1986, S. 100–124, hier S. 116.
105 Prokopius, Bauten, Darmstadt 1977, S. 44 ff.
106 Zitiert nach Beat Wyss, Der Wille zur Kunst. Zur ästhetischen Mentalität der Moderne, Köln 1996, S. 200.
107 Verdery, Dead Bodies (wie Anm. 3), S. 95 ff.
108 Friedemann Scriba, Augustus im Schwarzhemd? Die Mostra Augustea della Romanità in Rom 1937/38, Frankfurt am Main 1995.
109 Johann Sebastian Bach, Johannes-Passion, BWV 245.
110 Historia translationis s. Marci, S. 357 Abs. 13.
111 Ursula Swinarski, Herrschen mit den Heiligen. Kirchenbesuche, Pilgerfahrten und Heiligenverehrung früh- und hochmittelalterlicher Herrscher (ca. 500–1200), Bern u. a. 1991, S. 201.
112 Martin da Canal, Les Estoires de Venise. Cronica veneziana in lingua francese dalle origini al 1275, hrsg. von Alberto Limentani, Florenz 1972, S. 4.
113 Le Goff, Ludwig der Heilige (wie Anm. 85), S. 242 f.
114 Zitiert nach Christoph Markschies, Zwischen den Welten wandern. Strukturen antiken Christentums, Frankfurt am Main 1997, S. 121.
115 Angenendt, Reliquien (wie Anm. 37), S. 312.
116 Concilium Lateranense IV Constitutio 62, Conciliorum Oecumenicorum Decreta, Bd. 2, S. 263.
117 Sozomenos 5, 19.
118 Burckhardt, Weltgeschichtliche Betrachtungen (wie Anm. 57), S. 299.
119 Sokrates 3, 17.
120 Theodoret 3, 10.
121 Der karolingische Reichskalender und seine Überlieferung bis ins 12. Jahrhundert, hrsg. von Arno Borst (MGH Libri Memoriales 2,1–3), 3 Bde., Hannover 2001, Bd. 1, S. 503, bes. auch Anm. 1–5.
122 Theodor Mommsen, Römische Kaisergeschichte. Nach den Vorlesungs-Mitschriften von Sebastian und Paul Hensel 1882/86 hrsg. von Barbara und Alexander Demandt, München 1992, S. 479.
123 MGH DD H IV., Nr. 316, S. 417; Ordines für die Weihe und Krönung des Kaisers und der Kaiserin, hrsg. von Reinhard Elze (MGH Fontes iuris 9), Hannover 1960, S. 35–47, hier S. 43 und S. 46.
124 Chronicon Paschale, hrsg. von Theodor Mommsen (MGH Auct. Ant. 9), Hannover 1892, S. 238 f.; lateinische Übersetzung bei Migne PG 92 (1860), Sp. 733.
125 Paulini Nolani, Carmina, carmen 19, Zeile 329–342.
126 Johannes Canaparius, S. Adalberti Pragensis vita prior 21.
127 Epigrammata Damasiana, hrsg. von Antonius Ferrua, Roma 1942, S. 139–144, hier S. 142; Ernst Schäfer, Die Bedeutung der Epigramme des Papstes Damasus I. für die Geschichte der Heiligenverehrung, phil.-Diss., Rom 1932, S. 17.

128 Novalis, Die Christenheit oder Europa. Ein Fragment (1799), in: Ders., Werke in einem Band, hrsg. von Hans-Joachim Mähl und Richard Samuel, München – Wien 1981, S. 527.
129 Widukind 1, 33.
130 Martin Luthers Werke – Kritische Gesamtausgabe (Weimarer Ausgabe) Bd. 1, 15, Weimar 1899, S. 170–198; Eduard Machatschek, Geschichte der Bischöfe des Hochstiftes Meissen in chronologischer Reihenfolge, Dresden 1884, S. 90.
131 Martin Heinzelmann, Translationsberichte und andere Quellen des Reliquienkultes, Turnhout 1979, S. 122.
132 Sigmund Freud, Totem und Tabu. Einige Übereinstimmungen im Seelenleben der Wilden und der Neurotiker, in: Ders., Kulturtheoretische Schriften, Frankfurt am Main 1974, S. 287–444, hier S. 342.
133 Cicero, Pro A. Licinio archia poeta oratio 10, 24.
134 Theodor Mommsen, Die römische Chronologie bis auf Caesar, Berlin [2]1859, S. 125.
135 Iustinus, Epitoma 11, 5.
136 Arrian, Anabasis 3, 22, 1.
137 Fritz Schachermeyr, Alexander der Große. Das Problem seiner Persönlichkeit und seines Wirkens, Wien 1973, S. 303.
138 Plutarch, Alexander 43.
139 Das Buch von Alexander, dem edlen und weisen König von Makedonien, hrsg. von Wolfgang Kirsch, Leipzig 1991, S. 66 ff.
140 Strabonis Geographica 17, 1, 8.
141 Curtius Rufus, Historia 10, 7 und 10, 10.
142 Die Fragmente der griechischen Historiker, hrsg. von Felix Jacoby, Teil 2: Zeitgeschichte B, Berlin 1929, Nr. 156, Fragment 10, S. 847.
143 Mahmud Abd El-Raziq, Die Darstellungen und Texte des Sanktuars Alexanders des Großen im Tempel von Luxor, Mainz 1984, S. 14 (f) und S. 16 (f) und (g).
144 Jan Assmann, Ma'at. Gerechtigkeit und Unsterblichkeit im alten Ägypten, München 1990, S. 197.
145 Pausanias, Graecae descriptio 1, 6, 3.
146 Lucan, De bello civili 8, 692 ff.
147 Arrian, Anabasis 3, 3.
148 Alexanderroman 3, 34,1–5.
149 Historia de preliis J^2 (Orosius-Rezension), S. 194–198; Kirsch, Alexander (wie Anm. 139), S. 209 f. mit leichter Modifikation; Walter von Châtillon, Alexandreis 10, Verse 453/54.
150 Plutarch, Pompeius 45; Appianus Alexandrinus, Historia Romana, Mithridates 577.
151 Lucan, De bello civili 10, 17 ff.
152 Sueton, Augustus 18; Cassius Dio, Historia Romana 51, 16.
153 Manfred Gerhard Schmidt, Caesar und Cleopatra, philologischer und historischer Kommentar zu Lucan 10,1–171, Frankfurt am Main u. a. 1986, S. 39 f.

154 Epitome de Caesaribus 21, 4, Sexti Aurelii Victoris liber de Caesaribus, S. 156.
155 Cassius Dio, Historia Romana 78 (77), 7,1–3.
156 Cassius Dio, Historia Romana 76 (75), 13, 2.
157 Cassius Dio, Historia Romana 78 (77), 16, 7.
158 Historia Augusta, Antoninus Caracalla 7.
159 Einhardi Vita Karoli Magni, Appendix, Incipit Planctus Karoli, Strophen 9, 11–14, S. 49; deutsche Nachdichtung: Totenklage um Karl den Grossen. Deutsche Dichter des lateinischen Mittelalters in deutschen Versen von Paul von Winterfeld, hrsg. und eingeleitet von Hermann Reich, München ^{2}1917, S. 159 f.
160 Persönliche Erinnerung Karl Ferdinand Werners an ein Arbeitsessen «zum besseren Kennenlernen der Partnerländer» der EG, in: Karl Ferdinand Werner, Karl der Große oder Charlemagne? Von der Aktualität einer überholten Fragestellung, München 1995, S. 3.
161 Houston Stewart Chamberlain, Die Grundlagen des neunzehnten Jahrhunderts, München ^{7}1907, S. 611 und S. 734 f.
162 Alfred Rosenberg, Mythus des 20. Jahrhunderts. Eine Wertung der seelisch-geistigen Gestaltungskämpfe unserer Zeit, München $^{71-74}$1935, S. 186.
163 Wilhelm Erbt, Weltgeschichte auf rassischer Grundlage. Urzeit, Morgenland, Ostasien, Mittelmeer, Abendland und Nordland, Leipzig ^{4}1936, S. 193.
164 Zitiert nach Werner, Karl der Große (wie Anm. 160), S. 10; Henry Picker, Hitlers Tischgespräche im Führerhauptquartier, Frankfurt am Main – Berlin 1989, bes. S. 100, S. 166 und S. 494.
165 Picker, Tischgespräche (wie Anm. 164), S. 100, S. 166 und S. 494.
166 Transkription und Übersetzung der Aufschrift in: Mario Kramp (Hrsg.), Krönungen. Könige in Aachen. Geschichte und Mythos. Ausstellungskatalog zur Ausstellung im Aachener Dom vom 11.6. – 3. 10. 2000, 2 Bde., Mainz 2000, Bd. 1, S. 29, sowie Bd. 2, S. 877 f. Katalognummer 10.64.
167 Joachim Ehlers, Karl der Große oder Charlemagne, in: Etienne François/Hagen Schulze (Hrsg.), Deutsche Erinnerungsorte, 3 Bde., München 2001, Bd. 1, S. 41–55, hier S. 41.
168 Correspondance de Napoléon Ier, Bd. 11, Nr. 9656, S. 528 f.; Briefe Napoleons des Ersten, hrsg. von F. M. Kircheisen, 3 Bde., Stuttgart 1909/1910, Bd. 2, S. 135.
169 Thietmari Chronicon 4, 47.
170 Ademari Chabanensis Chronicon 3, 31.
171 Chronicon Novaliciense 3, 32.
172 Knut Görich, Otto III. öffnet das Karlsgrab in Aachen. Überlegungen zu Heiligenverehrung, Heiligsprechung und Traditionsbildung, in: Gerd Althoff/Ernst Schubert, Herrschaftsrepräsentation im ottonischen Sachsen, Sigmaringen 1998, S. 381–430, hier S. 406 f.
173 Chronica regia Coloniensis, S. 116.
174 MGH DD F I., Nr. 502, S. 430–434, hier S. 432; MGH DD Karolinorum, Nr. 295, S. 439–443.
175 Stephan von Rouen, Draco Normannicus 3, 10, Verse 715–736.
176 Odilo Engels, Des Reiches heiliger Gründer. Die Kanonisation Karls des Gro-

ßen und ihre Beweggründe, in: Hans Müllejans (Hrsg.), Karl der Grosse und sein Schrein in Aachen: eine Festschrift, Aachen 1988, S. 37–46, hier S. 45.

177 Stephan von Rouen, Draco Normannicus 3, 10, Vers 257.

178 Reineri Annales, S. 673, Zeile 36–41.

179 Zitat aus dem Brief: Kramp, Krönungen (wie Anm. 166), Bd. 2, S. 710 f. Nr. 91 und Nr. 92.

180 Beide Zitate nach Thomas R. Kraus, Napoleon – Aachen – Karl der Große. Betrachtungen zur napoleonischen Herrschaftslegitimation, in: Kramp, Krönungen (wie Anm. 166), Bd. 2, S. 699–707, hier S. 701 f.

181 Claudia Brosseder, Sachsenkriege auf amerikanisch, in: Frankfurter Allgemeine Zeitung vom 27. September 2000, S. N 5.

182 Freidanks Bescheidenheit, mittelhochdeutsch – neuhochdeutsch, übertragen und hrsg. von Wolfgang Spiewok, Leipzig 1985, S. 201, Vers 160, 16 f.

183 Maximi episcopi Taurinensis sermones 38, 4; als Pseudo-Augustin, de sepultura Domini, Migne PL, Bd. 39, Sp. 2204; Petrus Venerabilis, Sermones 2, Migne PL, Bd. 189, Sp. 987C; Papst Alexander III. in der Bulle *Cor nostrum* vom 16. Januar 1181, Reg. Pont. Rom., Nr. 14360, S. 413, Text: Migne PL, Bd. 200, Sp. 1296B.

184 Petrus de Ebulo, Liber ad honorem Augusti sive de rebus Siculis, hrsg. von Theo Kölzer und Marlis Stähli, Sigmaringen 1994, S. 209.

185 Ernst Kantorowicz, Kaiser Friedrich der Zweite, Berlin 1927, S. 113, S. 355 und S. 549.

186 Summa Parisiensis, The Summa Parisiensis on the Decretum Gratiani, hrsg. von Terence P. McLaughlin, Toronto 1952, causa 2, questio 6, cap. 3, S. 108; Summa Elegantius in iure diuino seu Coloniensis, hrsg. von Gerhard Fransen und Stephan Kuttner (Mon. lur. Can. A, 1,2), Roma 1978, pars 5, cap. 30, S. 65.

187 Eugen Rosenstock-Huessy, Die europäischen Revolutionen und der Charakter der Nationen, Stuttgart – Köln [2]1951, S. 149.

188 Reinaud, Chron. Arabes, zitiert nach Klaus J. Heinisch (Hrsg.), Kaiser Friedrich II. in Briefen und Berichten seiner Zeit, Darmstadt 1968, S. 171.

189 MGH Const. 2, Nr. 121, S. 162, Z. 6.

190 MGH Const. 2, Nr. 123, S. 167 f.

191 MGH Const. 2, Nr. 122, S. 162–167; vgl. auch die Übersetzung bei Klaus van Eickels/Tania Brüsch (Hrsg.), Kaiser Friedrich II. Leben und Persönlichkeit in den Quellen des Mittelalters, Darmstadt 2000, S. 189 ff.

192 MGH Const. 2, Nr. 122, S. 166, Z. 19 f.

193 Kantorowicz, Kaiser Friedrich (wie Anm. 185), S. 183.

194 MGH Const. 2, Nr. 92, S. 115.

195 Der Gedanke des *De mortuis nil, nisi bene* ist vielfach überliefert, unter anderem bei Diogenes Laertius, De vitis, dogmatibus etc. I, 3, 70, und geht auf griechische Vorlagen zurück.

196 Liudprandi antapodosis 1, 31.

197 Michael Borgolte, Petrusnachfolge und Kaiserimitation. Die Grablegen der Päpste, ihre Genese und Traditionsbildung, Göttingen [2]1995, S. 124.

198 Auxilius, In defensionem sacrae ordinationis papae Formosi, in: Ernst Dümmler, Auxilius und Vulgarius. Quellen und Forschungen zur Geschich-

te des Papsttums im Anfange des 10. Jahrhunderts, Leipzig 1866, S. 59–95, hier S. 72.

199 Ferdinand Gregorovius, Geschichte der Stadt Rom im Mittelalter. Vom V. bis zum XVI. Jahrhundert, 8 Bde., Stuttgart [4]1890, Bd. 3, S. 218.

200 Liudprandi antapodosis 1, 31.

201 Theophylaktos, Geschichte 8, 10.

202 Hans Martin Schaller, König Manfred und die Assassinen, in: Deutsches Archiv 21 (1965), S. 173–193 (mit Edition des Assassinenbriefes S. 192 f.)

203 Dante Alighieri, Die Göttliche Komödie, übersetzt von Karl Streckfuß, Berlin o. J. [1926], hier Purgatorio III, 38–44, S. 167.

204 Friedrich von Raumer, Geschichte der Hohenstaufen und ihrer Zeit, 6 Bde., Leipzig 1823–1825, Bd. 4, S. 619.

205 Saba Malaspina 4, 23; vgl. Deutoronomium 29, 18.

206 Shakespeare, Werke (wie Anm. 35), S. 78 f.

207 Platon, Der Staat IV, in: Ders., Sämtliche Werke, 3 Bde., Berlin [o. J.], Bd. 2, S. 134.

208 Werner Fuchs, Todesbilder in der modernen Gesellschaft, Frankfurt am Main [2]1979, S. 136.

209 Jacques Maas, Johann der Blinde, emblematische Heldengestalt des luxemburgischen Nationalbewußtseins im 19. und 20. Jahrhundert, in: Michel Pauly (Hrsg.), Johann der Blinde, Graf von Luxemburg, König von Böhmen 1296–1346, Luxemburg 1997, S. 597–622, hier S. 609, S. 615 und S. 618.

210 Volkan, Versagen der Diplomatie (wie Anm. 4), S. 73.

211 Manfred Hettling, Totenkult statt Revolution. 1848 und seine Opfer, Frankfurt am Main 1998, S. 10.

212 Rede vom 21. März 1933, in: Max Domarus, Hitler. Reden und Proklamationen 1932–1945, Bd. 1/1 1932–1934, München [2]1965, S. 227 f.

213 Zitiert nach Wolf Gruner, Judenverfolgung in Berlin 1933–1945. Eine Chronologie der Behördenmaßnahmen in der Reichshauptstadt, Berlin 1996, S. 18.

214 Die Tagebücher von Joseph Goebbels. Sämtliche Fragmente, Teil 1: Aufzeichnungen 1924–1941, hrsg. von Elke Fröhlich im Auftrag des Instituts für Zeitgeschichte und in Verbindung mit dem Bundesarchiv. Bd. 2: 1. 1. 1931–31. 12. 1936, München u. a. 1987, S. 395 f.

215 Zitiert nach Marlies Steinert, Hitler, München 1994, S. 269.

216 *Der General auf Rädern* (Ignaz Wrobel) in der *Freiheit* vom 27. 8. 1922, in: Kurt Tucholsky, Deutsches Tempo, Gesammelte Werke Ergänzungsband 1911–1932, hrsg. von Mary Gerold-Tucholsky und Fritz J. Raddatz, Reinbek 1985, S. 318–321, hier S. 318.

217 Jochen Klepper, Unter dem Schatten deiner Flügel. Aus den Tagebüchern der Jahre 1932–1942, Stuttgart 1956, Eintrag zum 31. Januar 1933, S. 36 sowie Eintrag zum 2. August 1934, S. 200 und Eintrag zum 3. August 1934, S. 200 f.

218 Paul Lindenberg (Hrsg.), Hindenburg-Denkmal für das deutsche Volk. Eine Ehrengabe zum 80. Geburtstage des Reichspräsidenten, Berlin 1927, «Zur Einführung» (unpaginiert).

219 Rede vom 7. August 1934, in: Domarus, Reden und Proklamationen 1/1 (wie Anm. 212), S. 438.

220 Zitiert nach Jürgen Tietz, Das Tannenberg-Nationaldenkmal. Architektur – Geschichte – Kontext, Berlin 1999, S. 126.
221 Zitiert nach Benno Ennker, Die Anfänge des Leninkults in der Sowjetunion, Köln – Wien – Weimar 1997, S. 152.
222 Zitiert nach Orlando Figes, Die Tragödie eines Volkes. Die Epoche der russischen Revolution 1891 bis 1924, Berlin 1998, S. 851.
223 J. W. Stalin, Über Lenin, in: ders., Werke, Bd. 6, Berlin 1952, S. 48.
224 W. I. Lenin, Brief an den Parteitag, in: ders., Werke, Bd. 36, Berlin 1962, S. 577 f.
225 Hans Blumenberg, Arbeit am Mythos, Frankfurt am Main 1996, S. 597.
226 J. W. Stalin, Zum Tode Lenins (wie Anm. 223), S. 46.
227 Zitiert nach Ilya Zbarski, Lenin und andere Leichen. Mein Leben im Schatten des Mausoleums, München 2000, S. 20.
228 Zitiert nach ebenda, S. 87.
229 Aus einem Brief J. W. Goethes an J. K. Lavater vom 14. November 1781 über seine anatomischen Übungen, in: Goethes Werke, hrsg. im Auftrage der Großherzogin Sophie von Sachsen, Abt. IV, Bd. 5, Weimar 1889, S. 214–218, hier S. 217.
230 Thomas H. Macho, Todesmetaphern. Zur Logik der Grenzerfahrungen, Frankfurt am Main ^{2}1990, S. 195.
231 Johann Jakob Bachofen, Mutterrecht und Urreligion. Eine Auswahl, Stuttgart 1941, S. 13.

Abbildungsnachweis

Archiv für Kunst und Geschichte, Berlin: Seite 43 (Foto: Erich Lessing), 55, 123, 152, 175, 233
Aus: Francis Haskell, Die Geschichte und ihre Bilder, München 1995: Seite 83
Staatliche Museen zu Berlin, Preußischer Kulturbesitz, Kupferstichkabinett: Seite 65, 75 (Foto: Jörg P. Anders)
Olaf B. Rader: Seite 197

Literaturhinweise

Die in den Anmerkungen vollständig zitierten Titel sind nicht aufgenommen.

Ackermann, Volker, Nationale Totenfeiern in Deutschland von Wilhelm I. bis Franz Josef Strauß. Eine Studie zur politischen Semiotik, 1990.

Angenendt, Arnold, Heilige und Reliquien. Die Geschichte ihres Kultes vom frühen Christentum bis zur Gegenwart, 1994.

Ariès, Philippe, Geschichte des Todes, 1980.

Assmann, Jan/Trauzettel, Rolf (Hrsg.), Tod, Jenseits und Identität. Perspektiven einer kulturwissenschaftlichen Thanatologie, 2002.

Assmann, Jan, Der Tod als Thema der Kulturtheorie. Todesbilder und Totenriten im Alten Ägypten, 2000.

Barloewen, Constantin von (Hrsg.), Der Tod in den Weltkulturen und Weltreligionen, 1996.

Behrenbeck, Sabine, Der Kult um die toten Helden. Nationalsozialistische Mythen, Riten und Symbole, 1996.

Binder, Gerhard/Effe, Bernd (Hrsg.), Tod und Jenseits im Altertum, 1991.

Borgolte, Michael, Das Grab in der Topographie der Erinnerung. Vom sozialen Gefüge des Totengedenkens im Christentum vor der Moderne, in: Zeitschrift für Kirchengeschichte 111 (2000), S. 291–312.

Braet, Herman/Verbeke, Werner (Hrsg.), Death in the Middle Ages, 1983.

Davies, Penelope J. E., Death and the Emperor. Roman Imperial Funerary Monuments from Augustus to Marcus Aurelius, 2000.

De Witte, Ludo, The Assassination of Lumumba, 2001.

Dinzelbacher, Peter/Bauer, Dieter R. (Hrsg.), Heiligenverehrung in Geschichte und Gegenwart, 1990.

Dvornik, Francis, The Idea of Apostolicity in Byzantium and the Legend of the Apostle Andrew, 1958.

Ehlers, Caspar, Metropolis Germaniae. Studien zur Bedeutung Speyers für das Königtum (751–1250), 1996.

Ehlers, Joachim, Grablege und Bestattungsbrauch der deutschen Könige im Früh- und Hochmittelalter, in: Braunschweigische Wissenschaftliche Gesellschaft. Jahrbuch 1989, 1990, S. 39–74.

Engels, Johannes, Funerum sepulcrorumque magnificentia. Begräbnis- und Grabluxusgesetze in der griechisch-römischen Welt mit einigen Ausblicken auf Einschränkungen des funeralen und sepulkralen Luxus im Mittelalter und in der Neuzeit, 1998.

Flaig, Egon, Die Pompa funebris. Adlige Konkurrenz und annalistische Erinnerung in der Römischen Republik, in: Oexle, Memoria als Kultur, S. 115–148.

Fried, Johannes, Otto III. und Boleslaw Chrobry. Das Widmungsbild des Aachener Evangeliars, der ‹Akt von Gnesen›und das frühe polnische und ungarische Königtum, [2]2001.
Fritsch, Corinna, Der Markuskult in Venedig. Symbolische Formen politischen Handelns in Mittelalter und früher Neuzeit, 2001.
Gargett, Robert H., Grave Shortcomings: The Evidence for Neandertal Burial (mit Entgegnungen internationaler Experten), in: Current Anthropology 30 (1989), S. 157–190.
Geary, Patrick J., Furta sacra: Thefts of Relics in the Central Middle Ages, [2]1990.
Gehrke, Hans-Joachim, Geschichte des Hellenismus, 1990.
Giesey, Ralph E., The Royal Funeral Ceremony in Renaissance France, 1960.
Gotter, Ulrich, Der Diktator ist tot! Politik in Rom zwischen den Iden des März und der Begründung des Zweiten Triumvirats, 1996.
Grierson, Philip, The Tombs and Obits of the Byzantine Emperors (337–1042), in: Dumbarton Oaks Papers 16 (1962), S. 2–60.
Halbwachs, Maurice, Das Gedächtnis und seine sozialen Bedingungen, 1985.
Hammond, Nicholas, Alexander der Grosse, 2001.
Hatscher, Christoph R., Charisma und Res Publica. Max Webers Herrschaftssoziologie und die römische Republik, 2000.
Hegen, Hannes, Der Kampf um den Wüstenbrunnen (Mosaik 138), 1968.
Hertel, Dieter, Die Mauern Troias. Mythos und Geschichte im antiken Ilion, 2003.
Hesberg, Henner von, Römische Grabbauten, 1992.
Horst, Fritz/Keiling, Horst (Hrsg.), Bestattungswesen und Totenkult in ur- und frühgeschichtlicher Zeit, 1991.
Huß, Werner, Der makedonische König und die ägyptischen Priester. Studien zur Geschichte des ptolemäischen Ägypten, 1994.
Jäschke, Kurt-Ulrich, Wilhelm der Eroberer. Sein doppelter Herrschaftsantritt im Jahre 1066, 1977.
Jussen, Bernhard, Dolor und Memoria. Trauerriten, gemalte Trauer und soziale Ordnungen im späten Mittelalter, in: Oexle, Memoria als Kultur, S. 207–252.
Kerner, Max, Karl der Große. Entschleierung eines Mythos, 2000.
Kistler, Erich, Die ‹Opferrinne-Zeremonie›. Bankettideologie am Grab, Orientalisierung und Formierung einer Adelsgesellschaft in Athen, 1998.
Kolmer, Lothar (Hrsg.), Der Tod des Mächtigen. Kult und Kultur des Todes spätmittelalterlicher Herrscher, 1997.
Körner, Hans, Mittelalterliche Grabmonumente, 1997.
Koselleck, Reinhart/Jeismann, Michael (Hrsg.), Der politische Totenkult. Kriegerdenkmäler in der Moderne, 1994.
Kurtz, Donna C./Boardman, John, Thanatos. Tod und Jenseits bei den Griechen, 1985.
Lilie, Ralph-Johannes, Byzanz. Das zweite Rom, 2003.
Macho, Thomas H., Der zweite Tod. Zur Logik doppelter Bestattungen, in: Paragrana 7,2 (1998), S. 43–60.
Maier, Wilhelm/Schmid, Wolfgang/Schwarz, Michael (Hrsg.), Grabmäler. Tendenzen der Forschung, 2000.
Mango, Cyril, Constantine's Mausoleum and the Translation of Relics, in: Byzantinische Zeitschrift 83 (1990), S. 51–60 und S. 434.

Meier, Thomas, Die Archäologie des mittelalterlichen Königsgrabes im christlichen Europa, 2002.
Meyer, Rudolf J., Königs- und Kaiserbegräbnisse im Spätmittelalter. Von Rudolf von Habsburg bis zu Friedrich III., 2000.
Michalsky, Tanja, Memoria und Repräsentation. Die Grabmäler des Königshauses Anjou in Italien, 2000.
Morillo, Stephan, The Battle of Hastings. Sources and Interpretations, 1996.
Oexle, Otto Gerhard (Hrsg.), Memoria als Kultur, 1995.
Pape, Matthias, Der Karlskult an Wendepunkten der neueren deutschen Geschichte, in: Historisches Jahrbuch 120 (2000), S. 138–181.
Pfrommer, Michael, Alexander der Große. Auf den Spuren eines Mythos, 2001.
Polonyi, Andrea, Wenn mit Katakomben-Heiligen aus Rom neue Traditionen begründet werden, 1998.
Rader, Olaf B., Der Kampf um die Leiche oder Alexander der Große als Pfand des Schicksals. Beobachtungen über die Rolle von Leichen und Gräbern bei der Herrschaftslegitimation, in: Das Altertum 44 (1998), S. 273–300.
Rader, Olaf B., Prismen der Macht. Herrschaftsbrechungen und ihre Neutralisierung am Beispiel von Totensorge und Grabkulten, in: Historische Zeitschrift 271 (2000), S. 311–346.
Ranger, Terence, Voices from the Rocks: Nature, Culture and History in the Matopos Hills of Zimbabwe, 1999.
Raulff, Ulrich, Der unsichtbare Augenblick. Zeitkonzepte in der Geschichte, 1999.
Röckelein, Hedwig, Reliquientranslationen in Sachsen im 9. Jahrhundert. Über Kommunikation, Mobilität und Öffentlichkeit im Frühmittelalter, 2002.
Schneidmüller, Bernd, Sehnsucht nach Karl dem Großen. Vom Nutzen eines toten Kaisers für die Nachgeborenen, in: Geschichte in Wissenschaft und Unterricht 51 (2000), S. 284–301.
Schöne, Albrecht, Schillers Schädel, 2002.
Seibt, Gustav, Rom oder Tod. Der Kampf um die italienische Hauptstadt, 2001.
Seifarth, Jörg G., Souvenir. Geschichtsbilder und Identitätsreferenzen im Kontext von Sprache und Nationalkultur (Québec), phil. Diss, 2003.
Stephenson, Gunter (Hrsg.), Leben und Tod in den Religionen. Symbol und Wirklichkeit, [4]1997.
Stupperich, Reinhard, Staatsbegräbnis und Privatgrabmal im klassischen Athen, phil.-Diss., 1977.
Troia–Traum und Wirklichkeit. Katalog der Ausstellung in Stuttgart, Braunschweig und Bonn 2001, hrsg. vom Archäologischen Landesmuseum Baden-Württemberg u. a., 2001.
Ungern-Sternberg, Jürgen von, Das Grab des Theseus und andere Gräber, in: Wolfgang Schuller (Hrsg.), Antike in der Moderne, 1985, S. 321–329.
Wenzel, Horst, Hören und Sehen, Schrift und Bild. Kultur und Gedächtnis im Mittelalter, 1995.
Zimmermann, Harald, Papstabsetzungen des Mittelalters, 1968.
Zufferey, Maurice, Der Mauritiuskult im Früh- und Hochmittelalter, in: Historisches Jahrbuch 106 (1986), S. 23–58.

Register

Das Register enthält Namen von Personen, literarischen und mythologischen Gestalten sowie Ortsnamen und andere geographische Bezeichnungen